北京市社会科学基金项目《20世纪50年代北京市卫生治理研究》（15LSB013）

20世纪50年代
北京市卫生治理研究

刘春梅 ◎ 主编

中国出版集团
研究出版社

图书在版编目 (CIP) 数据

20 世纪 50 年代北京市卫生治理研究 / 刘春梅主编
. -- 北京 : 研究出版社 , 2021.11
ISBN 978-7-5199-0980-2

Ⅰ . ① 2… Ⅱ . ①刘… Ⅲ . ①公共卫生 – 卫生管理 –
研究 – 北京 – 20 世纪 Ⅳ . ① R199.2

中国版本图书馆 CIP 数据核字 (2021) 第 224133 号

出 品 人：赵卜慧
责任编辑：刘春雨
助理编辑：于孟溪

20 世纪 50 年代北京市卫生治理研究
ERSHI SHIJI WUSHI NIANDAI BEIJINGSHI WEISHENG ZHILI YANJIU

刘春梅　主编

研究出版社 出版发行
（北京市东城区灯市口大街 100-2 华腾灯市口商务楼五层 100006）

北京建宏印刷有限公司　新华书店经销

2021 年 11 月第 1 版　2021 年 11 月北京第 1 次印刷
开本：889 毫米 × 1194 毫米　1/32　印张：10.75
字数：255 千字

ISBN 978 – 7 – 5199 – 0980 – 2　定价：58.00 元

邮购地址 100011　北京市朝阳区安华里 504 号 A 座
电话（010）64217619　64217612（发行中心）

本书编委会

主　编　刘春梅

副主编　张旭平　李德玲　邵立波　田丽影

编　委　卢景国　陈志宏　徐　瑞　韩　杨

目　录 | CONTENTS

绪　论

卫生治理是指在党的领导下，由政府组织主导，吸纳社会组织等多方面治理主体参与，对公共卫生进行的治理活动。卫生治理是社会治理的重要内容，关系到人民的生命健康，对国家政治、经济、社会、文化等各项事业的建设有着重要的影响。中国共产党历来重视卫生治理，无论是战争年代还是在社会主义建设时期，卫生治理都取得了非凡的成就和宝贵的经验，学界对于卫生治理的研究也越来越多，越来越深入。

国内学术界对于新中国成立初期国家层面的卫生治理工作的研究，主要集中在卫生防疫和爱国卫生运动方面。卫生防疫方面，学界探讨较多的是新中国成立初期鼠疫和血吸虫病的流行与防控问题。如，李洪河从突发事件应对机制的视角，对新中国成立初期察北鼠疫发生后党和政府领导群众果断建立的政治动员机制、组织决策机制和信息沟通机制等进行了分析和研究，[①] 艾智科从防疫网络与社会动员的视角也对察北专区

① 李洪河：《建国初期突发事件的应对机制——以 1949 年察北专区鼠疫防控为例》，《当代中国史研究》2008 年第 3 期。

鼠疫防控问题进行了探讨，[①] 施亚利对新中国成立初期党和国家对血防工作的领导与防治问题的探讨。[②] 爱国卫生运动方面，肖爱树、李洪河、艾智科等人对20世纪50年代爱国卫生运动的发展过程、意义以及城市清洁和疾病防治与国家社会间的紧密联系做了研究探讨。[③] 这些研究梳理了新中国成立初期卫生防疫与爱国卫生运动的历史过程，分析了党和政府在卫生防疫方面的应对策略，认为这一时期党和政府面对一系列严重的公共卫生问题，大力开展城市公共卫生宣传和教育，采取有效措施，实施重点改造和重点建设，取得了巨大成就，改善了环境卫生，消灭了一些传染病，初步保障了人民的健康和经济建设的顺利进行。

在疾疫与国家、政治关系的研究上比较深入的是杨念群、戴韶华、胡宜、王小军等人。杨念群在《防疫行为与空间政治》一文中分析了医疗行为、群体政治运动与国家控制能力之间的关联，认为新中国成立后，国家采取的"全能主义"统治形式使其有能力重新整合地方资源。[④] 与这种思路相类似，学界把防疫行为与空间政治相结合，通过对卫生防疫和爱国卫生运动的研究来透视其与国家政治、社会动员的密切关联，探讨政治的参与与公共卫生资源的整合。[⑤]

---

① 艾智科：《新中国成立初期的防疫网络与社会动员——以1949年北京市应对察北鼠疫为例》，《党史研究与教学》2011年第3期。

② 施亚利：《新中国成立初期中共中央对血防工作的重视与领导》，《党史文苑》2011年第8期。

③ 肖爱树：《1949—1959年爱国卫生运动述论》，《当代中国史研究》2003年第1期；李洪河：《新中国的疫病流行与社会应对（1949—1959）》，中共党史出版社2007年版；艾智科：《新中国成立初期的城市清洁卫生运动研究》，《中共党史研究》2012年第9期。

④ 杨念群：《防疫行为与空间政治》，《读书》2003年第7期。

⑤ 戴韶华：《爱国卫生运动中小营巷的变迁——一项政治社会学的解读》，《法制与社会》2010年第16期；胡宜：《送医下乡：现代中国的疾病政治》，社会科学文献出版社2011年版；王小军：《疾病、社会与国家：20世纪长江中游地区的血吸虫病灾害与应对》，江西人民出版社2011年版。

以上研究在一定程度上丰富了新中国初期卫生史研究的内容，对分析新中国成立初期的卫生治理提供了新的视角。

但是，专门针对20世纪50年代北京市卫生治理工作的研究非常少，仅有石宏亮的《1952年北京市爱国运动考察》、甄橙的《1950年代北京市的卫生工作》、刘汉卿的《彭真与北京医疗卫生事业》，以上论文只是对20世纪50年代北京市卫生治理工作的相关内容做了一般性梳理和描述，肯定了北京市卫生治理工作对改善首都人民的卫生状况，培养群众科学的卫生习惯的意义。这些探讨也为我们进一步研究提供了参考。

总结目前的研究，本书还存在如下不足：

第一，对于国家卫生治理的研究，虽然关注到了卫生运动与国家政治、社会的关系，但是对于卫生治理行动中的社会动员机制尚缺乏深入、系统的研究。

第二，对于卫生史与现实社会的关联研究有欠缺，还未将历史研究与现实社会对接起来，从而为当今社会的建设与治理提供历史的经验和智慧。

第三，学界专门针对20世纪50年代北京市卫生治理的研究相对薄弱。对于卫生治理的主体以及群众动员机制缺乏深入的挖掘，没有在具体治理工作研究的基础上，探讨其政治内涵和社会建设内涵，更没有在国家与社会的层面上建立各种卫生治理活动之间的逻辑关联，并把卫生治理工作上升到提升党和政府执政能力的高度来认识，和北京作为首善之区的政治地位和任务不相适应。

这些内容，还有待于学界进一步地思考与探讨，也是本书的重要关注点。

20世纪50年代的卫生治理涉及长达10年的时间，相关史料散在各种文献档案中，收集难度较大。同时，卫生治理是一个庞大的系统工程，不仅是公共卫生问题，还与国家政治、经济、教育、科技等方面密切相关，任何单一学科和方法都难以洞察和穷尽其全貌，也难以提供全能的解释。本书力图运用历史学、政治学、社会学等学科理论方法进行跨学科研究，旨在再现20世纪50年代北京市卫生治理的历史场景，探讨卫生治理与国家、社会的关系，总结卫生治理的经验。

基于上述考虑，本书拟分六章，加上绪论和结语共八个部分，围绕20世纪50年代北京市卫生治理的具体实践展开，具体如下：

绪论部分系统梳理相关研究的学术史，根据收集到的资料，对其进行评价，明确本领域研究存在的不足，在此基础上，提出研究思路和研究框架，阐述本书在理论和实践方面的价值，并对研究方法进行相关说明。

第一章是本书的总论，主要从总体上阐述20世纪50年代北京市卫生治理体系的构建。这部分由四方面的内容构成。第一，从新中国成立的特殊时代背景出发，阐述新中国、新社会、新北京的建设与卫生恶劣、疫病流行、缺医少药的卫生国情之间的矛盾。第二，从国家政权的性质出发，论述了人民主导的国家形态，不仅为人民卫生事业的开展提供了强有力的制度保障，也规定着人民卫生事业的发展方向，从而确立了新中国卫生治理的新理念、新思想、新方针，充分体现了人民在国家事务中的主体地位。第三，在四大卫生工作方针的指导下，以政府组织为主导，吸纳多方面治理主体参与，共同开展卫生治理工作。第四，通过梳理卫生治理实践，全面展示北京市如何通过建构宣传动员、组织保障、行为引导机制，成功地发动群众、组织群众以饱满的热情积极参与到卫生治理运动中来，彰显党和政府高超的组织艺术、动员策略和治国理政能力。

第二章主要探讨20世纪50年代北京市的卫生防疫工作。在梳理了新中国成立初期北京市疫病流布的现状以及医疗卫生服务的供给与需求的极度不平衡给卫生防疫带来的巨大挑战的基础上，重点论述了北京市通过对卫生防疫的制度建设、法律法规建设、卫生防疫政策以及医疗防疫机构的设置，构建了现代公共卫生的基本框架。通过一系列具体的卫生防疫活动，展示了首都人民创造文明、健康、宜居的首善之区的伟大实践。在此基础上，分析了卫生防疫工作的得与失。

第三章从医疗预防的角度解读20世纪50年代北京市的卫生治理，主要阐述20世纪50年代北京市医疗预防工作的开展及其启示。梳理了北京市从人民健康出发开展医疗预防工作的具体实践，并在此基础上确立了为人民医疗卫生需求服务的公益性，扩大了城市医疗卫生服务的覆盖面，初步建起农村的三级医疗卫生服务网，增强了医疗服务能力，有效防治主要的传染病和流行病，并以医学科研促进医疗预防事业向着更高层次迈进。分析20世纪50年代北京市医疗预防工作以为人民健康服务为价值导向、构筑城乡医疗卫生服务网络、充分依靠群众开展爱国卫生运动等方面的启示。

第四章主要探讨20世纪50年代北京市的妇幼保健工作。在考察新中国成立初期北京市孕产期保健、妇女保健和儿童保健方面存在的各种问题的基础上，重点论述了新中国成立以后北京市在国家卫生部妇幼卫生局指导下，全面开展妇幼保健工作的过程。在全面梳理妇幼保健工作的基础上，分别介绍了母婴保健、妇女保健、儿童保健方面的成效，指出这个时期的妇幼保健工作体现了改造旧思想与树立新风尚相结合，改造旧社会人员与培养新技术人员相结合，是一项综合性的治理，其成就的取得，首先在于党和卫生部门妇幼保健工作始终贯彻了党的卫生工作四项方针，同时是在妇幼保健工作者和人民群众的密切配合下完成的。

第五章主要论述20世纪50年代北京市的劳动卫生治理。这一部分首先介绍党和政府对劳动卫生的重视，提出劳动卫生治理任务、基本原则、指导思想、基本政策，各个层面不断完善行政设置，明确劳动卫生治理的相关机构。在此基础上，梳理北京市劳动卫生治理的具体内容。在全面考察北京市劳动卫生治理实践的基础上，具体介绍了劳动卫生治理取得的成效。

第六章概括了20世纪50年代北京市卫生治理取得的多重效应及其经验启示。指出北京市的卫生治理不仅建立健全了卫生治理体系，奠定了卫生事业的基础，打造了干净整洁的人居和市政环境、消除了疾病传染源，劳动卫生、妇幼保健等方面也取得稳步发展，通过规范引导民众行为，改变了落后的生活风俗和习惯，而且在政治认同、民族形象的重塑方面发挥了独特作用，有效地缓解了因卫生治理资源不足带来的困扰，更重要的是，探索出具有中国特色的卫生治理模式，长久地影响着中国社会。"预防为主"的理念奠定了中国特色卫生治理模式的基础，"卫生工作与群众运动相结合"提供了中国特色卫生治理的基本方法。最后，从坚持以人民为中心的卫生治理理念、坚持从卫生国情出发选择卫生治理模式、注重公共卫生应急管理体系建设、在生态平衡的理念下追求公共卫生目标、涵养和培育民众健康素养等方面探讨了20世纪50年代北京市卫生治理的经验启示。

20世纪50年代北京市卫生治理的研究，不仅具有重要的学术价值，而且具有不可低估的实际应用价值。党的十八届三中全会提出了"推进国家治理体系和治理能力现代化"，在2013年12月5日召开的新一届全国爱卫会第一次全体会议上，刘延东副总理指出，"要提升爱国卫生治理能力的现代化"，对新时期的卫生治理提出了新的、更高的要求。2019年底暴发的新冠肺炎疫情，进一步凸显了本书的重要性。

（1）本书的研究扩展了中共党史和北京史的研究范围和空间。以往的北京史研究主要在民俗史、城市史、文化史、经济史等方面，卫生史较少受到关注。中共党史方面，也很少注重卫生史的系统研究。本书的研究通过对20世纪50年代北京市卫生治理相关史料的认真梳理，在一定程度上丰富了北京史和党史的研究内容。

（2）本书的研究为北京市卫生治理提供历史经验。20世纪50年代，北京作为首都，从党和政府所面临的历史使命出发，根据现实情况和时代要求，创造性地开展了卫生治理实践，形成了一套适应当时实际的卫生治理模式，不仅有助于塑造新北京、新首都的形象，强化了首都民众对党和政府的认同，也对全国其他地区有示范意义。

（3）本书的研究为北京市卫生治理提供现实启示。本书研究对20世纪50年代北京市卫生治理的主体、过程、成效及局限性进行反思，探讨如何通过卫生治理提高党和政府的社会治理能力，对于当下党和政府运用公共权力和社会力量发展公共卫生事业提供有价值的参考，为社会建设与治理提供历史的经验和智慧。

基于以上认识，本书研究具有以下几个方面的创新点：

（1）本书在全面考察20世纪50年代北京市卫生治理实践的基础上，分析卫生治理中的社会动员机制和民众参与的动力机制，分析北京市卫生治理的政治和文化意蕴，并在此基础上，探究北京市卫生治理模式，扩展了中共党史和北京史的研究范围和研究空间。

（2）以提高党和政府社会治理能力的视角，分析通过群众运动方式来实现卫生治理，是北京市在社会治理方面的一次关键实践，也是中国共产党以执政者的角度把广大民众培育为社会治理主体的尝试。

（3）研究方法方面，本书在查阅和研读大量史料的基础上，用多学科研究相结合的方法，对20世纪50年代北京市卫生治理情况进行系统分析和全面客观的评价。以历史学研究方法为基础，同时借鉴社会学、政治学及公共卫生学等学科的理论和方法，推动研究工作顺利进行。

第一章

20 世纪 50 年代北京市卫生治理体系的构建

中华人民共和国的成立，开启了历史的新纪元，中国社会历史翻开了崭新的一页，国家政治体制、经济模式、社会结构、思想意识都发生了显著变化，此时的卫生治理受制于新中国成立初期的社会条件，卫生治理事业的发展史必将成为当时社会动态发展的历史映照。因此，20 世纪 50 年代的卫生治理打下了浓重的时代烙印，具有其特殊的时代性和局限性。新中国成立后北京市卫生治理体系的构建就是在这样的时代背景下展开的，同时，北京市作为新中国的首都，是国家政治、经济和文化中心，其卫生治理无疑具有特殊的典型性和代表性。

第一节
卫生治理的缘起：新中国、新社会、新北京

1949 年 10 月 1 日，中华人民共和国成立，中国进入了一个与以往社会性质截然不同的新时代，不仅国家和民族地位发生了历史性的变化，中国共产党的历史地位也发生了深刻变化。从战争时期进入和平建设时期，由一个领导人民为夺取政权而奋斗的党，成为领导人民掌握政权的执政党。人民群众带着对新政权的新期待进入新中国。而卫生事业关联着民众的生命健康，也影响着社会的正常发展，能否通过卫生治理满足民众卫生健康需求，从而为新中国的建设提供健康有效的劳动力、生产力，成为对中国共产党治国理政能力的重大考验，也是北京市卫生治理面临的现实挑战。新中国、新社会、新北京是卫生治理的政治背景。

一、卫生治理是强化政治认同、维护社会稳定的需要

新中国成立初期，党和国家采取了追剿国民党残余力量、镇压反革命活动、迅速恢复经济秩序等一系列措施来巩固新生政权，同时，注重在思想、文化、教育等领域进行社会改造和重塑，宣传中国共产党的政治合法性，培养广大民众对新政权的认同，而卫生治理则是培养民众社会认同感、维护社会稳定的重要工具。

任何政权的存在都面临着合法性的问题。"合法性形成了治权的基础，是法治体制中开展政治活动的基础。合法性作为政治利益的表述，它标志着它所证明的政治体制是尽可能正义的，而且是不言而喻和必须的。"[①] 作为有效统治和政治稳定的基础，合法性意味着统治者的正统性和正当性，是任何政权都必须认真对待和解决的问题。

何为"合法性"？在为新兴资产阶级登上政治舞台立法时，卢梭提出：人民的公意是合法性的唯一基础，唯有人民才能决定政权的归属。韦伯则认为，判定某一政权是否具有合法性，并不需要从哲学、伦理学的角度作出道德判断，只要人民相信这个政权是合法的，那么它就具有合法性。[②] 即人民的广泛认可、赞同是合法化的前提。那么，人民为什么会"相信"？这种基于信任的合法性是如何被建构的？

一般而言，执政党可以通过多种途径来培养认同体系，进而建构社会的合法性。新中国成立初期的卫生治理为我们理解新中国政权的合法性建构提供了一个基本的视角和可靠路径。卫生治理通过涤荡旧

---

① ［法］让－马克·思古德、王雪梅：《什么是政治的合法性》，《外国法译评》1997 年第 2 期，第 18 页。

② ［德］马克斯·韦伯：《经济与社会》(上)，林荣远译，商务印书馆 1997 年版，第 238—242 页。

社会污泥浊水和新卫生防疫体系的构建，消灭疾疫，保障人民群众健康，使广大人民群众在党和政府的社会动员下，“不知不觉间融入党和国家的意识形态框架与社会治理轨道”，[①]卫生治理为党和政府的政治合法性提供最了有效的证明，卫生治理的过程，同时也是广大民众增加对党和政府的政治认同、维护社会稳定的过程。

二、卫生治理是移风易俗、改造世界的需要

改造中国与世界是中国共产党人的宏大追求，新中国的成立给了共产党人改造旧世界、建设新世界的契机。中国共产党有关医疗卫生事业的话语，不仅是卫生工作的指导思想，更是一种政治表达。20世纪50年代，国家与社会一体化进程持续发展，社会改造构成了社会发展的主旋律，卫生治理作为社会改造的重要组成部分，理所当然地成为社会改造的时代强音，承载着中国共产党人改造中国与世界、改造国民、重塑社会风尚的政治理想。

近代以来，因为国力衰弱，有着几千年文明的古老中国和国民被称为“东亚病夫”，这不仅指生物学意义上中国国民疾病丛生、健康水平低下，更是指国家的衰败和国力的衰微以及民众的麻木、散漫和不团结。为摆脱这种“病态”，近代以来，中国人开始了各种救国救民的探索，以图建立“新国”、塑造“新民”。

1949年新中国的诞生，作为象征着“东亚病夫”的旧社会的污泥浊水、身体的疾病以及贫弱的国家状态，必然会得到整体疗治，以彰显新国家与“病夫”历史的割裂，塑造新国家、新社会、新国民。

20世纪50年代，中国共产党人对于卫生治理与改造中国、改造

---

① 戴韶华：《爱国卫生运动中小营巷的变迁——一项政治社会学的解读》，《法制与社会》2010年第16期，第182页。

世界的关系问题的认识集中体现在新中国的缔造者和总设计师毛泽东的一系列卫生工作的指示中。1950年，毛泽东在《对第一届全国卫生会议的指示》中强调指出：“卫生工作是一件关系着全国人民生、老、病、死的大事，是一个大的政治问题，党必须把它管好。”1957年10月12日，毛泽东在修改《1956年到1967年全国农业发展纲要(草案的修改稿)》时写道：“除四害的根本精神，是清洁卫生，人人振奋，移风易俗，改造国家”，[①]而1960年3月，毛泽东亲自为党中央起草的《关于卫生工作的指示》，更是清晰而全面地展示了他在医疗卫生事业方面改造中国与世界的宏大追求：“把卫生工作看作孤立的一项工作是不对的。卫生工作之所以重要，是因为有利于生产，有利于工作，有利于学习，有利于改造我国人民低弱的体质，使身体康强，环境清洁，与生产大跃进，文化和技术大革命，相互结合起来。现在，还有很多人不懂这个移风易俗、改造世界的意义。因此必须大张旗鼓，大做宣传，使得家喻户晓，人人动作起来。”[②]由此，卫生工作超越了疾病防治而被赋予改造国家的新内涵，承载了中国共产党人改造中国和世界的伟大梦想。

三、卫生治理是改变卫生面貌、提升治理能力的需要

新中国成立初期，面临“百废待兴”的现实，卫生工作也不例外。由于新中国成立前社会长期贫困、愚昧和迷信，各种卫生防疫运动缺乏社会力量的参与，无法开展广泛的社会动员，很难发挥实际效用，加之连年不断的战争，无心关注卫生防疫，致使环境卫生恶劣，缺医少药，疾疫频发，人口死亡率居高不下。新中国成立初期，摆在

---

① 《建国以来毛泽东文稿》第6册，中央文献出版社1992年版，第606页。

② 《建国以来毛泽东文稿》第9册，中央文献出版社1996年版，第81页。

人们面前的是一个卫生的“烂摊子”。号称“文化故都”的北京，卫生治理工作同样面临困境。

（一）环境卫生恶劣，卫生条件极差

新中国成立初期的北京，卫生状况极差，连市中心天安门旁边都堆存着大量垃圾，其他地段更是垃圾成山、粪便堆积，有的垃圾堆放了十几年甚至几十年之久。到1949年，“城区积存的垃圾总量达60多万吨”。市区内竟然还有“晒粪场1148处，面积达67万多平方米”。[①] 至于积水坑洼，更是随处可见。“无风三尺土，有雨一街泥”就是当时北京环境卫生的真实写照。

同时，卫生条件非常落后。众所周知，自来水和上下水管道是生活必需的基础条件，在一定程度上代表着公共卫生水平。1949年新中国成立前夕，北京市很多地方没有上下水管道，使用下水道设备的人数仅占全市人口的3%。而仅有的总长314公里的下水道也有80%倒塌淤塞。[②] 基础设施的损毁和缺失致使污水横流，臭气熏天，蚊蝇大量孳生，疫病极易传播。老舍的《龙须沟》再现了北京城南最有名的蚊蝇孳生、肮脏无比的一条臭水沟，因为环境的恶劣，在这里居住的人们，挣扎在肮脏腥臭的空气里，挣扎在死亡线上。

（二）疫病流行，威胁人民健康

中华人民共和国成立前，北京卫生条件落后，各种烈性传染病流行较多。如伤寒、副伤寒、斑疹伤寒、回归热、白喉、猩红热、痢疾、麻疹、流行性乙型脑炎的发病及死亡者很多，仅在新中国成立

---

① 北京医学院医史学、保健组织学教研组：《北京医药卫生史料》，北京出版社1964年版，第1页。

② 北京医学院医史学、保健组织学教研组：《北京医药卫生史料》，北京出版社1964年版，第2页。

前后，北京就曾发生过多次较大的流行性疾病疫情，比如 1949 年 1 月至 5 月底，全市“发现天花患者 190 人，死亡 90 人”，[①] 而 8—9 月，华北地区暴发了流行性脑炎，10 月间，察哈尔省北部地区发生了大规模鼠疫蔓延。1950 年，按 10 万人口计，细菌性痢疾发病率为 52.71，伤寒为 7.02，流行性乙型脑炎为 19.54。[②]

疾病的流行，严重威胁人民的生命健康，成为市民死亡的重要原因。根据 1949 年统计，全市遗留 250 名天花患者，死亡达 109 名。北京城区人口中患传染病的死亡数，占全部死亡数的 4.36%，人口死亡率高达 14.1‰。[③]1949 年新中国刚成立时，北京市城区居民成年人死因第一位为传染病，高达死亡总数的 29.9%。根据疫情统计，北京市 1950 年麻疹患者发病率为 10 万分之 39.73，死亡率为 10 万分之 7.86。[④] 因为疫病严重，人民寿命普遍较低。1950 年，北京市区人口平均寿命为 52.84 岁，其中男性平均 53.88 岁，女性平均 50.22 岁。[⑤] 可见新中国成立初期北京的疫病流行状况是何等严重。

（三）缺医少药，医疗资源严重不足

与疫病流行形成鲜明对比的是北京市医疗资源的严重不足。1949 年，“北京市只有医院 17 所，病床约 1600 张，即市民每 1000 人平均占有病床约 1.2 张，加上郊区市民则每 1000 人平均约 0.8 张。并且这

① 王康久主编：《1949—1990 北京卫生大事记》第 2 卷，北京科学技术出版社 1992 年版，第 1 页。

② 北京卫生志编纂委员会：《北京卫生志》，北京科学技术出版社 2001 年版，第 178 页、第 179 页、第 189 页。

③ 北京医学院医史学、保健组织学教研组：《北京医药卫生史料》，北京出版社 1964 年版，第 4 页。

④ 张殿余主编：《北京卫生史料（卫生防疫篇）》，北京科学技术出版社 1993 年版，第 121 页。

⑤ 北京卫生志编纂委员会：《北京卫生志》，北京科学技术出版社 2001 年版，第 869 页。

些医院分布极不平衡，有些劳动人民聚居的区域，竟没有一所”。[①] 另据《北京卫生志》记载，1949 年北京每千人平均拥有卫生技术人员 2.1 人，拥有医生 1.0 人，其中西医 0.5 人。[②] 同时，药品供应严重匮乏，1945—1949 年的民族制药工业，只有福民、北华、爱伦、大成、三星、钱式、金城等几家。[③] 这些药厂设备简陋，甚至连一架精细天平也没有。因此，产品质量差、品种少、数量小，北京及其他较大城市的医院和市场上很少见到北京的医药产品。

因此，新中国成立初期，全国和北京市都面临着环境卫生差、疾病流行且医疗资源不足的严重卫生困境。如何改变落后的卫生状况和羸弱的国民体质，增强国家建设力量，是这一时期卫生事业面临的最大问题。

面对缺医少药、疾病丛生、疾疫流行的严重局面，大量增设卫生机构、培养医护工作队伍来增强卫生防疫力量才是根本解决之途。但新中国成立初期，国家贫弱的经济条件连全国人民吃和穿的基本生存需要都难保证，难以给予卫生治理足够的财力支持，卫生治理需要的卫生资源难以在短时间内得到更新，加之有限的医学科学发展水平，没有能力直接通过医疗技术控制和消灭各种疾疫，而各种疫病流行又急需救治，现实需要党和政府迅速做出反应，提出治理对策。能否迅速改变卫生面貌，提升人民健康水平，是对党和政府治国理政能力的严峻考验。

① 北京市档案馆、中共北京市委党史研究室：《北京市重要文件选编（1950）》，中国档案出版社 2001 年版，第 94 页。

② 北京卫生志编纂委员会：《北京卫生志》，北京科学技术出版社 2001 年版，第 862 页。

③ 北京医学院医史学、保健组织学教研组：《北京医药卫生史料》，北京出版社 1964 年版，第 130 页。

第二节
卫生治理的原则：新理念、新思想、新方针

国家政权的性质决定了政府会采取何种行动既保护民众的卫生健康水平，又保护体现为公正的人民健康权利。1949 年新中国的成立，使人民获得了解放，确立了人民主导的国家形态，不仅为人民卫生事业的开展提供了强有力的制度保障，也规定了人民卫生事业的发展方向，从而确立了新中国卫生治理的新理念、新思想、新方针，指引着北京市卫生治理的实践。

一、人民的国家决定了人民的地位

新中国成立前夕，具有临时宪法性质的《中国人民政治协商会议共同纲领》指出："中华人民共和国为新民主主义即人民民主主义的国家，实行工人阶级领导的，以工农联盟为基础的、团结各民主阶级和国内各民族的人民民主专政。"① 由此，"中国的历史进入了一个完全新的时代——人民民主时代"。② 1954 年宪法规定："中华人民共和国的一切权力属于人民。人民行使权力的机关是全国人民代表大会和地方各级人民代表大会。"从而确立了人民民主的国家制度，"人民"一词因为既诠释了新中国国民关系的全新内涵，又蕴含着现代民族国家建设的核心理念而成为一个标志性的中国语汇。

何为"人民"？人民是一个政治概念，1949 年 6 月底，毛泽东发表《论人民民主专政》一文，系统论述了建立人民共和国的方案，对于"人民"作了如下定义："人民是什么？在中国，在现阶段，是工

---

① 中共中央文献研究室：《建国以来重要文献选编》第 1 册，中央文献出版社 1992 年版，第 2 页。

② 《刘少奇选集》(上)，人民出版社 1981 年版，第 432 页。

人阶级、农民阶级、城市小资产阶级和民族资产阶级。这些阶级在工人阶级和共产党的领导之下，团结起来，组成自己的国家，选举自己的政府，向着帝国主义的走狗即地主阶级和官僚资产阶级以及代表这些阶级的国民党反动派及其帮凶们实行专政，实行独裁，压迫这些人，只许他们规规矩矩，不许他们乱说乱动。如要乱说乱动，立即取缔，予以制裁。对于人民内部，则实行民主制度，人民有言论集会结社等项的自由权。选举权，只给人民，不给反动派。这两方面，对人民内部的民主方面和对反动派的专政方面，互相结合起来，就是人民民主专政。”①

如此，“人民”一词赋予了长期处于社会底层的大众以国家基础的地位，一方面，人民翻身当家做了新中国的主人，成为国家建设的根本性依靠力量；另一方面，人民的福祉成为中国共产党的奋斗目标。自然，每个“人民”的思想和行为通过国家的统一规训而结束“一盘散沙”的状态，凝聚起巨大的建设力量。

二、卫生方针确定了人民卫生事业的正确方向

尽管党和政府有着改造中国改造世界的宏大目标，但面对疾病丛生、缺医少药的严重局面，新中国的卫生事业从何着手，卫生治理的方向如何？1949年9月29日，中国人民政治协商会议第一届全体会议通过的《中国人民政治协商会议共同纲领》提出的卫生工作目标是：“提倡国民体育。推广卫生医药事业，并注意保护母亲、婴儿和儿童的健康。”② 面对繁重的卫生治理任务和薄弱的卫生工作基础，这无疑是一个相对宏大的目标。基于当时国家的经济条件和医学科学发

① 《毛泽东选集》第4卷，人民出版社1991年版，第1475页。

② 中共中央文献研究室：《建国以来重要文献选编》第1册，中央文献出版社1992年版，第11页。

展水平，战争年代提出并成功使用过的“预防为主”被确定为卫生工作的基本方针。1949年9月，第一届全国卫生会议，即已初步确定全国卫生总方针，“卫生工作的重点应放在保证生产建设和国防建设方面，要面向农村、工矿，要依靠群众，要预防为主”，①这无疑就是后来“面向工农兵”“预防为主”等卫生工作方针的雏形。

为了集中力量预防那些严重危害人民健康的流行性疫病，1950年8月7日至19日，由中央人民政府卫生部和中国人民革命军事委员会卫生部联合召开了第一届全国卫生会议，讨论确立全国卫生工作的总方针和总任务。毛泽东为会议题词：“团结新老中西各部分医药卫生人员，组成巩固的统一战线，为开展伟大的人民卫生工作而奋斗。”②会议一致同意确定“面向工农兵”“预防为主”“团结中西医”为中国卫生工作的三大原则。1950年9月8日李德全部长在中央人民政府政务院第49次政务会议上作了《关于全国卫生会议的报告》，会议正式批准了卫生工作这三大原则，指明了新中国卫生建设的方向，成为全国卫生机构以及每一个卫生人员必须遵循的工作准绳。1952年12月，第二届全国卫生会议召开，毛泽东为大会题词：“动员起来，讲究卫生，减少疾病，提高健康水平，粉碎敌人的细菌战争”。③周恩来总理在为会议所作的报告中强调，卫生工作必须与群众运动相结合，才能将成绩巩固起来并向前发展，并提出今后的卫生工作方针应增加一条“卫生工作与群众运动相结合”的原则，从而形成了我国卫生工作的四大方针。

---

① 朱潮、张慰丰：《新中国医学教育史》，北京医科大学、中国协和医科大学联合出版社1990年版，第104—105页。

② 钱信忠：《中国卫生事业发展与决策》，中国医药科技出版社1992年版，第575页。

③ 朱潮、张慰丰：《新中国医学教育史》，北京医科大学、中国协和医科大学联合出版社1990年版，第351页。

卫生工作四大方针的提出，为新中国和北京市卫生治理工作指明了方向。四大方针的具体指向，无不体现着以人民为中心的理念和思想。

（一）立场：面向工农兵

站在谁的立场上，为谁服务，是由一个政权的性质决定的。

在中国古代社会传统的治理架构中，广大民众是被统治者，国家很少在大众医疗方面有所关注，其医疗卫生机构主要服务于少数统治者，基础社会缺医少药成为常态。近代以来，虽然“东亚病夫”的政治隐喻对国家和社会造成的刺激迫使国家管理者重视相关医疗卫生问题，并将医疗卫生特别是公共卫生纳入国家关照与管理的范畴之中，但是，旧中国卫生资源的分布极不合理，西医集中分布在大城市，中小城市与乡村寥寥无几，边疆地带几乎没有；即使在大城市，西医也多分布在商业繁华的市中心地区。中医虽然在城市中也有部分存在，相对而言，还是在乡村和边远地区居多。因此，现代医疗卫生建设的主要成果不过是少数人的福利，很难惠及社会基层，无法真正解决大多数民众对医疗卫生的迫切需求。

新中国成立，打破了这种模式，人民成为国家的主人，成为党和政府服务的对象。作为人民政府，为人民服务是其宗旨所在，自然也是卫生工作的唯一出发点，这是一个重大原则问题。

早在战争年代，毛泽东在《在延安文艺座谈会上的讲话》中就曾提出，“什么是我们的问题的中心呢？我以为，我们的问题基本上是一个为群众的问题和一个如何为群众的问题”。[①] 在为中共七大所作的《论联合政府》的政治报告中，毛泽东指出：“应当积极地预防和医治

① 《毛泽东选集》第3卷，人民出版社1991年版，第853页。

人民的疾病，推广人民的医药卫生事业。”[①] 战争年代的中国共产党领导的根据地和解放区在极其艰苦的环境下正确地执行了这一方针，战胜了困难，赢得了人民的爱戴。

1950 年 8 月 19 日，卫生部副部长贺诚同志在第一届全国卫生会议的总结报告中指出：“为人民服务，首先为工农兵服务，这是我们工作的唯一出发点。从这一点出发，对一切问题就有了正确的看法，就会把事业放在首要的位置，不然就会有偏差。为什么首先为工农兵服务呢？因为工人、农民人数最多，又是人民民主政权的基础和生产建设的基本力量。他们所受疾病的灾难最深，得到卫生的保障也最少。兵是武装了的工农，是国防建设的基本力量，没有它，生产建设与和平生活就无从获得保障。”[②] 这一方针的确立，保证我国卫生事业沿着正确的方向健康发展。

随着社会主义改造的基本完成，进入社会主义建设阶段。1957 年 9 月 26 日，周恩来总理在党的八届三中全会上所作的报告中指出：今后医疗卫生工作的方向应是为 6 亿人民服务，城乡兼顾。[③] 这一提法在批判“城市老爷卫生部”时被停用。20 世纪 60 年代，毛泽东同志提出“把医疗卫生工作的重点放到农村去”，号召医疗卫生为广大农民服务，等等，都是这一原则的具体体现。

“面向工农兵”的立场不仅延续了革命战争年代人民革命的基本逻辑，也昭示着新中国“人民卫生”的政治理念，人民翻身成为国家的主人，成为国家政治的主体和核心，成为国家建设的主体力量，为

① 《毛泽东选集》第 3 卷，人民出版社 1991 年版，第 1083 页。

② 《卫生部贺诚副部长第一届全国卫生会议上的总结报告》，《人民日报》1950 年 10 月 23 日。

③ 《当代中国》卫生卷编委会：《当代中国卫生事业大事记（1949—1990 年）》，人民卫生出版社 1993 年版，第 78 页。

人民服务，发展人民卫生事业，护佑人民健康，满足大多数人改善卫生条件、获得卫生知识、培养卫生习惯、享受医疗保健的需求，就成为中国共产党的当然选择。为少数人服务还是面向广大的“工农兵”，无疑是政治上两条完全不同的卫生路线，自然决定了新中国卫生建设的基本方向与路径选择，北京市所有的卫生治理实践都由此展开。

（二）方针：预防为主

预防为主，就是对待疾病要首先从预防入手，积极主动地和疾病作斗争，防病于未然。预防为主并非不重视治疗，而是无病防病，有病治病，防治结合，立足于防。

中国共产党历来重视卫生防疫事业，预防为主的方针早在战争年代中国共产党领导的根据地和解放区既已实行。战争年代，由于各革命根据地物质条件十分艰苦、卫生设施极度缺乏，时有疫病流行，威胁根据地军民身体健康，卫生防疫迫在眉睫。早在1928年，工农红军就制定了“三大纪律六项注意”，规定了部队卫生注意事项[①]并开展卫生日、卫生周活动。1931年1月，党的六届四中全会通过了卫生防疫决议案，公布了《暂行防疫条例》，提出要加紧防疫宣传，注意保护水源和预防传染病。[②]1932年1月12日，临时中央政府人民委员会召开第四次常委会讨论防疫问题，决定举行全苏区防疫卫生运动。次日，临时中央政府执行委员会副主席项英发表《大家起来做防疫的卫生运动》，动员各级政府、红军、群众团体领导群众卫生运动，[③]1932年，在红一方面军召开的第三次卫生会议上，明确提出

① 丁名宝、蔡孝恒：《毛泽东卫生思想研究》，湖北科学技术出版社1993年版，第17页。

② 《江西省卫生志》编纂委员会：《江西省卫生志》，黄山书社1997年版，第85页。

③ 项英：《大家起来做防疫的卫生运动》，《红色中华》1932年1月13日。

了“预防第一”的卫生工作方针。[①]1933 年 3 月，中华苏维埃中央内务人民委员会颁布《卫生运动纲要》，提出：“为了解除群众切身的痛苦，为了增加我们对于敌人的战斗力，同全苏区内一切污秽和疾病作斗争，同工农群众自己头脑里残留着的顽固守旧迷信邋遢的思想习惯作斗争，是十分必需一天也不可缓的。”《卫生运动纲要》经过各级苏维埃政府的翻印在苏区内广为散发，影响颇大。[②]抗战时期，重视预防的指导思想不断深化，“预防胜于治疗”“预防第一”“预防为主”等提法逐渐见诸文件和报刊。《1943 年中央总卫生处工作总结》中，就曾做出这样的估计：“本处去年提出的‘预防第一’，减少疾病，掌握医疗技术，减少死亡，以增强生产中的劳动力，这一方针，已经开始具体实现了。”《解放日报》1942 年 9 月 15 日社论指出：“预防胜于治疗，就是说叫人不生病那是上策”，《解放日报》1944 年 8 月 30 日刊文《延安市半年来的群众卫生工作》强调：“卫生机关特别是卫生合作社的业务方针，应以积极的预防为主，治疗为辅。”

新中国成立初期，战争年代行之有效的“预防为主”方针被确定为卫生工作的基本方针，既是当时中国卫生国情的反映，也蕴含了卫生工作以人民为中心、为人民服务的政治导向。

新中国成立初期不得不面对的基本卫生国情是严峻的：由于此前长期的贫困、愚昧和迷信，加之连年不断的战争的影响，人民健康毫无保障，致使环境卫生恶劣，疾病丛生，缺医少药，民众卫生意识淡薄，号称“文化故都”的北京亦不例外。据统计，当时全国人口的发病数累计每年 14000 万人，死亡率在 30‰以上，其中半数以上

---

① 丁名宝、蔡孝恒：《毛泽东卫生思想研究》，湖南科学技术出版社 1993 年版，第 13 页。

② 高恩显等编：《新中国预防医学历史资料选编（一）》，人民军医出版社 1986 年版，第 71 页。

是死于可以预防的传染病。[①] 全国每年即有20余万妇女和100多万新生儿被夺去生命。[②] 婴儿死亡率200‰左右，全国人口平均寿命仅为35岁。[③] 与疫病流行相伴的是卫生资源极度缺乏：全国各级各类医院只有2600个，疗养院所只有30个，门诊所只有769个，专科防治所只有11个，妇幼保健所9个，药品检验所1个，医学科学研究机构3个，病床80000张；全国卫生技术人员505040人，其中，医师380000人，中医276000人，医助49400人，护士32800人，其他卫生人员108840人。

与严峻的卫生国情相伴的是新中国成立初期极其复杂的形势：民主革命还有相当大的遗留任务没有完成，战争尚未结束；财政经济困难重重，人民生活困难，失业人口大量存在，各项事业百废待兴，大规模国家建设迫在眉睫。如此复杂的形势和困难的局面，逼迫党和政府不得不寻求适合的卫生治理方向和路径，既能保障国家建设的顺利进行，又能保障人民健康。因此，投资少、效益大的"预防为主"就成了卫生治理的基本方针，卫生国情和复杂的客观形势决定了卫生治理模式和路径。

当然，预防为主的方针体现的不仅是对疾病的处理方式从被动治疗到主动预防的转变，更重要的是，实现了从为少数人服务到为人民服务的卫生理念的转变，体现了人民在新中国的主人地位，正如中央人民政府卫生部副部长贺诚在1950年第一届全国卫生会议所作的总结报告中所总结的：卫生工作人员"既然以服务人民大众为前提，就

---

① 《新中国预防医学历史经验》编委会：《新中国预防医学历史经验》第1卷，人民卫生出版社1991年版，第272页。

② 《当代中国》丛书编辑部：《当代中国的卫生事业》（下），中国社会科学出版社1986年版，第185页。

③ 黄永昌主编：《中国卫生国情》，上海医科大学出版社1994年版，第151页。

不但要勤勤恳恳地努力为人民治好病，而且要不等人民有了病再给治，要主动地发动群众与疾病作斗争。这种主动的斗争必然是预防。所以，治疗与预防兼顾，而以预防为主这一方针，是根据为人民服务首先为工农兵服务这一出发点而来的”。[①] 如此，预防为主的方针体现了以人民为中心的政治导向。

（三）力量：团结中西医

早在 1949 年 10 月，毛泽东在中南海与中央军委卫生部第一届全国卫生会议部分代表谈话时，即从保护和发展祖国中医药学的角度出发，着重指出“必须很好地团结中医，提高中医，搞好中医工作，才能担负起几亿人口艰巨的卫生工作任务”。1950 年 8 月，毛泽东为第一届全国卫生会议的题词强调“团结新老中西各部分医药卫生工作人员组成巩固的统一战线，为开展伟大的人民卫生工作而奋斗！”[②] 会议概括为“团结中西医”方针，其基本精神为：保护中医，保护和发展祖国中医药学，中西医结合共同积极发挥在人民卫生事业中的作用。

中西医结合是中国共产党早在革命根据地时期实行过的一条成功的卫生工作方针，其成为新中国成立后的卫生工作方针，除了经验因素外，更重要的是，由于新中国成立初期特殊卫生国情下国家建设的需要，也是医学自身发展的需要。

新中国成立后，面对疾疫流行、严重缺医少药，特别是现代医疗资源严重匮乏的严峻形势，出于广泛开展人民卫生事业的需求，如何正确处理中西医的关系就成为一个不得不面对的问题。从国家建设的大局出发，要解决“缺医”的问题，就得团结广大医务工作者，动员

---

① 《新中国预防医学历史经验》编委会：《新中国预防医学历史经验》第 1 卷，人民卫生出版社 1991 年版，第 274 页。

② 《建国以来毛泽东文稿》第 1 册，中央文献出版社 1987 年版，第 493 页。

卫生工作队伍中所有人的积极性，中医和西医缺一不可。从医学自身的发展规律看，中国有着极其丰厚的传统医学积淀，为人民防病治病发挥着重要作用。现代医学传入中国后，形成传统医学与现代医学并存的局面，这是我国医学发展必须尊重的规律。团结中西医，让中西医共同为人民服务，无疑是对这一规律的尊重。

中西医结合方针体现在保护中医、提高中医和中西医结合方面。

20世纪20年代末期以降，随着西方医学的大规模来华，中国传统医学遭受了前所未有的厄运，虽然以西医为代表的现代医疗建设成果因为无法普遍下沉到基础社会而给中医留下了一定的回旋余地，但其衰退之势已是不争的现实。

新中国成立前后，一贯主张废止中医的余云岫再次提出“废止中医”的倡议，希望人民政府能够同意其取消中医的意见。鉴于新中国成立初期严峻的医药卫生状况，党和政府也注意到了中医问题的重要性，根据当时乡村的一般调查，全国约有80%的病人未得到正规的医疗帮助，其原因是几十万名中医没有发挥其应有的作用。[①] 即当时一方面我国绝大多数人无法享受到西医为代表的现代医学的护佑，另一方面在数量上多于西医的传统医学却没有被充分有效利用。因此，“要解决我国在50年代主要存在于农村的卫生问题，利用中医是有效的、现实的。当时农民得不到任何其他形式的医疗，在这种情况下去损害农民对传统医学的信仰是一种不负责任的行为”。[②] 出于国家卫生治理的现实需求，中医得到国家政治的庇护而获得生存和发展空间。到1959年底，全国先后成立了中医医院约150所，中医门诊部450

① 贺诚：《中西医团结与中医的进修问题》，《人民日报》1950年6月13日。

② 陈志潜：《中国农村医学——我的回忆》，四川人民出版社1998年版，第137页。

多个，联合中医医院80多个，联合诊所5万多个，各人民公社医院和许多城市医院都增设了中医科。有28万名中医参加了这些机构的工作，改变了中医不能进医院的历史。

现实的迫切需求，国家政策的强力支持，为中医提供了生存和发展空间，但并不表明中医可以高枕无忧。事实表明，传统中医既无法适应预防为主的卫生方针，也不符合现代化建设的国家导向。因此，中医的改造、提高成为必然。1950年5月30日，在北京中医学会成立大会上，卫生部部长李德全、副部长贺诚在讲话中批评了过去多数中西医互相看不起、不愿意接近对方的现象，要求中西医在“为人民健康事业服务”的口号下团结起来，并强调指出今后中医努力的方向最重要的是学习科学，中医只有科学化才有出路。[①] 这是新中国成立初期政府对“中医科学化”问题最早的阐述。第一届全国卫生会议后，“中医科学化”问题被迅速提上日程，而“改造”“发展”“提高”，无疑都是“中医科学化”的具体要求。之后的“中医进修”，使“中医科学化”从理论层面正式进入政府主导的实施阶段，从而完成了中医的现代规训。

为了在医疗卫生资源极度匮乏的卫生国情下进行卫生治理，满足人民大众的卫生需求，“中医科学化，西医中国化”“中西医结合”成为必然选择。1958年，中共中央在《关于改进中医工作报告》的批示中，提倡西医学习中医，用现代科学研究中医，开办“西医脱产二年学习中医的学习班”，并提出了“中西医结合”的方针。[②] 毛泽东当年也强调，培养“中西医结合的高级医生，是一件大事，不可等闲视之”。

---

① 《京市中医学会成立 赵树屏等当选学会执委》，《人民日报》1950年6月3日。

② 钱信忠：《中国卫生事业发展与决策》，中国科技医药出版社1992年版，第626页。

中西医结合不仅仅是中西医的学理探讨，而且事关中医前途与命运，也成为“团结中西医”方针的最终落脚点，充分体现了医疗卫生建设的浓厚中国特色。“团结中西医”方针的提出和履行，是一个艰难的探索过程，从一个侧面反映出新中国成立初期对中国特色现代化建设道路的探索。

（四）方法：卫生工作与群众运动相结合

卫生工作与群众运动相结合，是党的群众路线在卫生工作中的具体体现，即把人民群众动员起来参与卫生工作，主要内容是领导与群众相结合、群众与卫生技术人员相结合，动员群众讲卫生，预防和消灭疾病。

卫生工作与群众运动相结合的方针，是中国共产党领导的根据地和解放区卫生工作传统的丰富和发展。早在土地革命战争时期，面对疫病流行、缺医少药的严酷现实，中央苏区就曾认识到群众性卫生运动对保障军民健康的重要性，并积极开展军民卫生运动。抗战爆发后，各抗日根据地组织军民开展广泛的群众性卫生运动，对及时有效地预防和消灭疾病产生了重要作用。这些探索为新中国卫生工作方针的确立提供了丰富经验。

卫生工作与群众运动相结合是贯彻“预防为主”方针的基本方式。如前所述，新中国成立初期国家缺乏足够的经济实力支撑全民的卫生保健体系，有限的医疗卫生资源无力承担全民的疾病防治。为此，必须发动人民自己动手与疾病作斗争，正如时任卫生部部长李德全在中央政府政务院第四十九次会议上指出的那样：“医药是人类与疾病作斗争的科学，参加这一斗争的是人民全体”，“卫生工作者如果不把这种科学，这种斗争方法教给人民，使人民懂得怎样做，自己动手做，单靠少数卫生工作者是不能完全解决问题的”。[①] 因此，必须广泛地动员和发动群众，在专门技术人员的指导下，采取社会的共同行动，“自己起来同自己的文盲、迷信和不卫生的习惯作斗争”。[②] 1951 年 9 月 7 日，中央人民政府卫生部党组书记和主持全面工作的副部长贺诚给中共中央写了题为《二十一个月来全国防疫工作的综合报告》，指出：“防疫工作必须使技术与群众运动相结合”，“要使群众自觉自愿地参加防疫运动”。[③]

“卫生工作与群众运动相结合”的方针，体现了新中国人民的主体地位。卫生运动就是发动人民群众自己起来动手改善自己的卫生状况，充分发挥人民在国家事务中主人翁的主体地位。

第三节 卫生治理的主体：新政府、新队伍、新主人

卫生治理是指在党的领导下，由政府组织主导，吸纳社会组织等多方面治理主体参与，对公共卫生进行的治理活动。新中国成立后，卫生治理的主体除了传统意义上的政府、医疗卫生专业人员外，还包括广大人民群众。无论从政府的性质、医疗卫生专业人员队伍的整合，还是广大人民群众的广泛参与，都反映了新中国卫生治理有着不同于旧社会的主体，反映了卫生治理主体的多元化。

一、卫生治理当然主体的建设

新中国成立以后，人民政府组织系统从中央、大行政区、省、市、区、乡一直延伸到社会的最基层，初步形成上下贯通、集中高

---

① 《中央卫生部李德全部长关于全国卫生会议的报告》，《人民日报》1950 年 10 月 23 日。

② 《毛泽东选集》第 3 卷，人民出版社 1991 年版，第 1011 页。

③ 高恩显：《建国初毛泽东批转的卫生工作文献》，《中华医史杂志》2000 年第 1 期，第 46 页。

效、便于发挥高度组织动员能力的国家行政体系，为新中国各项建设提供了强有力的组织保障和坚实的制度保证，自然也为卫生治理的开展提供了先决条件。而各级卫生行政管理组织的建立，更是直接肩负起除害灭病、保障人民健康的卫生治理任务，是卫生治理的当然主体。在具体卫生治理实践中，20 世纪 50 年代从工、农、兵、学到青、少、妇，如此范围广泛、规模宏大的群众队伍，在短时间内迅速被纳入政府组织体系并有效动员起来开展卫生治理，在中国历史上是空前的。其所以成功，得益于党和政府运用执政优势，通过自上而下的各级政府组织和卫生运动组织架构，把每个民众纳入国家的制度框架，最大限度地实现了群众运动的组织化、规范化和制度化。

（一）行政管理体系建设

新中国成立后，从中央、省、市、县到乡镇建立的各级人民政府，均建立起自上而下有效行使行政管理权限的卫生行政机构，担负起除害灭病、保障人民健康的艰巨历史任务，覆盖全国范围的卫生行政组织的迅速建立，在中国历史上是史无前例的。1950 年 8 月，在北京召开的第一届全国卫生会议提出了在全国普及医疗事业的任务。9 月 30 日，周恩来总理在全国政协举行的新中国成立一周年庆祝纪念大会上再次明确提出："人民政府决定在最近几年内在每个县和区建立起卫生工作机关，以便改进中国人民长时期的健康不良状况。"① 表明了党和国家在新中国成立初期高度重视人民的健康，大力发展新中国卫生事业的决心与奋斗目标。

北京作为新中国的首都，其卫生治理行政体系的建设较为迅速。

早在 1949 年 2 月，北平军管会就接管了旧北平市政府卫生局，同

---

① 《周恩来选集》下卷，人民出版社 1984 年版，第 48 页。

时接管了部分卫生医疗机构。接管后的卫生局，称为北平市人民政府卫生局。1949 年 10 月 1 日，中华人民共和国成立，卫生局的名称定为“北京市人民政府卫生局”，1950 年 2 月，改称为北京市公共卫生局，下设医疗科、妇幼科、保健科、防疫科、人事科、总务科、北京市防痨委员会等机构。[①] 市级卫生管理机构初步建立。1952 年 8 月，政务院对县以下卫生基层组织作出进一步规定，强调：“县以下卫生基层组织分为行政组织、业务组织、群众组织三种。行政组织指县卫生科、区文教卫生干事或卫生干事、乡（行政村）卫生委员、自然村卫生员、居民卫生小组长。”[②] 在这一政策指导下，北京市迅速展开了卫生基层组织建设。卫生行政体系的完善，为广泛发动群众，进行各种卫生宣传，开展卫生运动，有效处理城市清洁与疾病应对问题提供了组织保障。

1953 年之前，北京市的卫生治理主要由卫生行政部门来协调社会资源和组织社会力量。但在 1953 年之后，逐渐实现卫生部门、文教宣传部门、公安部门、交通运输部门、工业部门、农业部门、水利部门，以及各种群众团体等多个行政机构的共同参与和共同配合。

（二）卫生防疫体系建设

1949 年 5 月，为了应对严重疫情，北平市卫生局向市政府呈专文申请恢复成立防疫委员会，北平市政府很快于 6 月 2 日复函同意。[③] 至此，北平的专门卫生防疫组织恢复运行。1949 年 10 月，察北鼠疫暴发，北京市面临新的疫情危机，原有的防疫委员会不能满足全市范围内有效预防鼠疫的需要，具有更全面职能的新的市防疫委员会

---

① 北京卫生志编纂委员会：《北京卫生志》，北京科学技术出版社 2001 年版，第 61—63 页。

② 《当代中国》卫生卷编委会：《当代中国卫生事业大事记（1949—1990 年）》，人民卫生出版社 1993 年版，第 30 页。

③ 《本局关于成立北平市人民防疫委员会及制定组织规程的报告》，北京市档案馆，档案号 135-001-00038。

于10月29日成立，市长聂荣臻担任主任，副市长张友渔和卫生局局长张文奇担任副主任。[①]新的防疫委员会下设防疫、宣传、封锁、总务4科，由市常委分工领导，市级卫生防疫组织建立。市级防疫委员会下设各区防疫委员会，区下设防疫委员会分会，分会下再成立支分会，支分会下又以每十户为单位组织卫生小组，并且在机关团体、工厂、学校等处建立了防疫小组。[②]在农村，各村成立防疫委员会支分会，下设防疫小组，按每十户一组选出小组长督促和领导各户进行防疫工作，同时各村、街还可以联合各村公安派出所和驻军开展工作。[③]由此，北京市卫生防疫组织陆续成立并不断完善，形成了以市防疫委员会为中心的市、区（镇）、街（村）三级防疫网络，保障了各项防疫工作的有效开展。

北京市在卫生防疫行政机构建设的同时，还根据政务院指示建立卫生防疫业务机构——卫生防疫站。卫生防疫站是苏联在探索公共卫生发展过程中创建的一种预防和控制疾疫的专门机构。新中国成立后，鉴于预防和控制疾病的需要，参考苏联模式，于1953年1月16日由政务院批准开始在全国推行建立卫生防疫站。1953年10月14日，在北京市公共卫生局防疫科、防疫队、环境卫生科、环境卫生队、保健科的基础上成立了北京市卫生防疫站。卫生防疫站的建立，有助于加强环境卫生监督，促进疾疫防控工作的开展。

---

① 《京市当前防疫重心 封锁与宣传 动员群众开展清洁捕鼠运动　京市防疫委员会昨成立》，《人民日报》1949年10月30日。

② 《京市积极组织防疫　各区决定设立防疫分会　北京机器厂准备注射疫苗》，《人民日报》1949年11月1日。

③ 秦睿：《新中国成立初期北京市卫生防疫工作研究》，中国人民大学硕士学位论文2012年，第19页。

（三）公共卫生服务体系建设

公共卫生服务体系是公共卫生体系的重要组成部分，包括综合与专科医院、基层卫生组织、联合诊所等，其建设有助于改善环境卫生，促进疾疫防治。

综合与专科医院。综合医院和专科医院以医疗预防工作为中心，贯彻预防为主、医疗与预防相结合的方针，为病人提供专科化的医疗服务。从 1953 年到 1959 年，北京相继扩建新建了友谊、同仁、积水潭、朝阳、宣武、阜外、日坛、儿童、妇产、结核病、第二传染病等综合性医院和专科医院。仅就结核病而言，1949 年，北京仅有 2 个防痨门诊部，1957 年有 11 个结核病防治所、站，13 所结核病医院和结核病疗养院，病床达 3100 多张，加上各企业单位自办的疗养所（室）的 2900 多张病床，共有结核病病床 6000 多张，比 1949 年增加了约 7 倍半。①

基层卫生组织。1958 年召开的第一届全国卫生会议做出了《关于健全和发展全国卫生基层组织的决定》，要求要有计划地健全和发展县卫生院、区卫生所和工矿区的卫生设施。② 卫生基层组织是直接为人民健康服务的单位，只有通过基层组织，才能贯彻卫生事业面向广大劳动人民的方针。为此，北京市同时还建立了区和区以下街道的医疗卫生分支机构，并将医疗卫生机构逐步向工厂、郊区、农村扩展，建立了基层爱国卫生组织，加上中央和部队的医疗卫生机构，在全市组成了一个前所未有的医疗卫生网络。据统计，到 1959 年，北京地区的医疗卫生机构已发展到 1992 个，病床 27518 张，医疗卫生

---

① 《北京结核病患者死亡率下降》，《人民日报》1957 年 2 月 20 日。

② 张学文编撰：《新中国的卫生事业》，生活·读书·新知三联书店 1953 年版，第 8 页。

技术人员 43794 人。[①]

联合诊所。联合诊所是联合医疗机构。这种机构一般是由个体开业行医人员，按照资源组合、自负盈亏、按劳分配、民主管理的原则开办的医院。联合医疗机构不是国家卫生事业单位，是社会主义公有制卫生事业的补充。其除了承担当地的医疗工作，也承担一部分卫生防疫、妇幼保健和卫生宣传等任务，为基层群众服务。1950 年，北京于城门外关厢地带成立第一个联合诊所，到 1955 年，北京市总计组成联合诊所 62 处、分诊所 33 处，参加联合诊所的中医 345 名、西医 64 名。1956 年又有所增加，参加联合诊所的中西医约 620 人，约占全北京市开业医师的 38%。[②] 联合诊所的发展，有效地整合了零散的社会卫生资源，弥补了公立医院覆盖面不全的缺陷，同时也促进了中西医的团结。但受 20 世纪 50 年代后期整风运动的影响，联合诊所被改造为公有，对其工作人员亦进行了整顿，20 世纪 50 年代末联合诊所基本停滞。

二、卫生治理专业主体的培养和训练

卫生治理说到底是一个极具专业特点的工作，因此，专业队伍的建设至关重要，在卫生治理尤其是疾病防治方面，专业的医疗卫生队伍建设是决定治理效果的关键。第一届全国卫生会议通过了《发展卫生教育和培养各级卫生工作人员的决定》，为卫生队伍的建设提供了具体要求。确定卫生教育分为高中初三级制，在现阶段以中级教育为主，并规定了中央和地方在训练工作上的分工。在高级教育中试行专科重点制度，缩短学习年限，并建立两年制的专修科，以便迅速培养

① 北京卫生志编纂委员会：《北京卫生志》，北京科学技术出版社 2001 年版，第 858 页。

② 《北京市组织联合诊所中存在的问题和今后改进意见的报告》，北京市档案馆，档案号 135-001-00363。

大量的医药卫生干部。[①] 面对新中国成立初期缺医少药的局面，团结中西医的力量是必然选择，如前所述，“团结中西医”成为新中国的四大卫生方针之一，为中西医团结合作指明了方向。如何弘扬中医并使之发扬光大，如何实现中西医团结，共同为人民医疗保健事业保驾护航，医疗卫生队伍的建设效果如何成为卫生治理成效大小的关键因素。

（一）“团结中西医”方针下的“中医科学化”政策

早在1949年10月，毛泽东在中南海接见中央军委卫生部第一届全国卫生会议部分代表谈话时，即从保护和发展祖国中医药学的角度出发，着重指出必须很好地团结中医、提高中医、搞好中医工作，才能担负起几亿人口艰巨的卫生工作任务。[②] 既肯定了中医在新中国卫生防疫工作中的地位，又提出了提高中医的任务。“在团结中西医”的卫生方针下，中医只有科学化才有出路。

1950年8月召开的第一届全国卫生会议对于“中医科学化”问题进行了充分讨论，充分肯定了中医的重要，提出了“中医科学化”的必要性，并对其内涵进行了总结。何谓“中医科学化”？中央人民政府副主席朱德提出中医科学化就是用科学的方法改造中医，中医必须学习生理、解剖等现代医学知识。卫生部部长李德全在报告中分析了“中医科学化”的含义，认为所谓中医科学化，主要包括两个方面：首先要学习医学科学的基本知识，懂得生理、解剖、细菌、病理和传染病的管理；其次与科学家配合，研究中药，分析秘方，确定性

① 张学文编撰：《新中国的卫生事业》，生活·读书·新知三联书店1953年版，第9页。
② 华钟甫、梁峻编著：《中国中医研究院院史》，中医古籍出版社1995年版，第2页。

能。研究中国的针灸、发掘古代临床的经验，使之科学化。[①] 随着第一届全国卫生会议把“团结中西医”确定为卫生工作基本方针，“中医科学化”问题被迅速提上日程。

（二）中医进修及中医工作的歧误与纠正

如何实现中医科学化？第一届全国卫生会议也做了讨论，认为其实现途径一种是开办中医进修学校，另一种是开办中医中药研究所。

为了落实卫生部提出的中医科学化的具体要求，各级卫生行政机关开始举办各类中医进修学校或中医训练班。北京地区的中医进修开展得较早。早在1950年3月北京市公共卫生局便举办了中医进修学校，组织中医学习解剖组织学、生理学、病理学、细菌学、寄生虫学、传染病学等专门知识。[②] 学员为中医开业医师，每期50余人，学业半年，至1955年，结业人数达500余人。[③]3月，北京中医学会举办预防医学学习班，每期3个月，学员为本市开业中医师，内容为现代医学有关传染病的预防治疗基本知识和基本技术。[④] 预防医学班的中医们还将学习所得运用于实践，在1950年秋季北京种痘运动中参加了具体接种工作，其中北京市第一区超额完成上级分配的任务，平均每位中医师接种500~800人，效果颇为显著。[⑤]

中医科学化政策的实施，首先，提高了中医队伍对于现代医学知识的了解，提高了广大中医的思想觉悟，有利于新中国成立初期严峻

---

① 《中央人民政府卫生部李部长在第一届全国卫生会议上的报告》，《东北卫生》1950年第6期。

② 《北京中医进修学校三年工作总结》，《北京中医》1953年第2期。

③ 王康久主编：《1949—1990北京卫生大事记》第2卷，北京科学技术出版社1992年版，第5页。

④ 王康久主编：《1949—1990北京卫生大事记》第2卷，北京科学技术出版社1992年版，第6页。

⑤ 于道济：《中医进修组织管理选辑》，健康书店1952年版，第62—71页。

卫生形势的改善。广大中医在进修过程中积极响应国家号召，在进修结束之后大都放弃了私人执业的传统形式，积极参与联合诊所，填补了广大农村和城郊厂矿区的医疗服务的空白。如在北京郊区的矿区已经成立了 43 个联合诊所、19 个分诊所。[①] 中医科学化政策还提高了中医队伍的思想觉悟，广大中医为 20 世纪 50 年代的抗美援朝、卫生宣传、医疗机构建设等工作做出了巨大的贡献，例如在抗美援朝期间，北京中医进修学校成立了抗美援朝委员会，有 17 人报名参加中国红十字会组织的国际医防服务队，由于当时缺乏干部人才，以及学习的需要，虽然最终上级只批准了一人，但是学校的爱国主义热情是非常高涨的。通过教育和提高，一定程度上克服了中医界长期存在的诸如“医不见医”“秘方不外传”等封建落后思想。[②] 其次，中医科学化政策在一定程度上还有利于中西医之间的了解和团结。通过学习交流，中西医互相了解，共同为人民健康服务，中西医的团结在旧时代是不可想象的。

中医科学化政策在 20 世纪 50 年代的卫生事业中发挥了很大的作用，中医科学化政策的积极意义是不容抹杀的。但是该政策在制定和执行的过程中，一些问题逐步显现，在很多方面对中医采取了不适当的限制，不仅给中医事业的发展带来了严重的消极影响，也制约了卫生治理成效。

北京市卫生局 1956 年在介绍卫生事业情况时，总结了中医工作曾发生过严重的缺点和偏差：（1）对中医采取了很多不应有的限制。如公费医疗方面看中医吃中药的非经特别批准，吸收中医参加医院工

① 《全国中医进修工作概况》，《北京中医》1954 年第 3 期，第 3 页。

② 《华北各地卫生部门贯彻“团结新旧医”原则几年来旧医工作获得显著成就》，《健康报》1954 年 5 月 28 日。

作是“开倒车”，在待遇方面中医也比西医低，对行之有效的中医中药也很少研究推广，只进行过一些试验，但都是为了达到取缔的目的。（2）中医科学化的口号被错误地理解为中医“西医化”，实际逐渐地消灭中医，而不是科学地分析和总结祖国医学遗产。过去所办的进修学校有80%的课程是西医课，因此，形成西医当先生，中医当学生，经过进修的中医，很多变成了半瓶醋的“西医”。（3）过去曾错误地认为团结中医是暂时利用中医，将来要淘汰他们。（4）将开业医师和联合诊所看作资本家。干部思想上也很模糊，因而在“五反”时曾把大夫当作工商户来斗争，并不断闹劳资纠纷。[①]

这些问题对中医事业的发展产生巨大负面影响，不仅影响了广大中医的生计，而且对中医药事业的发展和中医自身学术传承也造成巨大冲击。

中医科学化问题引起了中央领导的关注。中央对于中医科学化政策执行过程中出现的偏差进行纠正和调整也是源自一个偶然事件。1953年3月27日，中央军委卫生部政治部主任白学光对一些直属单位进行了一次调研，发现了“领导不集中”“医疗事故多”“浪费严重”等所谓“官僚主义”问题，并向中央递交了调查报告。毛泽东于1953年4月3日就该报告作出批示：“根据白学光的报告看来，军委卫生部对全军卫生工作可以说是根本没有什么领导，这是完全不能容忍的，必须立刻着手解决。”[②]卫生部接到毛泽东的指示后，迅速开展了反省与检查，提出了改进工作的具体措施，中医科学化过程中的缺点和错误得到了及时纠正。

---

① 《本局关于北京市卫生工作情况介绍》，北京市档案馆，档案号135-001-00364。

② 《建国以来毛泽东文稿》第4册，中央文献出版社1990年版，第176页。

北京市首先对中医科学化问题上的错误进行了检查、纠正和调整，1954 年，中华医学会北京分会吸收中医入会，[①] 各大医院开始吸收中医参加工作，市属医院大部增设了中医部或中医科，并设置中医门诊和中医病床。公费医疗制度也明确了请中医看病吃药应予报销的规定。截至 1956 年 3 月 30 日，全市 2272 名中医已吸收参加国家工作者 242 名，安排在联合诊所者 575 名、药店坐堂者 277 名、家庭开业者 1155 名。其中，中医进医院是历史上的一个创举。在市立儿童医院，由于中医进入医院，中西医结合治疗小儿肺炎疗效很高。中医组织联合诊所亦是从来没有过的事情。中医进入医院和联合诊所后，社会地位得到提高，医疗作用也得到空前发挥，在许多疾病的治疗上都有很高的疗效。[②]

需要指出的是，在全国已经开始对中医科学化政策出现的偏差进行纠正的过程中，发生了对卫生部主要领导贺诚和王斌的政治批判事件。在特定的政治背景下，卫生部副部长贺诚对待中医的观点被上纲上线批判为“资产阶级唯心主义思想”。卫生部副部长王斌同样因为歧视中医的错误观念被强行扣上现行反革命的帽子，并被监禁了 8 个月。还有一些著名医生由于对中医工作正当而合理地批评而被划为右派，不仅影响了中西医之间的团结，也影响了中医自身的发展。

（三）西医学习中医运动的开展与中西医结合的实现

中共中央和毛泽东对中医科学化过程中的中医进修和中医政策的纠正，不仅使中医科学化问题逐步得以解决，而且在 20 世纪 50 年代末期逐步形成了西医学习中医的运动，有力地促进了中医事业的发展

① 王康久主编:《1949—1990 北京卫生大事记》第 2 卷，北京科学技术出版社 1992 年版，第 26 页。

② 《本局关于北京市卫生工作情况介绍》，北京市档案馆，档案号 135-001-00364。

和繁荣，促进了中西医结合。

新中国成立后最早在正式场合提出西医学习中医口号的是毛泽东，他在 1954 年 6 月指示："要抽调 100~200 名医科大学或医学院校毕业生交给有名的中医，去学他们的临床经验，而且学习就应当抱着虚心的态度……西医学习中医是光荣的，因为经过学习与提高，就可以把中西医界限取消，成为中国统一的医学，以贡献于世界。"[①]1954 年 10 月 20 日《人民日报》发表题为《贯彻对待中医的正确政策》的社论，明确指出："要切实改进中医工作，首先必须坚决纠正卫生行政领导部门和其他有关方面轻视祖国医学遗产、忽视中医中药对我国人民的保健作用的严重错误，积极号召和组织西医学习研究中医学。"[②]

北京市最早开展西医学习中医工作，举办了各种中医学习班。1955 年 7 月 13 日，中华医学会与北京中医学会、北京市公共卫生局联合举办西医学习中医班开学，举办了系统学习中医的"祖国医学讲座"，卫生部副部长傅连暲在开学典礼上讲话。[③] 此班原定名额为 61 人，但是参加学习的学员达到了 261 人，都是北京市具有 2 年以上临床经验的西医。[④]8 月 23 日，北京市中医进修学校主办的西医学习针灸班开学，学员 50 人，主要来自各大厂矿企业医疗单位和市立医院，学程半年，目的是使学员初步掌握针灸医学的基本理论，并运用针灸

---

① 华钟甫、梁峻编著：《中国中医研究院院史》，中医古籍出版社 1995 年版，第 4 页。

② 《贯彻对待中医的正确政策》，《人民日报》1954 年 10 月 20 日。

③ 王康久主编：《1949—1990 北京卫生大事记》第 2 卷，北京科学技术出版社 1992 年版，第 27 页。

④ 《西医学习中医的学习班第一班开学》，《中医杂志》1955 年第 9 期。

疗法进行治疗。[①]1956年4月4日，成立北京西医学习中医委员会，统一领导全市的学习工作，建立了北京市中医医院，并开始门诊工作。1959年3月1日，北京市首届西医学习中医班开学，学员大多为高年资住院医师以上的西医师，共82人，学业两年。[②]在市属医院中，推行了中医治疗脑炎、痢疾等有效疗法，通过这些有效疗法，使许多人改变了对中医的错误看法，进一步扩大了中医的影响，提高了中医的威信。[③]

随着“大跃进”的到来，西医学习中医工作也形成了大规模的群众运动，西医人人都要学中医。直到1962年7000人大会，初步总结了党在经济工作中的经验教训，各个领域开始对之前的“左”的错误进行纠正，卫生部党组于1962年10月对西医学习中医运动进行总结，认为过去广泛号召西医学习中医是有积极作用的，但形成西医人人都学的局面就不对了，要求以后西医离职学习中医的学员应该减少，应以具有较高的现代医学知识的西医为主，至此西医学习中医运动结束。

应该说，“团结中西医”方针下的中医科学化和西医学习中医工作加深了中西医的相互了解，广大中医得到了适当的安排，提高了社会地位。根据1962年底统计，北京市参加国家医疗机构工作的中医有900多名，参加集体医疗机构工作的有1700多名，安排在联合医疗机构工作的有200多名，家庭开业的有400多名。在全市中医中，有全国人民代表大会的代表、全国政治协商会议的委员、市人民代表

---

① 王康久主编:《1949—1990北京卫生大事记》第2卷，北京科学技术出版社1992年版，第27—28页。

② 王康久主编:《1949—1990北京卫生大事记》第2卷，北京科学技术出版社1992年版，第49页。

③ 《本局关于北京市卫生工作情况介绍》，北京市档案馆，135-001-00364

大会代表、市政治协商会议的委员。随着中医政策的贯彻执行成立了许多中医医疗机构，根据1958（原文下改为1962）年底统计，全市有中医医院5（4）处，病床470多张，中医门诊部和针灸门诊部9（5）处，以中医组织起来的联合诊所60处，全市综合性医院普遍地成立了中医科。[①]北京中医师从1949年的1120人发展到1959年的3294人，西医师从1949年的977人发展到1959年的5527人。[②]

“团结中西医”方针推动了中西医结合。无论在临床治疗中还是在整理研究祖国医学遗产中，中西医之间都形成了互相学习、互相帮助、取长补短、共同提高的新风气。这是充分调动医疗卫生界的积极因素，高速度发展我国医学的根本保证。

当然，以群众运动的形式来开展工作存在诸多缺点。西医学习中医工作在“大跃进”的背景下形成了全国性的热潮，但是由于群众运动本身是由政治动员发起的，具有形式主义的缺点。

三、卫生治理新主体——人民群众的动员

传统的治理理念认为，政府与民众是管理与被管理的关系。但在现代治理理念中，“政府与民众之间尽管依然存在管理与被管理的关系，但更强调政府与民众形成一种良好的合作协同关系，民众以公共管理主体的身份出现，关心公共利益、管理公共事务、承担公共责任”。[③]在卫生治理方面，同样必须坚持以人民为中心，坚持人民主体地位，培育人民群众的治理主体意识，即人民当家做主意识，发挥人民群众在国家治理中的主体作用。新中国成立后，成为新中国

① 北京市卫生局:《北京市十年来卫生事业的发展（第三稿）》，北京市档案馆，档案号135-001-00548。

② 北京卫生志编纂委员会:《北京卫生志》，北京科学技术出版社2001年版，第860页。

③ 桑玉成:《培育人民群众的国家治理主体意识》，《人民日报》2018年1月15日。

主人的人民群众，理所当然地成了卫生治理的主人，成为卫生治理的新主体。从旧社会过来的人民群众并不天生意识到自己的主人、主体地位，因此，通过一套制度化的程序对其进行启蒙和培育就显得极其重要。

（一）人民群众主体的培育

培育人民群众的治理主体意识，需要最大限度凝聚共识，让人民群众深切感受到卫生治理同自身利益密切相关，增强人民群众对自身主体地位的认识和认同，进而为共同建设新中国贡献智慧和力量。同时，注重在治理实践中培育人民群众的主体意识，让人民群众的主体意识在国家治理实践中得到提升。

1949年新中国成立后，确立了人民主导的国家形态。“人民”是现代民族国家建设和社会主义革命的根本性依靠力量，同时，“人民”的福祉，也是国家建设的目的所在。“人民”的概念，赋予长期处于社会底层的大众以从未有过的“国家基础”的崇高地位。新中国卫生方针的确立同样也体现着人民卫生的深刻内涵，贯穿整个20世纪50年代至今的卫生治理方针无不体现着人民的主体地位。

实际上，早在1949年3月为迎接党中央进驻北平而召开的清洁运动委员会上叶剑英市长做的重要讲话中，就指出了卫生治理运动的政治意涵：“清运工作，即为人民服务。人民政府除了使人民的生活有保障，并且有机会普遍受到教育外，还要保证减少人民的死亡率。假如清洁运动能够获得成绩，那么经过这一运动之后，人民群众会认识到人民政府真正是人民自己的政权，而且也能发现各街各巷中的进步的积极分子，从而联系到以后区街政权的建立更容易巩固。”[1]而把

---

① 柯小卫:《当代北京环境卫生史话》，当代中国出版社2010年版，第23—24页.

卫生工作提升到政治高度，更是国家领袖毛泽东的一贯主张。1951年9月，毛泽东对卫生部的报告做出重要批示，指出："各级党委对于卫生、防疫和一般医疗工作的缺乏注意是党的工作中的一项重大缺点，必须加以改正。今后必须把卫生、防疫和一般医疗卫生工作看作一项重大的政治任务，极力发展这项工作。"① 毛泽东对卫生工作的明确定位，为卫生治理运动的开展指明了方向。

而北京市在领导卫生治理运动过程中，同样强化了政治引导。当时之所以选择"龙须沟"为治理对象，很大程度上就是出于政治考量——龙须沟是旧社会环境卫生最差的劳动人民的居住地区。北平和平解放前夕，龙须沟已经成为北平城南地区最有名的一条臭水沟，沟内积满各种各样的生活垃圾及污物，蚊蝇孳生，肮脏无比，成为疾病的传染源之一。周边居住的是以小手工业者和人力车夫、杂役、苦力等为主的城市平民。在百废待兴、卫生治理资源严重匮乏的条件下，如何区分施政的轻重缓急，不仅反映执政者的治国理政策略和技巧，更是直接反映执政理念。对此，北京市在财政十分紧张的情况下，拿出693.4万斤小米（约占卫生工程局全年预算3762万斤小米的18.43%）的经费优先对龙须沟进行改造，② 极大地改善了劳动人民的生活环境，也因此收到了意想不到的社会效果。对此，话剧《龙须沟》的作者老舍在回顾创作过程时曾有过这样的表达："在建设新北京的许多事项里，这是件特别值得歌颂的事。因为第一，政府经济上并不宽裕，可是还决心为人民除污去害。第二，政府不像先前的反动统治者那么只管给达官贵人修路盖楼房，也不那么只管修整通衢大路，粉

① 《毛泽东文集》第6卷，人民出版社1999年版，第176页。

② 柯小卫：《当代北京环境卫生史话》，当代中国出版社2010年版，第37页。

饰太平，而是先找最迫切的事情做。尽管龙须沟是在偏僻的地方，政府并不因它偏僻而忽视它。这是人民政府，所以真给人民服务。”[①] 显然，龙须沟的治理绝不仅仅是公共卫生环境的清洁和改造，而是有着更深的政治意蕴，意味着在旧社会位于社会底层的劳动人民成为新社会的主人而受到了格外的关注。龙须沟的治理，使人民群众增加了对新社会的了解和对共产党的认识，国家也因此获得了广大人民群众的广泛支持。同时，通过群众运动治理龙须沟获得了强大的示范效应，不仅是在北京，在全国范围内，更多的“龙须沟”都得到了治理，党和政府也因此积累了领导卫生治理运动的经验。

不仅如此，因国家卫生治理资源匮乏而开展的卫生治理运动由 1952 年开始的反对美国细菌战而发展为爱国卫生运动。由卫生运动到爱国卫生运动，改变的不仅是名称，而是被赋予“反对美帝国主义，保卫新中国”的政治内容而成为一场政治运动。毛泽东代表中央人民政府发出国家总动员令：“动员起来，讲究卫生，减少疾病，提高健康水平，粉碎敌人的细菌战争。”[②] 这样，卫生防疫就突破了公共卫生事业的范畴而上升到国家政治的高度。对于普通民众来说，没有什么比“爱国”更能调动起对这个国家的深厚感情。爱国就意味着要响应国家号召、遵守国家规范、努力建设这个国家，于是，在爱国主义的旗帜下，卫生治理运动得以顺利推进，不仅粉碎了美国发动的细菌战，而且成为动员人民力量参与卫生治理和国家建设的重要载体。北京市的爱国卫生运动也得到了市委、市政府的高度重视。整个 20 世纪 50 年代，在爱国卫生运动的旗帜下，全体人民群众集体被动员

---

① 老舍：《龙须沟写作经过》，《人民日报》1951 年 2 月 4 日。

② 王康久主编：《1949—1990 北京卫生大事记》第 2 卷，北京科学技术出版社 1992 年版，第 16 页。

起来，投入卫生治理运动中。

在动员群众参加卫生治理的过程中，人民群众作为治理主体能力的提升尤为重要。为此，北京市注重对民众的卫生业务培训。北京市在全市基层设有市民防疫组，主要由一般地段工作干部和普通市民组成，主要工作内容是卫生防疫和健康知识普及。1955年，北京市爱国卫生运动委员会在全市推行“市民防疫组干部业务学习”计划，对市民组织的代表进行卫生业务培训，培训内容涉及医学基础理论、流行病学理论和实践，以及针对各种传染病的具体防治措施、“地段工作方式方法”“细菌学”等，学习时间安排为每周两个下午，每个下午两小时。[①] 通过培训，使一般地段工作干部初步掌握医疗预防常识，提高工作方法，更好地联系群众，为广大市民以卫生治理主体身份参与卫生运动提供了能力上的准备。

（二）人民群众主体作用的发挥

20世纪50年代，整个国家处于各种各样的运动之中，卫生运动成为北京市开展卫生治理的常态。无论是以清洁大扫除为中心的早期卫生治理运动，还是以反对美帝国主义细菌战和“除四害、讲卫生”为核心的爱国卫生运动，无一例外都采用了运动式的卫生治理方式。通过群众运动，最大限度地动员了广大民众对卫生治理的参与，人民群众在卫生治理实践中充分发挥了治理主体的作用。

1. 早期卫生治理运动：以清洁运动为中心（1949—1952年）

新中国成立初期的卫生治理运动集中在环境卫生治理和消除疾病传染源两大方面。

---

① 张自力：《健康传播与社会：百年中国疫病防治话语的变迁》，北京大学医学出版社2008年版，第137页。

北平和平解放后，中共北平市委、市政府即把整顿市容市貌和旧城改造工作提到了重要的议事日程。新中国成立初期，在市政建设方面做的第一件事，就是清除城市垃圾，营造良好的公共卫生环境，为开国大典做准备。1949 年 3 月，发动了首次清洁运动。3 月初，成立了由全市党、政、军、工、农、学、商各界参加的北平市清洁运动委员会，发动“清洁运动突击周”。自 3 月 24 日起至 6 月 30 日止，先后历时 91 天，总计使用人力 73537 人、汽车 807 辆、人力手推车 3294 辆、兽力车 32113 辆、运除垃圾 201638 吨。[①] 此后，又在全市 16 个区，建立了 17000 多个基层卫生组织，普遍制定了清扫保洁制度，开展经常性的卫生保洁运动和季节性的大扫除运动。1949 年 11 月至 1951 年 3 月，全市又开展了两次大规模的清洁扫除运动，将积存在城市各处的 60 多万吨垃圾彻底清除，为防止疫病发生提供了清新洁净的环境保障。到 1952 年 4 月，北京市内各地均已进行了环境卫生大扫除。

北京市人民政府按照为生产服务、为人民服务的市政建设方针，从 1950 年开始，加强了城区河湖和下水道管理，进行了全面恢复和重建、兴建工作。以龙须沟为首的全城八大臭水沟经过改造，卫生面貌大为改观，由过去的垃圾污水汇集地，变成垂柳成行、空气清新的地方。

2. 卫生治理运动的政治化：以反对美国细菌战为中心（1952—1956 年）

正当新中国的卫生治理运动初显成效的时候，1952 年初，为了挽救在朝鲜战场上日益溃败的局面，美国“先后以军用飞机

① 北京市档案馆：《北平解放》（下），中国档案出版社 2009 年版，第 757 页。

四百四十八架次侵入中国东北领空撒布大量传播细菌的昆虫”，[①]发动了可耻的细菌战。3 月 19 日，周恩来以中央防疫委员会主任的名义，发出《关于反细菌战的指示》，号召全国人民“人人都来参与爱国的卫生防疫运动”，[②]共同抵抗美国的细菌战，一场轰轰烈烈的爱国卫生运动由此拉开序幕，卫生治理运动也由此打上了浓厚的战时政治烙印。或者说此阶段的卫生治理运动，既是一场卫生运动，更是一场政治运动。

北京市作为新中国的首都，积极响应中央的号召，有计划、有步骤地开展了以反对美国细菌战为中心的群众性的卫生运动。为了使运动力量集中，确定了每一阶段的重点工作。“从三月中旬至四月中旬为第一阶段，以清洁大扫除为重点；从四月中旬至六月中旬为第二阶段，以扑灭病媒动物为重点；从六月中旬至九月中旬为第三阶段，以继续扑灭病媒动物和加强饮食物管理为重点；从九月中旬至十一月中旬为第四阶段，以捕鼠和清洁大扫除为重点；从十一月中旬至年底为第五阶段，以纠正缺点总结工作为重点。”[③]

这些改善环境卫生的工作不仅改善了首都的市容风貌，而且在很大程度上消灭了蚊蝇等病媒动物的孳生条件，粉碎了美帝国主义进行的细菌战，并且提供了卫生工作与群众运动相结合的丰富经验，充分体现了人民群众的主体作用。

自 1953 年起，每年根据传染病流行规律和居民生活习惯，依照不同季节，确定工作重点，有计划、有步骤地开展了群众性的卫生治

---

① 中共中央文献研究室:《周恩来年谱（1949—1976）》上卷，中央文献出版 1997 年版，第 223 页。

② 《防御美国侵略者的细菌战，人人都来参加爱国的卫生防疫运动》,《人民日报》1952 年 3 月 24 日。

③ 石宏亮:《1952 年北京市爱国卫生运动考察》,《北京党史》2010 年第 5 期，第 33 页。

理运动。内容上卫生运动与生产相结合，形式上突击活动与经常性活动密切结合，成为卫生治理运动的指导思想，北京市爱国卫生运动由此进入普遍、深入和经常化阶段。

3. 卫生治理运动的高潮：以“除四害”为中心（1956—1959年）

1956年1月，《1956—1967年全国农业发展纲要（草案）》第27条中规定：“除四害。从1956年开始，分别在5年、7年或者12年内，在一切可能的地方，基本上消灭老鼠、麻雀、苍蝇、蚊子。”[①] 由此，爱国卫生运动的工作重点再次发生了变化，“除四害、讲卫生”，被纳入政府工作的整体框架，与社会主义生产建设相结合，为社会主义生产建设服务，成为卫生治理运动新的落脚点。1957年冬季到1959年，随着“大跃进”运动的开展，也迎来了卫生治理运动的大跃进，这一阶段的中心工作为“除四害、讲卫生、消灭主要疾病”。

北京市积极响应中央号召，密集开展卫生运动。1958年2月，全市掀起大规模的“除四害、讲卫生”的群众运动。首先开展了毒鼠运动，使城区家鼠密度由9.9%下降到0.2%。[②] 4月19日，首都300万人民参加了全市大规模消灭麻雀的活动。[③] 9月，北京市人民委员会在天坛公园召开全市卫生跃进誓师大会，广泛发动群众，号召全党全民齐动手，土洋结合，采取综合措施，标本兼治，反复战斗，消灭“四害”。全年共有计划地进行了16次“除四害、讲卫生”突击运动，共消灭麻雀659万只、老鼠507万只、苍蝇96万公斤、蚊子7千公

---

① 中共中央文献研究室：《建国以来重要文献选编》第8册，中央文献出版社1994年版，第56页。

② 王康久主编：《1949—1990北京卫生大事记》第2卷，北京科学技术出版社1992年版，第39页。

③ 王康久主编：《1949—1990北京卫生大事记》第2卷，北京科学技术出版社1992年版，第40页。

斤，做到城区基本无蚊蝇。[①]

1959 年北京市卫生部门认真执行了“突击与经常相结合”“标本兼治”“群众运动与技术指导相结合”等两条腿走路的方针。各级党委亲自动手，抓规划、抓措施、抓检查，不断掀起群众性卫生运动的高潮，市爱国卫生运动委员会“十一”前组织全市共进行了 10 次大规模突击战，部分地区做到二无（无蚊、蝇）、五洁（街道洁、院内洁、室内洁、食堂厨房洁、厕所洁），卫生面貌大为改观。[②]

如果没有千百万群众的艰苦付出，难以取得如此明显的成绩。通过这样的卫生治理实践，人民群众的主体地位得到充分体现。

第四节
卫生治理的实践：新机制、新路径、新策略

20 世纪 50 年代北京市的卫生治理是全方位开展的，主要体现在环境卫生治理、公共卫生建设、卫生防疫、医疗预防、劳动卫生、妇幼保健等方面，这段时间的卫生治理始终与运动相伴，以卫生治理运动的形式开展和推动。卫生治理运动的目的在于通过民众最广泛的参与实现改造社会改造国家，但能否动员民众，动员的效果如何，不仅取决于动员的数量，更取决于民众参与运动的质量，而这种质量在很大程度上取决于行为的引导力和驱动力。

① 王康久主编:《1949—1990 北京卫生大事记》第 2 卷，北京科学技术出版社 1992 年版，第 48 页。

② 王康久主编:《1949—1990 北京卫生大事记》第 2 卷，北京科学技术出版社 1992 年版，第 52 页。

在这场以群众运动方式开展卫生事业的宏大实践中，如何通过建构完备的卫生治理运动运行机制，成功地发动群众、组织群众以饱满的热情积极参与到运动中来，成为决定运动成败的关键，是对中国共产党治国理政能力的重大考验。为此，各种宣传动员、组织保障、行为引导的方法和手段被使用，以动员群众的新机制、新路径、新策略，开始了前所未有的新的卫生治理实践，彰显了中国共产党高超的组织艺术和动员策略。

一、宣传动员机制

新中国成立初期的卫生治理运动，是以党和政府的名义自上而下发动的。党和政府运用执政优势，在国家利益、民族利益、人民利益等名义下，运用大众舆论和宣传教育等政治社会化的手段，调动民众对卫生治理运动的认同、支持和配合，以确保治理运动的成功。动员范围越广，动员起来的群众越多，社会改造就越彻底，卫生治理运动的效果越好。20 世纪 50 年代，北京市卫生治理运动的成功，正是基于自上而下多层次广泛深入的宣传动员和注重与国家建设、卫生科普知识和群众利益相结合的动员策略。

（一）以党和政府的名义，下达国家总动员令

在 1952 年的爱国卫生运动中，毛泽东代表中央人民政府发出国家总动员令："动员起来，讲究卫生，减少疾病，提高健康水平，粉碎敌人的细菌战争。"[①] 这种国家动员之所以能够实现，两个因素起到了至关重要的作用，一是作为领袖的毛泽东在人民心目中具有崇高的威望与地位，二是中央对各区域和部门形成了有效管理和控制。领袖的

---

① 《当代中国》卫生卷编委会：《当代中国卫生大事记（1949—1990）》，人民卫生出版社 1993 年版，第 32 页。

威望和执行系统的高效，使社会动员显示了强大的号召力。北京市响应中央号召，党政领导亲自挂帅，动员全社会共同参与。仅 1952 年北京全市性的动员大会前后开了 6 次之多，每次大会之前都开干部会议，大会和干部会都由市长、副市长亲自主持，明确指出爱国卫生运动是当前中心工作之一。有国家最高领导人的号召和北京市党政领导的动员，通过各级政府机构的层层动员，卫生运动迅速深入全市。[①]

（二）构建立体、繁密的宣传动员网络

在卫生治理运动中，北京市利用遍布城乡的卫生运动组织架构，构建出一张立体、繁密的宣传动员网络，把每一个个体动员起来。具体的卫生宣传工作，由专业的卫生宣传教育机构和遍布全市的卫生宣传网络负责推进。1951 年以前，北京市没有专门的卫生宣传主体机构，由北京市公共卫生局第一科教育股负责卫生治理运动的宣传工作。1951 年 4 月，成立了北京市卫生教育所，将卫生陈列室改为北京市卫生教育馆，初步实现了卫生宣传工作的专业化。在卫生宣传工作推进过程中，专业卫生宣传机构注意协同其他相关机构共同发动群众，实现卫生宣传力量的多元化。比如，1952 年，在反对美帝国主义细菌战运动中，北京市卫生教育所与市工会联合会、市妇联、市红十字会、市科学技术普及协会、各区文化馆及其他群众团体协作，广泛发动群众，参加这一工作的群众宣传员有 47000 余人，受过各种类型的卫生训练的共达 40 万人，[②] 从而逐步形成了“以卫生教育所为中心，以卫生主管部门、红十字会、爱国卫生运动组织和各个医疗机构

---

① 贺诚：《为继续开展爱国卫生运动而斗争——在第二届全国卫生会议上的报告（摘要）》，《北京中医》1953 年第 2 期。

② 北京医学院医史学、保健组织学教研组：《北京医药卫生史料》，北京出版社 1964 年版，第 4 页。

为外延，共同参与卫生宣传”的组织模式。1953年，全市群众性卫生宣传网初步建立。[①] 在宣传教育工作中，各种不同的载体和方式都成为提高群众医药卫生知识的有力工具。在宣传载体方面，主要利用报纸、广播、出版物、电影等进行宣传。在宣传形式上，根据不同的宣传内容和宣传对象，采取了多种多样的形式，如座谈会、辩论会、展览会、现场会、讲演会、招贴画、连环画、活报剧、快板、话剧等，一切可能的形式都被用来进行卫生宣传。

（三）运用灵活多样的动员策略

动员策略对于强化宣传效果至关重要。北京市卫生治理社会动员的成功，得益于注重宣传动员与国家利益、卫生科普知识和群众利益相结合的动员策略。

1. 卫生宣传与国家利益和社会建设相结合

北京市早期卫生治理运动以迎接开国大典为契机，按部就班地开展环境卫生治理和疾病防治工作。正当卫生治理运动初显成效的时候，1952年初，为了挽救在朝鲜战场上日益溃败的局面，美国发动了可耻的细菌战。打破美帝的幻想，成为全国人民的重要政治任务。为此，中央发出《关于反细菌战的指示》，号召全国人民“人人都来参加爱国的卫生防疫运动”，[②] 共同抵抗美国的细菌战，卫生防疫突破了公共卫生事业的范畴而上升到国家政治的高度，一场轰轰烈烈的爱国卫生运动由此拉开序幕。由此，卫生运动以“爱国”的名义调动民众参与卫生运动的积极性，将普通群众变成卫生领域保家卫国的战

① 北京医学院医史学、保健组织学教研组：《北京医药卫生史料》，北京出版社1964年版，第246页。

② 《防御美国侵略者的细菌战，人人都来参加爱国的卫生防疫运动》，《人民日报》1952年3月23日。

士，提高了民众对卫生运动的认同度和参与度，实现了保护身体和保卫国家的统一。随着朝鲜战争的结束，反“细菌战”斗争完成了历史使命，爱国卫生运动发展为独立的卫生运动，与工农业生产相结合，与国家开展大规模的社会主义建设实践相结合，实现了爱国卫生运动普遍、深入和常态化的开展，并以“除四害、讲卫生、消灭主要疾病”为中心达到运动高潮。

2. 卫生宣传与群众具体利益相结合

在社会动员过程中，能否使一般群众千差万别、指向各异的利益诉求统一到集体认同的特定目标上来，是决定社会动员成功与否的关键所在。因此，必须结合具体情况向群众深入地讲明讲求卫生、增进人民健康、保证生产建设的道理。如在工矿当中，以不讲求卫生工人疾病增多、缺勤率上升影响生产和卫生工作做好疾病减少、缺勤率下降、生产提高的生动事例进行宣传；私营行业，以讲求卫生受到群众欢迎，可以增加营业额来进行教育；在农村要耐心宣传讲求卫生可以降低人畜感染疾病的概率和死亡率，特别是以讲求卫生的小孩不得病来进行宣传，打破把生产和卫生工作对立起来的看法。[①] 感性直观的宣传策略，使群众很容易感受到参加爱国卫生运动的实际收益，从而在群众个人利益和国家利益之间建立起联系。

3. 宣传内容注重政治动员与卫生专业知识相结合

动员群众的目的，在于让群众了解运动的重要性和意义，了解相关卫生知识，增强参与运动的自觉性。为了铲除封建迷信观念和不良习俗，提高广大群众的健康水平，首先就要对群众进行党的卫生工作

① 《华北、北京市爱国卫生运动委员会关于继续开展爱国卫生运动的指示》，北京市档案馆，档案号 011-002-00100。

方针政策的宣传和教育，增强群众参与卫生治理运动的积极性和自觉性，具体内容包括宣传党和政府为人民服务的卫生工作宗旨，宣传爱国主义思想和社会主义新风尚、新道德，宣传卫生工作的方针，宣传马克思主义的唯物主义思想，破除迷信。① 卫生方针政策的宣传使群众了解了卫生运动的重要性与意义，但是，要使群众真正参与到卫生运动中来，必须使群众了解和掌握卫生常识和基本的防疫知识，因此，卫生科普知识的宣传就显得尤为重要。为此，北京市针对不同时期卫生运动的中心工作开展了有针对性的卫生宣传，如细菌和细菌战的基本知识，种痘、灭鼠、预防注射、妇幼保健、工矿职业病、“除四害”等方面知识，以及个人卫生、环境卫生、学校卫生、劳动卫生、饮食卫生等方面的基本卫生知识都成为卫生宣传的重点。专业知识的掌握，使广大群众增强了参与卫生运动的积极性和自觉性。

纵观20世纪50年代的卫生治理运动，每一次都是宣传动员打头阵。自上而下的卫生宣传网络，配合多种多样的宣传方式，形成了浓厚的卫生运动氛围，卫生治理运动由此家喻户晓，深入全市城乡的每一个角落。正如1958年中央爱国卫生运动委员会和上海、天津、北京检查团在《关于检查北京市除四害讲卫生工作的总结报告》中所说：“北京市在开展除四害讲卫生运动中，由于宣传工作比较广泛、多样化，基本上做到了家喻户晓、人人皆知，因而‘除四害、讲卫生’运动已经成为广大群众的自觉要求和积极行动。”②

---

① 《当代中国》丛书编辑部：《当代中国的卫生事业》（上），中国社会科学出版社1986年版，第439页。

② 北京医学院医史学、保健组织学教研组：《北京医药卫生史料》，北京出版社1964年版，第204页。

二、组织保障机制

群众被动员起来以后，需要对其行为进行规范和管理，组织规范程度越高，社会参与的实现程度就越高，目标实现的可能性也就越大。作为由政府发动的卫生治理运动，动员的发起者不仅担纲着社会动员的组织、推行和实施，而且更重要的是注重对群众力量的规范。为此，北京市加强对卫生治理运动的领导和卫生组织建设，并建章立制规范群众行为，强化对运动的过程管理。

（一）领导挂帅，条块落实

对卫生运动的管理和调控首先表现为“领导挂帅”，作为自上而下的卫生治理运动，领导挂帅体现了卫生治理运动的权威性和严肃性，北京市各阶段的卫生运动总结报告，都充分体现了领导挂帅是卫生运动健康发展的关键。比如，时任北京市副市长吴晗在总结北京市开展爱国卫生运动的经验时指出：“北京市的爱国卫生运动，几年来是统一由市级各有关负责同志组成市爱国卫生运动委员会来实现的……1952年经市各界人民代表会议决议，将爱国卫生运动列为当时全市的三项中心工作之一。领导上这样有力的号召，立即得到了广大人民群众的热烈拥护，形成了强大的物质力量。”[①]各级领导干部大都亲自向群众宣讲、作报告，有的还参加现场宣传活动。比如，在1958年的“除四害、讲卫生”运动中，北京市副市长王昆仑、北京市爱国卫生运动委员会主任顾德、公共卫生局局长严镜清等人，都亲赴街头进行宣讲。领导挂帅体现了党和政府对卫生运动的高度重视，也为广泛地整合各种社会力量、协调各种社会资源提供了可能。而市属各区县的卫生运动无不体现了领导挂帅、统一领导的重要性。

① 《吴副市长关于爱国卫生运动报告的录音》，北京市档案馆，档案号002-010-00229。

而指挥集中，各系统“条条贯彻”和各地区“块块负责”相结合的原则，是卫生运动得以顺利开展的可靠保证。北京作为首都，不仅有市级各级机关，还有中央、华北的各级机关，有党、政、军、民、学等各个不同性质的系统，中央责成由市爱国卫生运动委员会统一领导，为“条条贯彻”提供了必要条件，保证了卫生运动的顺利推进。同时，北京市又根据系统性质的不同，分别设立了工厂、矿山、建筑工程、高等院校、中等学校、饮食行业等爱国卫生运动组织，负责垂直布置，与各区爱国卫生运动委员会的组织工作互相结合，有力保证了运动的开展。因此，条块结合也成为北京市卫生运动成功开展的重要经验。

（二）组织建设，部门联动

北京市十分重视卫生组织建设，随着卫生治理运动的展开，迅速自上而下建立起各级管理和执行机构，以保证运动得以切实推进。在迎接新中国成立的卫生治理实践中，1949年3月，北京市就成立了由党、政、军、民等各界代表组成的清洁运动委员会，各区成立分会，[①] 各街巷、机关、学校、工厂、驻军成立小组，层层推进卫生治理工作。新中国成立之初，为适应城市清洁卫生运动的需要，北京市建立了各种形式的居民卫生小组，1950年夏季卫生运动时，全市建立了16个区卫生委员会、537个分会和18485个居民卫生小组。1952年3月，北京市成立爱国卫生运动委员会，城区以派出所、郊区以自然村或行政村为单位建立区属爱国卫生运动委员会，居民以10户

---

① 王康久主编:《1949—1990北京卫生大事记》第2卷，北京科学技术出版社1992年版，第1页。

左右为单元组织卫生小组，[①] 至9月，“全市共有13个区防疫委员会，366个地区防疫分会，29118个居民防疫小组和3028个单位防疫分会或防疫组”。[②] 群众卫生基层组织广泛地建立起来，成为推动卫生治理运动的巨大力量。组织规范程度越高，社会参与的实现程度就越高。借助这些从中央到地方的繁密组织网络，不仅把每一个个体组织起来，运动中的每一个具体计划、实施、总结都通过这一组织网络在中央和地方间传达和汇总，为广泛的社会动员提供了组织上的保证。居民卫生小组是新中国成立初期公共卫生体系中最基层的部分，充分体现了卫生工作的群众性，表明了国家对基层社会在公共卫生活动中的作用有了清醒的认识，体现了“面向工农兵”和“卫生工作与群众运动相结合”的方针。

不仅如此，卫生治理运动的协调和组织工作也由卫生行政部门独自进行发展为各部门共同参与和配合的联合行动，比如，在1955年《北京市人民委员会关于加强夏秋季爱国卫生运动工作的指示（草案）》中，特别强调了各部门共同参与卫生运动的协调工作，规定：“各区人民委员会一定要有副区长一人负责领导卫生运动，并抽调区级防疫、妇幼、医疗等卫生部门的干部（20人左右）组成工作组，在区卫生运动委员会的领导下执行全区的卫生工作。每一个街道办事处必须指定一个干部，每一个居民委员会至少应指定一二个居民委员专门负责经常的卫生工作。”[③] 这一规定，意味着爱国卫生运动实现了各部门资源的动员和参与，充分显示了社会主义制度的宣传号召优

---

① 北京医学院医史学、保健组织学教研组：《北京医药卫生史料》，北京出版社1964年版，第243页。

② 《市爱国卫生运动委员会关于1952年爱国卫生运动的各项总结及公共卫生局办理的1952年下半年全国卫生工作纲要补查工作总结报告》，北京市档案馆，档案号002-004-00111。

③ 北京市档案馆：《北京档案史料（2003.2）》，新华出版社2003年版，第57页。

势，为卫生治理运动提供了动力支持。

（三）建章立制，科学规划

制度建设是卫生治理运动的重要成果，也是运动得以运行和持续开展的重要保证。为了确保卫生治理运动有章可循、有序开展。一些群众运动中行之有效的制度大力推广。比如，在 1952 年 4 月上旬普遍进行大扫除后，许多地区贯彻执行地段责任制，并把卫生工作订入爱国公约或专门订立了爱国卫生公约，[①] 实现了政治任务与具体卫生工作的结合，成为民众的行动纲领。同时，在卫生治理实践中各种卫生制度逐步建立。1956 年北京市推广了东单区“院卫生负责人”制度，巩固和发展了全市卫生基层组织，同时大力推行已经建立或正在试行的一些行之有效的方法，并作为制度确定下来，如责任地段清洁、爱国卫生公约、定期卫生检查、卫生交接班、爱国卫生日等制度逐渐建立，对于规范民众行为指导运动开展起到了非常重要的作用。

同时，北京市注重对运动的科学规划，每次运动都下达相关的指示，对运动的目的、内容、宣传、组织、步骤、奖惩等进行详细的规定，以使运动有章可循。1956 年，更是把“除四害、讲卫生、消灭主要疾病”列入市政建设的长远规划，丰富了爱国卫生运动的内容，使卫生运动与工农业生产密切结合起来。这些办法在不同程度上推动和巩固了运动的发展。

三、行为引导机制

卫生运动的目的在于通过民众最广泛的参与实现改造社会改造国家，但能否动员民众，动员的效果不仅取决于动员民众的数量，更取

---

① 《市爱国卫生运动委员会关于 1952 年爱国卫生运动的各项总结及公共卫生局办理的 1952 年下半年全国卫生工作纲要补查工作总结报告》，北京市档案馆，档案号 002-004-00111。

决于民众参与运动的质量，而这种质量在很大程度上取决于行为的引导力和驱动力。为此，必须有合理的行为引导机制，有效地引导民众认同卫生治理运动的价值，从而实现运动效果最大化。北京市通过检查评比、奖惩激励、典型示范、新旧对比等策略，有效地引导了民众行为，保证了运动的效果。

（一）检查评比，发现问题

检查评比作为重要的规范和引导形式，贯穿于运动过程中的每一个环节。通过检查评比，对照整个运动的方针、步骤和每一项工作的具体要求，便于发现问题，纠正缺点。北京市在开展爱国卫生运动的最初半年时间内，共组织了8次全市性的大规模检查和无数次的各区、各地段、各单位间的纵横交错的检查，坚持“普遍检查与重点检查相结合、自我检查与相互检查相结合、突击检查与经常性检查相结合”。[①] 在多种多样的检查方式中，一般以上下纵横的相互观摩检查对工作的推动作用最大；机关单位，则以领导对所属单位的垂直检查收效最大，尤其是彭真市长、吴晗副市长等亲自深入机关单位和市民群众中进行检查，不仅有力地推动了工作，鼓舞了广大人民，也教育了某些不重视卫生的落后户和一些不深入领导卫生工作的官僚主义者。检查评比成为上级及时了解和掌握全市卫生运动的发展动态，及时控制运动发展走向的重要方式，为广泛开展社会动员创造条件。

（二）奖惩激励，有效引导

针对检查结果，通过批评、表扬和宣传教育，实现对卫生运动的过程管理，规范和引导着民众的价值取向。卫生运动中的奖励方式主

① 《市爱国卫生运动委员会关于1952年爱国卫生运动的各项总结及公共卫生局办理的1952年下半年全国卫生工作纲要补查工作总结报告》，北京市档案馆，档案号002-004-00111。

要有通报或大会表扬、奖旗、奖状、奖信、奖品、记功等，惩罚的方式主要有口头警告、书面警告、书面通知、公开登报批评、会议批评等。北京市在卫生运动中专门制定了《奖惩实施办法》，其中，适合奖励的有四种情形，包括：起模范带头作用有显著成绩者；消灭蚊蝇孳生条件，真正做到无蛆、无孑孓者；积极钻研、创造，提出先进的、行之有效的工作方法、经验和建议者；其他具有显著成绩者。适合惩处的有两种情形：对爱国卫生运动敷衍塞责或拒不办理，致本单位或地区内卫生情况恶劣，孳生蛆或孑孓的情况严重，蚊蝇很多，屡经教育仍不改进者；由于本单位或地区的卫生状况恶劣，致使传染病大量发生，严重影响人民的身体健康者。[①] 这类惩处手段虽然没有物质损失，却是极其有效的精神鞭策。总之，通过详细的奖惩措施实现对民众的激励，引导民众在运动中的行为，从而成为具有实际操作意义的动员手段，“批评与表扬相结合”也成为北京市领导卫生运动的一条重要经验。

（三）典型示范，榜样引领

典型示范，即通过典型的树立对整个社会起着示范先进和抑制错误的作用，是社会动员经常使用的行之有效的策略。因为典型的示范引领作用比一般意义上的讲道理更生动直观，更富有说服力和感染力，所以效果也更明显，影响也更为长久。每个典型，都成为众人行动的标杆，“众多典型模范的树立构建出一张鲜明的行动坐标系，每个群众个体在这张行动坐标系中都被赋予了一个具体的坐标位置，并被标出了与他人之间（特别是与模范之间）的差距”。[②] 北京市的卫生

---

① 北京市档案馆：《北京档案史料（2003.2）》，新华出版社2003年版，第59—60页。

② 张自力：《健康传播与社会：百年中国疫病防治话语的变迁》，北京大学医学出版社2008年版，第129页。

治理运动也广泛运用了典型示范的手段。通过树立典型、宣传典型，发挥典型的榜样引领作用。运动中在街道、机关、厂矿工地和行业中都注意了培养典型，总结卫生模范单位、模范小组和个人的经验，加以推广，并按系统组织座谈、观摩，促进了各单位卫生工作的改进。[①]“示范”的“典型”除了单位、个人，还包括具体经验和做法。

在爱国卫生运动中，规模最大、影响最广的是一年一度的卫生模范评选。1952年北京全市就评选出114个卫生模范工作者和66个卫生模范单位，其中有10个单位和个人被评选为全国卫生模范。[②]这些模范人物和单位，分布在不同的部门和单位，在运动中起了很大的先锋带头作用，成为进一步推动爱国卫生运动的骨干力量。

（四）新旧对比，价值认同

在各种动员策略中，“新旧对比”是常用的行之有效的策略之一。通过“新旧对比”，使民众形成强烈的感官反差，进而过渡到对社会主义制度优越性的认同。这种“新旧对比”的策略，在卫生运动各阶段的总结和报告中随处可见。最典型的就是1954年北京市副市长吴晗在题为《伟大的爱国卫生运动在北京》的动员报告中，大量运用了“新旧对比”：西城的“二龙路”在旧社会垃圾成堆，污水横流，新社会修成柏油马路，安装了下水道，盖上了楼房；东城一条胡同的柏油马路在旧社会只从东口铺到国民党大官居住的大红门门口，西段还是土路；整个北京“无风三尺土，有雨一身泥”，中华人民共和国成立后北京市人民政府执行了城市建设首先要为劳动人民服务的正确方针，做了很多工作，改变了北京的城市面貌。认为“短短的五年中，

① 《北京市1953年夏秋季节爱国卫生运动总结（初稿）》，北京市档案馆，档案号002-005-00173。

② 《吴副市长关于爱国卫生运动报告的录音》，北京市档案馆，档案号002-010-00229。

能够做出这样的成绩，这是一些资本主义国家根本办不到、也想不到的事情，通过爱国卫生运动，又一次雄辩地证明了：我们伟大祖国的人民民主制度具有无比的优越性”。[①] 这种“新旧对比”的动员策略，引导民众从对运动的感性认知到价值认同。

总之，20 世纪 50 年代北京市的卫生治理立足于新中国、新社会、新北京，形成了卫生治理的新理念、新思想、新方针，形成了政府为主导，医疗卫生专业队伍和人民群众共同参与的多元卫生治理的主体，在广泛动员人民群众的基础上，通过卫生治理的新机制、新路径、新策略，开展了中国历史上前所未有的卫生治理实践。

---

① 《吴副市长关于爱国卫生运动报告的录音》，北京市档案馆，档案号 002-010-00229。

第二章

20 世纪 50 年代北京市的卫生防疫

第一节
卫生防疫的时代背景

从1949年10月1日至1959年底，北京市的卫生防疫在诸多挑战中砥砺前行，取得了前所未有的成果。

一、新中国成立初期北京市卫生防疫的背景：疫病流布

侵略、战争和冲突是1937年至1949年这12年中国所经历的动荡岁月的写照。[①] 长期的战争、动荡与天灾人祸留给新中国的是百业凋零、百废待兴，还有肆虐全国的传染性疾病。

众所周知，中华人民共和国成立之前，中华民族几经战乱，战争消耗了城乡大量的经济资源，损伤了国家的经济命脉，国民经济已濒临崩溃的临界线。无论是战区还是非战区，人民群众的生活都处于十分糟糕的境地，饥寒交迫、艰难困苦的境遇使百姓的身体素质羸弱非常，对细菌、病毒、寄生虫等致病微生物的免疫力低下，致使染病的机会、概率大为增加；加之战时人口流动加剧，疫情随着军民的频繁迁移而扩散开来。“兵燹之后必有瘟疫”，疫病本就是普通百姓最可怕的敌人，尤其是与战争相伴的瘟疫，更如死神的镰刀一般，收割着民众的生命。根据国家卫生《中国卫生年鉴（1985）》统计，新中国成立初期，血吸虫病、疟疾、黑热病等传染病严重威胁着人民的生命和

---

① ［美］吴章、［美］玛丽·布朗·布洛克：《中国医疗卫生事业在二十世纪的变迁》，蒋育红译，商务印书馆2016年版，第25页。

健康。鼠疫波及 20 个省、自治区、直辖市的 549 个县。霍乱自 1820 年传入我国以来，大小流行几百次；血吸虫病的流行范围达 200 多万平方千米，患病人数在 1100 万人以上，麻风病患病人数不下 50 万。[①] 刚刚诞生的新中国，就被笼罩在战争之后瘟疫流布的星空之下；鼠疫、天花、霍乱、血吸虫病等大量疫病的发生和流行，勾勒出当时国家公共卫生发展的最为灰暗的、令人恐惧的底色。

1949—1952 年，对北京市威胁最大的传染病，一是历史上流行于北京的天花、痢疾、伤寒、流行性乙型脑炎等主要传染病，二是 1949 年 7 月发生在内蒙古的烈性传染病——鼠疫的威胁。

新中国成立前有多种传染病流行于北京。天花年年在北京流行，其他传染病如伤寒、副伤寒、斑疹伤寒、回归热、白喉、猩红热、痢疾、麻疹、流行性乙型脑炎的发病及死亡率也很高。根据 1949 年的调查，北京市当年遗留 255 名天花患者，死亡 109 人。据 1949 年统计，北京城区 200 余万人口中因传染病死亡的人口数占全部死亡人口的 4.36%。[②]

抗击内蒙古鼠疫是新中国防疫的第一战。1949 年 7 月 13 日，鼠疫疫情原发于内蒙古察哈尔盟的前英图浩特，后在租银地龙王庙区的察汉崩崩村引起暴发。10 月，传入张家口。这次鼠疫流行于 9 个村，发病 68 人，死亡 66 人，病死率达 97.06%。[③]

北京面对鼠疫这个发病急、传染率高、病死率高的烈性传染病的威胁，积极应对，采取了多种预防措施防止鼠疫传入首都。10 月

① 《中国卫生年鉴》编辑委员会：《中国卫生年鉴（1985）》，人民卫生出版社 1985 年版，第 24 页。

② 甄橙、程之范：《由 SARS 流行回顾 20 世纪 50 年代北京传染病防治》，《中华医史杂志》2003 年第 3 期，第 138—141 页。

③ 邓铁涛主编：《中国防疫史》，广西科学技术出版社 2006 年版，第 532—535 页。

27 日，北京市成立防疫委员会，主任委员聂荣臻，副主任委员张友渔、张文奇。常务委员会设防疫、宣传、封锁、总务四个科。市人民政府颁布《北京市鼠疫预防暂行办法》。[①]10 月 28 日，副市长张友渔主持召开了防疫会议，市卫生局提出了一系列防疫计划，包括宣传教育、捕鼠灭鼠、发生病例及时在医院隔离治疗、在街道居民间隔离检疫等。与会医学专家严镜清认为北京毕竟离察北尚远，尚不需在市内隔离检疫，而且正值解放初期，社会各方面尚未完全安定，宣传鼠疫的威胁对社会安定不利。严镜清提出在密切关注疫情的情况下，应主要做好交通检疫，在主要通道上封锁并切断交通，在北京北边沿线加强检查，市内宣传捕鼠灭鼠，但不与传染鼠疫相联系。这些主张被北京市政府采纳，北京市着重抓京北封锁交通事宜，同时，在市区内各区、各单位也成立防疫分会、支会等进行有关防疫工作。[②]

北京采取多种措施消解了内蒙古鼠疫传入的风险：设立市级防疫委员会、建设防疫封锁线、检疫站、隔离所；进行预防注射、秋季种痘、检疫、卫生宣传等工作，并发动群众进行捕鼠、灭蚤等运动，浓墨重彩地拉开了北京卫生防疫之战的序幕。

二、居民卫生服务的可及性差

20 世纪 50 年代初，北京市医疗机构数量稀少，缺医少药，造成百姓就医的可及性差。

疾病流行由自然条件和社会条件的因素协同作用。就社会条件而言，社会政治经济文化的发展，尤其是预防医学的发展，对传染病的预防至关重要。新中国成立初期，经济上百废待兴、百业待举，物质

① 王康久主编：《1949—1990 北京卫生大事记》第 2 卷，北京科学技术出版社 1992 年版，第 2 页。

② 郑立柱：《解放初期北京市抗击疫病史话》，《北京党史》2003 年第 5 期，第 38—41 页。

基础薄弱，人们的生活即使不是处于水深火热之中，也是物资匮乏，条件艰苦。“经济条件与疾病防治是一种互为促进的关系。良好的经济条件使人接受良好的教育，提高自身的防病意识，改善个人生活居住条件，能获得及时的防病治病服务，从而有利于增进健康，减少发病率和病死率；反之，若经济状况窘迫，生活条件恶劣，则难以获得适时的防病治病服务，导致健康下降，发病率和病死率增加。”[①] 经济发展水平与居民身体健康之间的互动是通过卫生服务供给的可及性来实现的。

连通经济发展与疾病防治通道的是卫生服务供给侧为百姓创造的医疗卫生服务的可及性。可及性就是服务的可得性，即服务对象能否方便、及时且实际地获得自身能够负担得起且愿意接受的服务。[②] 医疗卫生服务的可及性直到今天依然是影响人们生活质量的重要标准。

社会经济发展水平直接影响到为全社会提供什么样的卫生服务、提供多少医疗卫生服务以及怎样提供卫生服务等问题，即医疗卫生服务的类型、数量、质量和方式等均与社会经济发展水平密切相关，深受社会经济水平的影响与制约。这一供给侧最直接的测量指标是医疗机构的数量与覆盖面以及医务人员的数量等。20 世纪 50 年代初，北京市也和全国的情况类似，医疗机构数量稀少，缺医少药，造成百姓就医的可及性差。据统计，1935 年北京市有 230 名注册的西医行医者，886 名注册的传统中医行医者，为大约 155 万人口服务。因此，平均每千人口有 0.15 名西医和 0.57 名中医行医者，即每千人口不管

① 张大庆：《中国近代疾病社会史（1912—1937）》，山东教育出版社 2006 年版，第 43 页。

② Campbell SM, Roland MO, Buetow SA,"Defining quality of care", *Social Science & Medicine*, 2000, 51(11): 1611-1625.

是西医还是中医有0.72名医生。[①]从1935年到1949年的14年间，社会发展状况并没有发生翻天覆地的变化，而这种缺医少药的状况一直都没有发生根本性的变化。根据北京市卫生局统计，到1949年12月，全市共有卫生技术人员4218人，平均每千人中西医师（士）1人。[②]因此，医疗卫生服务的供给与需求的关系在此时极度不平衡。这一时期的主要矛盾是预防医学、临床医疗，以及医学教育的发展滞后与居民实际需求之间产生的巨大缺口，造成居民看病难，疾病预防和治疗的需求得不到有效满足。社会经济发展水平、医学与公共卫生的发展程度均不可能为居民提供安全、可及、有效、经济、方便、综合、连续的公共卫生和基本医疗服务。这是新中国成立初期的北京卫生防疫治理面对的宏观难题之一。

三、北京市政府对疫病防治的高度重视

1949年前的北京，没有完善的卫生防疫体系，缺乏卫生防疫专业人员。在国民经济恢复时期的1949—1952年，这一状况既是北京市卫生治理的背景，也是卫生治理要解决的重要问题之一：亟须建立一套比较完善的卫生防疫体系。1949年10月1日，中央人民政府卫生部正式成立，[③]从此中国的传染病防治工作及各项公共卫生事业在卫生部的领导下有序地发展起来，卫生防疫体系的建设真正步入正轨。而北京市的卫生治理也在国家卫生部、市委、市政府及卫生行政部门的领导下破旧立新，走向了全面的、立体的、科学化的发展之路。

---

① ［美］吴章、［美］玛丽·布朗·布洛克：《中国医疗卫生事业在二十世纪的变迁》，蒋育红译，商务印书馆2016年版，第39页。

② 王康久主编：《1949—1990北京卫生大事记》第2卷，北京科学技术出版社1992年版，第3页。

③ 王康久主编：《1949—1990北京卫生大事记》第2卷，北京科学技术出版社1992年版，第2页。

第二节
卫生防疫的治理体系

英语中的“治理”(governance)主要指控制、指导或操纵，指的是在特定范围内行使权威。中文治理具有统治、管理、处理的基本含义。[①] 本书中探讨的卫生防疫治理从属于卫生治理，是社会治理的重要组成部分，是国家卫生行政管理部门与普通民众之间“上下互动的治理过程”。“治理”和“管理”一字之差，体现的是系统治理、依法治理、源头治理、综合施策。因此，探讨卫生治理就是要明确是谁在治理卫生（卫生治理的主体），他们做了什么事情（治理的内容），是怎么治理的（治理的方式与途径），以及取得了哪些效果。

一、卫生防疫的主体

1949—1959年北京市卫生治理是在党中央、市政府与卫生局的领导下，社会各界力量广泛凝聚在一起，形成多元主体携手共同治理卫生的格局。国家和市政府、卫生局通过制度建设、卫生机构建设成为公共卫生的建设者、出资者和组织者；医疗卫生机构成为技术治理的中间力量；广大人民群众通过参加爱国卫生运动成为推动公共卫生运动的基层主力。国家、社会和个人，通过公共卫生的治理紧密地联系在一起，正如学者所概述的：公共卫生是重要的社会问题，不仅与个人的卫生健康息息相关，更与大众的利益牵扯在一起。严峻的公共卫生问题，引发社会力量的广泛参与，促进国家与社会互动，一定程

① 中国社会科学院语言研究所词典编辑室:《现代汉语词典》，商务印书馆1992年版，第1490页。

度上说，近代公共卫生问题是连接国家与社会的重要纽带。[①]

（一）北京市政府与市公共卫生局

公共卫生事业的发展程度受到社会政治经济文化等宏观因素的制约与影响，但从根本上说，则是取决于公共卫生管理的制度化水平，尤其是公卫事业发展之初，制度建设更是决定公共卫生事业能否可持续发展的关键，良好的卫生治理制度体系是保证全市的卫生真正进入现代化的基石。

北京卫生现代化的过程开始于晚清的改革，或新政时代（1901—1911年）。1905年，在新成立的巡警部下设了卫生科，主要承担街道卫生、疾病预防、医学和健康服务。1928年国民党统治下的北平成立了独立于警察局的卫生局，展开行政管理，开展公共卫生体系的建设；[②]但受限于执政理念、资金缺乏以及人力资源不足，疾病预防、学校卫生、妇幼保健、卫生教育等项工作都没有真正开展起来。经由卫生治理根本性的改革所造就的具有社会变迁意义上的卫生事业大发展，是在1949年后，在北京市政府和市公共卫生局的领导下转入制度化、系统化和科学化的治理后发生的。如果没有市政府自上而下的组织动员和全力推动，新中国成立初期的卫生防疫就不会取得震惊国际的成就。

1949年2月1日，原中华民国北平市政府卫生局改为北平市人民政府卫生局。10月17日，北平市人民政府卫生局正式更名为北京

---

① 彭善民：《公共卫生与上海都市文明（1898—1949）》，上海人民出版社2007年版，第14页。

② ［美］吴章、［美］玛丽·布朗·布洛克：《中国医疗卫生事业在二十世纪的变迁》，蒋育红译，商务印书馆2016年版，第37—55页。

市人民政府卫生局[①]（1950年3月24日改名为北京市人民政府公共卫生局；[②]1964年10月23日，改名为北京市卫生局。[③]），标志着北京市医疗卫生的行政领导机构确立。随后，北京市政府和公共卫生局通过对卫生防疫的制度建设、法律法规建设、卫生防疫政策以及医疗卫生机构的设置，构建了现代公共卫生的基本框架，并通过一系列方法设计，具体指导卫生防疫工作，推动了卫生的现代化进程。北京市政府和公共卫生局是卫生防疫的设计者、建设者和组织领导者。

（二）卫生防疫机构

卫生防疫机构是卫生防疫工作框架的龙骨和承重墙，是卫生防疫技术力量的硬核之心。卫生防疫机构的数量、布局和质量、能力等，是构筑卫生防疫之网中的经线和纬线交织的扭结，没有扭结或者扭结不实，都难以发挥疫病防护网的功能与作用。北京市的卫生防疫网络是围绕着卫生防疫站建立起来的。

北京市卫生防疫站始建于1953年10月14日，是在北京市公共卫生局防疫科、防疫队、环境卫生科、环境卫生队、保健科的基础上成立的。站内设卫生科、防疫科、消毒队和秘书科。到1959年底，除了石景山区和通县，其他各区县都设立了卫生防疫站。[④]“本市17

① 王康久主编：《1949—1990北京卫生大事记》第2卷，北京科学技术出版社1992年版，第2页。

② 王康久主编：《1949—1990北京卫生大事记》第2卷，北京科学技术出版社1992年版，第5页。

③ 王康久主编：《1949—1990北京卫生大事记》第2卷，北京科学技术出版社1992年版，第64页。

④ 张殿余主编：《北京卫生史料（卫生防疫篇）》，北京科学技术出版社1993年版，第1—15页。

个区县全部建立卫生防疫站，全市卫生防疫网初步形成。”[①] 宣武区、崇文区于 1953 年建立了卫生防疫站；大兴县、顺义县、密云县、平谷县与延庆县 5 个县是 1956 年；东城区、西城区、海淀区、丰台区、门头沟区、昌平县 6 个区县是 1958 年；至 1963 年石景山区卫生防疫站建立，北京市用 10 年时间，使防疫站机构的制度设置完备，防疫的动脉血管延伸至北京市所有区域，更好地发挥其环境治理与预防疾病的核心功能，并为卫生防疫治理提供了制度保证。

除了卫生防疫站以外，在 1949—1959 年，北京市先后成立了其他市级卫生防疫机构：北京市防疫委员会（1949 年 10 月）、北京市学校卫生委员会（1950 年）、北京市卫生教育所（1951 年 4 月）、北京结核病控制研究所（1952 年 10 月）、[②] 北京市防痨协会（1951 年 6 月）。[③]

（三）卫生防疫专业人员：防疫队

1949 年新中国对抗鼠疫第一战，分别在鼠疫疫区和受到鼠疫传入的非鼠疫疫区两个战场上展开，北京成为防止鼠疫传入的非疫区的主战场，北京防疫队是防止鼠疫传入的技术力量。此次战疫后，防疫队的力量逐渐发展壮大，形成对抗传染病的最重要的技术型人力资本。

北京虽号称文化古都，但由于我国长期积弱，外侮频仍，抗战时沦陷，解放战争时人、财不断南流，以至于 1948 年，人民贫困，经

① 王康久主编：《1949—1990 北京卫生大事记》第 2 卷，北京科学技术出版社 1992 年版，第 53 页。

② 张殿余主编：《北京卫生史料（卫生防疫篇）》，北京科学技术出版社 1993 年版，第 6—8 页。

③ 王康久主编：《1949—1990 北京卫生大事记》第 2 卷，北京科学技术出版社 1992 年版，第 11 页。

济萧条，在约 150 万居民中，仅有西医 600 余人、中医 1000 余人，[①] 预防医学专业人士极度缺乏。“解放初期，北京市仅有防疫班人员 16 人（内医师 2 人）”，[②] 数量极其稀少的预防医学人士，相对于疫病流布的北京市而言，连“杯水车薪”的程度都达不到。因此，一方面，扩充专业的预防人员队伍，建设一支防疫的主力军；另一方面，动员医务人员和各界群众积极投入疾病防治，与防疫专业队伍组成防疫网，成为必然选择。新中国成立后市公共卫生局设立了防疫班，开展传染病防治工作。10 月，张家口市发生人间肺鼠疫后，防疫队协同其他医务人员进行预防注射、检疫和卫生宣传工作，发动群众开展捕鼠灭蚤运动。经过 40 天奋战，防止了鼠疫传入。1950 年 2 月，防疫班改扩为 128 人的防疫队，在市卫生局的直接领导下，领导各区卫生所的防疫组及防疫站的防疫业务，在没有卫生所的区设立了防疫站，担任各项防疫工作。为充实各区卫生所的防疫力量，防疫队只保留 22 人，其余的防疫队员被分配到各区卫生所扎实工作，在全市范围内组织各医疗单位和妇幼保健所担任一定的防疫任务，进行预防接种和传染病防治工作。[③] 到 1952 年 10 月，防疫队人员达到 235 人（内医师 22 人，余为防疫队员），为了提高防疫队员素质，前后开办了 35 次训练班，200 多名防疫人员受了防疫知识的训练，成了全市防疫战线的主力军。居民中以每 10 户为单位，建立了 29118 个卫生小组，组长均接受过短期卫生防疫教育，这样就形成了以防疫队为中心的防疫工作

---

① 中国人民政治协商会议北京市委员会文史资料研究委员会：《文史资料选编》第 39 辑，北京出版社 1990 年版，第 97—111 页。

② 北京市档案馆：《国民经济恢复时期的北京》，北京出版社 1995 年版，第 769 页。

③ 张殿余主编：《北京卫生史料（卫生防疫篇）》，北京科学技术出版社 1993 年版，第 22—23 页。

网。[①]

防疫队不仅自身奋斗在抗疫防疫的第一线，同时，组织其他的医疗力量，联合起来，协同作战，形成合力，保证了传染病防治的工作取得实效。例如，1950年1月，北京市卫生局组织市防疫队88人、医学院学生45人、市助产学校学生32人、北宁助产学校学生30人，给城郊儿童接种牛痘疫苗，至4月20日，共接种405538人。[②]

（四）北京市爱卫会及其他社会力量

1952年，美国对朝鲜发动细菌战。在朝鲜战场及中国境内散布了大批含有鼠疫、霍乱、伤寒及其他致传染性疾病微生物的苍蝇、蚊子、跳蚤、虱子等，更增加了中国建立防疫体系的紧迫性。1952年3月11日，北京市总工会、市妇联、市团委、市青联、市学联联合发表声明，抗议美帝国主义在朝鲜和我国东北地区进行的细菌战争，响应各民主党派的号召，用实际行动反击美国侵略者的细菌战。[③]积极参加爱国卫生运动就是实际行动之一。

1952年3月14日，中央人民政府政务院第128次会议召开，会议通过了成立中央爱国防疫委员会的决议，设常务机构爱国卫生运动委员会办公室。3月18日中央爱国卫生运动委员会成立，周恩来总理亲自担任主任委员。随后，各地方主要党政领导挂帅，逐级建立爱国卫生运动委员会。12月，中央人民政府政务院又做出决定，将各级防疫委员会统一改称为爱国卫生运动委员会，简称爱卫会。爱国卫生运动轰轰烈烈地在全国范围内开展起来，并以新内容、新形势延续

---

① 北京市档案馆:《国民经济恢复时期的北京》，北京出版社1995年版，第769—770页。

② 王康久主编:《1949—1990北京卫生大事记》第2卷，北京科学技术出版社1992年版，第5页。

③ 王康久主编:《1949—1990北京卫生大事记》第2卷，北京科学技术出版社1992年版，第75—76页。

至今。

北京市爱国运动委员会是由北京市卫生委员会转变而来。1950年6月15日，北京市卫生委员会成立，吴晗副市长任主任委员，委员由市公共卫生局、卫生工程局、公安局、民政局、文教局、新闻出版处负责人担任。城郊区以派出所为单位，建立336个分会。分会下设立卫生小组29110个。其任务是贯彻预防为主的方针，动员全市人民消灭蚊蝇，搞好环境卫生和饮食卫生，严格井水消毒，清除垃圾粪便和抓好街道清扫保洁。[①] 委员会凝聚了各方面的力量，机构设置延伸到北京市全区域各个基层，任务与爱国卫生运动的内容高度契合。鉴于此，1953年3月13日，北京市卫生委员会改名为北京市爱国运动委员会，[②] 以利于达成"改造环境，除害防病，普及卫生知识、促进全民健康"的治理目的。"治理是一个上下互动的管理过程，它主要通过合作、协商、伙伴关系、确立认同和共同的目标等方式实施公共事务管理。"[③] 而有组织、有计划的全社会各界参加的爱国卫生运动就是对治理理论最好的实践诠释。各机关团体、企事业单位人员、工人、学生、市民等普通群众，在爱国卫生运动中，成为卫生治理的主体，创造了卫生运动治理的历史。

二、卫生防疫的具体内容

卫生治理在很大的程度上是公共卫生治理，或者说公共卫生治理是卫生治理的主体部分。公共卫生是关系到一国或一个地区人民大众健康的公共事业，其具体内容包括对重大疾病尤其是传染病（包括传

---

① 王康久主编：《1949—1990北京卫生大事记》第2卷，北京科学技术出版社1992年版，第7页。

② 王康久主编：《1949—1990北京卫生大事记》第2卷，北京科学技术出版社1992年版，第78页。

③ 俞可平：《治理与善治》，社会科学文献出版社2000年版，第6页。

染病、慢性非传染性疾病）的预防、监控和医治；对食品、药品、环境卫生的监督、管理和治理；卫生宣传、健康教育与健康促进、免疫接种等范畴。鉴于此，本书所探讨北京市在新中国成立初期的卫生治理，是以公共卫生治理为核心，围绕环境治理与传染病预防等卫生防疫内容而展开的。

（一）环境治理

旧中国遗留下来的是一个残破不堪、百业不修、民不聊生的北京。解放以后，人民政府立即着手整理环境，清运垃圾、疏浚河湖、掏挖下水道、翻修道路、增加水电供应及公共交通等设施，使广大群众有比较好的就业机会和比较好的生活环境。这在北京的历史上确是空前的。①

1. 街道清洁

卫生之道，首重清洁。清洁是国人对卫生的质朴初解。新中国成立前夕，北京市环境治理的首要任务就是让城市以干净、整洁的新面貌迎接新政权的诞生。新中国成立后，北京市的环境治理的任务则随着时代的变迁由爱国卫生运动的目标渐次演变为创造文明、健康、宜居的首善之区。

第一，新中国成立前夕的清运工作。

1949年1月1日，中国人民解放军北平市军事管制委员会和北平市人民政府在北平郊区成立；1月31日，北平宣告和平解放。旧北平垃圾成山，污秽遍地，城市环境不堪入目。例如，天安门前的垃圾山有三层楼高，故宫里明清以来存积的垃圾山高出紫禁城墙。②“沿

---

① 北京市档案馆：《国民经济恢复时期的北京》，北京出版社1995年版，第1页。

② 中共北京市委党史研究室：《在迎接解放的日子里》，中央文献出版社2004年版，第446—451页。

城墙根堆放着大量垃圾，有的地方居民房屋四周就是垃圾堆……街道上、胡同里、居民院落里几乎到处都是垃圾。”[①] 1949 年初的北京，“当时垃圾积存 60 万吨，妨碍交通，妨碍卫生。在一座座垃圾山旁，经常发出阵阵的臭味，胡同里到处看到一摊一堆的粪便和脏水。”[②] 堆积如山的垃圾是旧社会留下来的公害之一。为迎接中国人民解放军入城以及新的国家的诞生，1949 年 3 月，北平市人民政府发动群众，清运出街道、院落、故宫、公园、医院、单位大院及各个角落积存 40 余年的垃圾百余万吨，使城市街道卫生、干净、整齐。[③] 我们今天读到这样的文字，仿佛能够闻到令人作呕的气味；想象这样的画面，都能够引起极度不适。而在当时，人们生活在垃圾山的包围之中，迫切需要清除垃圾，创造整洁干净卫生的环境的愿望，得到最大程度的理解。也因此，垃圾清运工作虽然繁重，却得到了最大程度的支持。

北京市的垃圾清运工作是在清洁运动委员会的领导下，通过市民的广泛参加完成的。1949 年 3 月，北平市人民政府组织党、政、军、民各方面代表组成清洁运动委员会，各区设立分会。叶剑英市长在会上做了重要讲话。要求从 3 月 24 日起到 4 月 18 日为清户、清巷阶段；4 月 26 日至 6 月 30 日为清除待运场阶段。前后 91 天共清运垃圾 25 万多立方。[④] 多年从未清除的垃圾，在人民政府领导，人民群众积极参加，驻军、机关、工厂、学校以及各个团体热心合作之下，终于

---

① 中国人民政治协商会议北京市委员会文史资料研究委员会：《文史资料选编》第 23 辑，北京出版社 1985 年版，第 130—137 页。

② 北京市档案馆、中共北京市委党史研究室：《北京市重要文献选编（1951）》，中国档案出版社 2001 年版，第 63—69 页。

③ 北京市地方志编纂委员会：《北京志・卫生卷・卫生志》，北京出版社 2003 年版，第 128 页。

④ 王康久主编：《1949—1990 北京卫生大事记》第 2 卷，北京科学技术出版社 1992 年版，第 1 页。

除掉了这一块多年积存的心病。[①]北平，以焕然一新、干净整洁的新形象契合自己的新中国首都的新身份。

第二，1949—1952年国民经济恢复时期北京的街道清洁。

根据中国人民政治协商会议第一次全体会议的决定，从1949年9月27日起，北平改名为北京，并且被定为中华人民共和国的首都。从这时起到1952年底止，是北京的国民经济恢复时期。

为了把环境卫生做好，北京市人民政府于1950年1月1日特成立市卫生工程局，统一管理下水道、河道和环境卫生［关于环境卫生治理的主要职能部门在新中国成立前后的沿革，1949年9月，北平市人民政府决定，将公安局所属清洁总队和内城7个区队，划归卫生局领导，总队改为局属环境卫生科。1950年1月13日，市卫生局三科（环境卫生科）划归市卫生工程局领导］。[②]北京市卫生工程的建设基本上保证了“垃圾产销平衡”，“一年来垃圾很少有积存现象，远年积存的垃圾也运除了”，“十几年不见的洒水车也出现了，虽然辆数不多，但也减少了主要干路上的尘土飞扬”。[③]

1950年1月31日，副市长张友渔发表“解放一年来北京市的市政建设”广播讲话，“一年来，清除了垃圾339142吨，把解放以前积存的20余万吨垃圾一举扫清……成绩的取得主要依靠人民解放军、工人、学生和广大市民的广泛而积极的支持”。[④]

---

① 北京市档案馆、中共北京市委党史研究室:《北京市重要文献选编（1948.12—1949）》，中国档案出版社2001年版，第614页。

② 王康久主编:《1949—1990北京卫生大事记》第2卷，北京科学技术出版社1992年版，第2页、第5页。

③ 北京市档案馆、中共北京市委党史研究室:《北京市重要文献选编（1951）》，中国档案出版社2001年版，第63—69页。

④ 北京市档案馆、中共北京市委党史研究室:《北京市重要文献选编（1950）》，中国档案出版社2001年版，第27—31页。

在新中国成立初期，在百废待兴、百业待举的情况下，北京市委、市政府仍在全市开展了大规模的城市清洁卫生运动，并制定了相关的文件和规定。例如，《北京市 1951 年春季清洁大扫除运动实施方案》，对此次运动的目标、时间段、组织、实施具体步骤、清洁大扫除的具体阶段、任务内容、检查与总结、奖励与批评等作了详细的、具体的、可操作性强的规约。春季清洁大扫除总体的目的在于“促进首都的环境清洁，预防疾病传染，保障市民健康；加强群众基层卫生组织，巩固街巷清洁责任地段的保洁，特别是改善劳动人民聚居地区的环境卫生”。[①] 这充分诠释了人民政府把人民群众的切身利益放在首位的执政理念。1951 年 3 月 23 日，北京市长彭真，副市长张友渔、吴晗共同签发北京市政府“府卫工字第十四号”通告，[②] 要求：

其一，本市春季清洁大扫除运动已于三月十六日全面展开。

其二，凡本府所属各单位应一致重视此项工作，密切结合地区群众，按照春季大扫除运动实施方案切实执行。

其三，希即遵照办理，并转知所属一体遵办。

每年夏秋、冬春两季进行全市大规模的清洁运动，长年坚持不懈。社会各界的积极参加是彻底根除积弊的主要力量。卫生大扫除把清洁与防疫结合起来，形成了全民参与的清洁防疫运动，成为达到防疫防病的目的的重要因素。1952 年 8 月 11 日，吴晗副市长在北京市第四届第一次各界人民代表会议上作了《关于开展爱国卫生运动的报告》，认为从三月中旬至四月中旬进行的以清洁大扫除，改善环境卫生为重点的运动，“清洁大扫除工作进行得相当彻底。在全市有 95%

---

① 北京市档案馆：《北京档案史料（2003.2）》，新华出版社 2003 年版，第 40—43 页。

② 北京市档案馆：《北京档案史料（2003.2）》，新华出版社 2003 年版，第 40 页。

以上的地区都进行了不断的扫除。城区每日运除的垃圾比平时平均多出三分之一。四个月间共清除了垃圾 26.8 万多立方。”①

第三，1953—1959 年的爱国卫生运动使街道清洁不再成为问题。

从 1952 年起，在党和政府的号召下，全国人民掀起了以反对美军细菌战为中心的爱国卫生运动，既有力地回击了美国侵略者的细菌战，又极大地改善了城乡环境卫生，使民众逐步养成了爱清洁讲卫生的新习惯，提高了公共卫生意识。

北京市爱国卫生运动是一场在市委、市政府领导下、全民参与的，以“除四害、讲卫生”、预防和治疗各种疾病，尤其是以防治传染性疾病为中心的具有中国特色的卫生治理实践活动。街道清洁只是爱国卫生运动中相对最容易达成、效果最容易显现的工作内容之一。正如 1952 年 8 月 14 日，著名作家老舍在北京市第四届第一次各界人民代表会议的闭幕会上致闭幕词所反映出的事实一样，“爱国卫生运动的成功，真会使北京成为里外三新的城市，就是人民的思想干净，身上干净，环境干净。清洁与美丽是分不开的，北京市是世界上最美丽的城市之一”。②

1954 年 8 月，为激励社会各界继续开展卫生运动，北京市爱国卫生运动委员会发布《北京市爱国卫生运动奖惩办法》；③1955 年北京市人民委员会发布《关于加强夏秋季爱国卫生运动的工作的指示（草案）》指出，推动各区居民的爱国卫生运动中心环节是充分发挥“院卫生负责人”作用，明确他们的任务，并具体帮助和指导他们如何深

① 北京市档案馆：《国民经济恢复时期的北京》，北京出版社 1995 年版，第 754—760 页。

② 北京市人大常委会办公厅、北京市档案馆：《北京市人民代表大会文献资料汇编 1949—1993》第 1 编，北京出版社 1996 年版，第 207 页。

③ 北京市档案馆：《北京档案史料（2003.2）》，新华出版社 2003 年版，第 59—61 页。

入地发动群众推行工作。并责成上下水道工程局妥善处理垃圾、粪便，改善环境卫生。[①] 从 1956 年开始，爱国卫生运动继续以消灭病媒生物及微生物为中心。1956 年 11 月 2 日，北京市人民委员会发布《关于继续开展扑鼠灭蚊等爱国卫生运动的报告》，推动扑鼠、灭蚊，巩固突击运动的成果。[②]1957 年 12 月，市爱国卫生运动委员会统计，近年来传染病发病率、死亡率明显下降，霍乱、鼠疫没有发生，消灭了天花和回归热，流行性乙型脑膜炎发病率以 1951 年为 100，1957 年降为 28.9；痢疾死亡率以 1950 年为 100，1957 年降为 1.3。[③]1958 年 2 月，全市掀起大规模的“除四害、讲卫生”的群众运动。北京与上海、天津签订“除四害、讲卫生、大跃进、比先进”协议书。同年 8 月 25 日到 9 月 3 日三市卫生检查团对北京 100 多个单位和地区进行了检查，认为北京市的“除四害、讲卫生”运动已使某些传染病显著下降，环境卫生大为改观。[④]1960 年 3 月 31 日，北京市委《关于进一步开展爱国卫生运动的指示》，对两年来的爱国卫生运动做了正面肯定：北京市坚持不懈地开展爱国卫生运动，先后举行了 29 次以“除四害、讲卫生”为中心的全市性卫生大突击。每次参加的人数都在 100 万人以上，最多达到 300 万人。组织了地区之间、单位之间的竞赛、评比，以及全市性的卫生大检查……改善了公共场所的环境卫生，北京市的卫生面貌有了很大的改变。[⑤]

---

① 北京市档案馆：《北京档案史料（2003.2）》，新华出版社 2003 年版，第 57—59 页。

② 北京市档案馆：《北京档案史料（2003.2）》，新华出版社 2003 年版，第 63—64 页。

③ 王康久主编：《1949—1990 北京卫生大事记》第 2 卷，北京科学技术出版社 1992 年版，第 38 页。

④ 王康久主编：《1949—1990 北京卫生大事记》第 2 卷，北京科学技术出版社 1992 年版，第 39—40 页。

⑤ 北京市档案馆：《北京档案史料（2003.2）》，新华出版社 2003 年版，第 65—67 页。

2. 卫生工程

1949年11月20日，北京市人民政府提交《关于执行第一届各界人民代表会议决议案情况的三个补充报告》，其中卫生局的报告中补充说明了环境卫生方面的建设：新建公厕11座，维修4座；整修了秽水池53座，新建了30座；新建尿池1座，并计划于11月再新建尿池12座。清除城内积粪，经过突击……现已取消粪坑、粪箱、粪场890个，共清除粪便331400斤。[①] 这是截至1949年11月的情况。经过1949年春季的突击清运运动后，在本年度内，又清除了230多万斤积粪，取缔了城内和关厢的大部分粪场，疏浚了26074公尺的明沟，修建了1346公尺的暗沟，疏浚了16936公尺的河道。有重点地初步地改善了环境卫生。[②]

1950年北京市卫生工程局成立伊始，按照市政府提出的"为生产服务，为劳动人民服务，为中央人民政府服务"的市政建设方针和"整顿旧有为主，重点新建为辅"以及"先普及，后提高，少花钱，多做事"，"治标与治本相结合"的一系列工作原则，开始了城市排水系统的修建。经过一年的艰苦卓绝的努力，北京市卫生环境大为改观，"伟大的首都更加壮丽起来"。就工程数量而言，"掏挖了83675公尺的旧下水道，修建了36422公尺的新下水道。修建了探井1988座，雨水口1873座，解决了11处主要积水区，疏浚了70110公尺的河道和1204630平方公尺的湖泊，浚土1702738公方。修建了机井10眼，节制闸17座，码头44座。修建了26205公尺的护岸。整修

① 北京市档案馆、中共北京市委党史研究室:《北京市重要文献选编（1948.12—1949）》，中国档案出版社2001年版，第819—820页。

② 北京市档案馆、中共北京市委党史研究室:《北京市重要文献选编（1951）》，中国档案出版社2001年版，第63—69页。

了 42 座旧公厕，263 座旧污水池，建筑了 108 座新公厕，401 座新污水池，运除了 528100 公方的垃圾”。这些工作完成后，北京市的“雨水污水可以宣泄无阻了”。[①] 著名的天桥龙须沟改造工程就是在这一年内完成的。据北京大事记记载，截至 1950 年 7 月，本年度掏挖下水道工程基本完成，劳动人民聚居地“龙须沟”新建下水道 8000 多米，北沟沿、北新桥、崇文门、朝阳门等 6 处下水系统共掏挖 8 万 1 千多米，出泥 3 万 9 千多方。[②]

1949 年至 1952 年 3 年排水系统建设，清除了旧下水道中淤泥 16 万立方米，恢复了 266.67 公里的旧下水道的宣泄功能。在劳动人民聚居区和严重积水区修建了 109.14 公里的新下水道，重点区域修建 106 公里新下水道，进一步改善了河湖清洁与环境卫生。[③]

1953 年至 1958 年北京的卫生治理经过了国民经济发展第一个五年计划时期。1953 年到 1954 年两年内，北京市共修建下水道 146.40 公里，到 1954 年底，北京市共有下水道 542.86 公里。1955 年 2 月 18 日，北京市人民委员会第一次会议决定成立上下水道工程局，撤销原北京市人民政府卫生工程局。（1955 年 5 月 31 日国务院批准）[④] 自此以后，北京市上下水道的市政建设由专门的机构负责，并走上了规划性发展的道路。1955 年和 1956 年全市共修建下水道 66 公里。

---

① 北京市档案馆、中共北京市委党史研究室：《北京市重要文献选编（1951）》，中国档案出版社 2001 年版，第 63—69 页。

② 王康久主编：《1949—1990 北京卫生大事记》第 2 卷，北京科学技术出版社 1992 年版，第 64 页。

③ 鹿璐：《20 世纪 50 年代北京城市排水系统的建设和规划》，《世纪档案》2006 年第 2 期，第 44—47 页。

④ 当代北京编辑部：《当代北京大事记（1949—2003 年）》，当代中国出版社 2003 年版，第 81 页。

1957 年城市排水系统工程在规划上取得了长足性突破。[①]《北京市污水排出规划方案》《北京市雨水排出规划方案》的编制与实施，以及第二个五年计划的完成，使北京市的城市排水系统时至今日依然发挥着功能与作用。

破立结合，通过环境治理，下水道改造，河湖疏浚，建立了许多供人民休息生活的场所。如 1952 年，北京市人民政府组织市民在原龙须沟的下游挖了 3 个人工湖，因与龙须沟成首尾相连之势，取名龙潭湖。沿湖绿化造林，变害为利，将原来一片杂草丛生、污水横流的乱坟岗和废窑坑改造成公园绿地。其他还有陶然亭、金鱼池等积存污水的湖沼，也都改造成了满湖清水的风景区。[②]

（二）传染病预防

传染病是由各种病原体引起的能在人与人、动物与动物或人与动物之间相互传播的一类疾病。病原体中大部分是细菌、病毒、真菌等微生物，小部分为寄生虫；寄生虫引起者又称寄生虫病。传染病得以在某一人群中发生和传播，必须具备传染源、传播途径和易感人群三个基本环节。传染源是指能罹患传染病或携带病原体的人或动物，他们排出的病原体，可使其他人或动物患同样的疾病。传播途径或媒介是指病原体传染他人的途径。病原体自传染源排出后，在传染给另一些易感者之前在外界环境中所行经的途径即为传播途径。一种传染病的传播途径可以是单一的，也可以是多元的。易感人群是指对该种传染病无免疫力者或免疫力低，而容易感染的群体。缺少其中任何一个，传染病就流行不起来。因此，传染病预防就是通过控制传染源、

---

① 鹿璐:《20 世纪 50 年代北京城市排水系统的建设和规划》,《世纪档案》2006 年第 2 期，第 44—47 页。

② 邓铁涛主编:《中国防疫史》，广西科学技术出版社 2006 年版，第 548 页。

切断传播途径、增强人的抵抗力等综合措施，预防传染病的发生和流行。

传染病预防是卫生事业的重要组成部分。疾病尤其是传染病是作为理解公共卫生制度生成及变迁的重要因素之一。[①]1949 年至 1959 年，北京市的传染病预防是在市委、市政府的领导下，以医学专业人员为主导，广大人民群众积极参与的卫生运动。此时期的公共卫生运动，引发了政府、社会力量、预防医学技术人员以及普通市民之间的深层互动；尤其是爱国卫生运动有力地规范了市民的日常生活行为，培养了市民的公共卫生意识；由市民的卫生意识引发的积极参加卫生领域的各项实践。这种良性互动促进了北京市城市文明的发展。

1. 专业技术人员依归预防主要的传染病

北京市防疫队担任各项防疫任务，是预防传染病技术的中坚力量。在传染病监测与调查、消毒、检验检疫、预防接种、传染病治疗、卫生知识宣传与普及、健康教育以及卫生监督等方面发挥了重要作用。其中，最重要的是依法对主要传染病的预防。

1950 年 11 月 25 日，北京市政府公布《北京市传染病预防及处理暂行办法》，[②]确定了鼠疫、霍乱、天花、白喉、猩红热、流行性乙型脑炎、回归热、伤寒及副伤寒、斑疹伤寒、痢疾、麻疹、黑热病、百日咳、流行性脑脊髓膜炎 14 种法定传染病。对疫情报告、访视调查、消毒、患者隔离、尸体处理及带菌者检查等做了详细的规定。[③]北京市卫生防疫依法进行。防治的重点是 14 种法定传染病。1956 年 11

---

① 彭善民：《公共卫生与上海都市文明（1898—1949）》，上海人民出版社 2007 年版，第 6 页。

② 北京市档案馆现行档案管理处：《1950 年北京大事记（1950.8—12）》，《北京档案史料》1987 年第 2 期，第 79 页。

③ 王康久主编：《1949—1990 北京卫生大事记》第 2 卷，北京科学技术出版社 1992 年版，第 22 页。

月2日，市公共卫生局发出“关于血吸虫等7种传染病列入乙类传染病，开始报告管理的通知”。以后，随着传染病流行趋势与传染病谱的变化，逐步纳入新的传染病为法定传染病，如1959年3月10日北京市公共卫生局将传染性肝炎列为需要疫情报告的传染病。[①]

第一，防治鼠疫。

鼠疫是由鼠疫耶尔森菌引起的自然疫源性疾病，也叫作黑死病。鼠疫是流行于野生啮齿动物的疾病。鼠是重要传染源，人类主要是通过鼠蚤为媒介，经人的皮肤传入引起腺鼠疫，经呼吸道传入发生肺鼠疫。鼠疫传染性强，人群普遍易感，致死率高，是危害人类最严重的烈性传染病之一，属国际检疫传染病。无论是国家级的《传染病防治法》，还是《北京市传染病预防及处理暂行办法》都明确把鼠疫列为甲类传染病之首。因为鼠疫耶尔森菌等可以成为生物恐怖的武器，危害人类和平，因而防治鼠疫的重要性不言而喻。

预防鼠疫主要是通过控制传染源、切断传播途径以及治理生活环境等方面的工作进行的。在传染源方面，鼠疫主要是在啮齿动物中循环进行，形成自然疫源地。啮齿动物中主要是鼠类和旱獭。人间鼠疫的传染源以黄鼠和褐家鼠为最主要疫源性动物，各型鼠疫患者均可作为人间鼠疫的传染源，肺鼠疫患者痰中可排出大量鼠疫杆菌，因而成为重要传染源。在传播途径上，经鼠蚤传播：鼠→蚤→人的传播方式。人鼠疫流行前常有鼠间鼠疫流行，一般先由野鼠传家鼠。寄生鼠体的疫蚤叮咬人吸血时，病菌随之进入人体造成感染，含菌的蚤类亦可随搔抓进入皮内，形成鼠疫传播。因此，灭鼠、灭蚤、监测和控制鼠间鼠疫是控制传播途径的重要方法。1949—1959年北京市预防鼠

① 张殿余主编：《北京卫生史料（卫生防疫篇）》，北京科学技术出版社1993年版，第20页。

疫主要是在传染源和传播途径上采取了一系列的综合性措施，取得了良好的效果。

1949—1950年，在防止张家口鼠疫传入北京的防疫之战中，卫生专业人员在技术上从事了预防注射、检疫以及卫生宣传工作，重点是切断传播途径。从1949年10月27日起，在朝阳门、永定门、西直门车站、前门车站、通州车站等6处设立检疫站，实行昼夜检疫，注射防疫针，以预防鼠疫的蔓延。建立两条封锁线，设立了24个检疫站，并在郊区设立了10个防疫站。截至11月18日，施行预防注射的有1008326人；施行鼠疫检疫的有214421人；喷洒DDT7225858平方尺；石碳酸消毒房屋199间，床位145座。[①]经过40天奋战，防止了鼠疫传入，[②]取得了新中国抗击鼠疫传染病第一役的胜利。

为防止鼠疫发生，北京市开展常规化的灭鼠和对鼠疫的监测工作。灭鼠活动纳入“除四害、讲卫生”的群众运动之中，集中力量，统一行动。如1958年2月开展的毒鼠运动即如是，运动的结果使“城区家鼠密度由9.9%下降到0.2%。5月，又在462公里的下水道和2万多户户线管道内投放38吨硫磺，烟熏沟鼠，使沟鼠密度下降63%”。[③]预防鼠疫除按卫生部颁发的有关条令，除加强国境、国内交通检疫以阻断传染途径外，1957年根据卫生部1956年颁布的《防治鼠疫规划纲要》的精神，对北京市鼠、蚤类分布及生态进行调查，开

---

① 北京市档案馆、中共北京市委党史研究室：《北京市重要文献选编（1948.12—1949）》，中国档案出版社2001年版，第819—820页。

② 王康久主编：《1949—1990北京卫生大事记》第2卷，北京科学技术出版社1992年版，第23页。

③ 王康久主编：《1949—1990北京卫生大事记》第2卷，北京科学技术出版社1992年版，第39页。

展传染源研究的工作。

鼠类监测包括家鼠密度调查、野栖鼠类密度调查、黄鼠密度调查、鼠类染蚤情况调查和鼠疫病原监测。新中国成立初期的北京主要进行了前四项调查，基本上摸清了城市近郊、远县、重点区域内各种鼠类的密度分布及其染蚤情况。从 1957 年起，调查了北京地区啮齿动物与蚤类区系，清楚了北京地区啮齿动物和蚤类的分布与生态，为预防鼠疫的发生提供了基础性数据。从历史上看，北京虽然发生过鼠疫流行，但多为传入性的。因此，在交通要地进行预防性检测尤为重要。在 20 世纪 70 年代，首先抓鼠疫防治队伍的培训，配备检测装备，在门头沟区雁翅、延庆县康庄张山营、怀柔县汤河口、密云县的大城子和古北口、北京火车站和首都机场设置了监测点。开展了预防性捕鼠检测工作。①

第二，预防霍乱。

霍乱是因摄入的食物或水受到霍乱弧菌污染而引起的一种急性腹泻性传染病。病发高峰期在夏季，能在数小时内造成腹泻患者脱水甚至死亡。霍乱的传染源是病人和带菌者。人群不分种族、性别和年龄，对霍乱普遍易感，因此，该疾病传播速度快，波及人口多，甚至能够引起世界范围内的大流行。霍乱可经水、食物、苍蝇以及日常生活接触而传播。被污染的水是最重要的传播途径。因为水最易受到感染者排泄物的污染，而霍乱弧菌在水中存活的时间较长（一般 5 日以上，可长达数十日），被污染的水可使生冷食品受到污染。食物传播的作用仅次于水。因此，预防霍乱的基本方法是饮用水、食品卫生安

---

① 张殿余主编：《北京卫生史料（卫生防疫篇）》，北京科学技术出版社 1993 年版，第 84—88 页。

全管理和宣传健康的饮食生活方式。

1949 年北京秋季防疫是从 9 月 1 日开始，在各郊区防疫站及本市各城门共设检疫班 16 处，对来京旅客施行普遍检疫，并注射霍乱防疫针，共注射 90 余万人，颇著成效。[①]1950 年 6 月开始的霍乱的预防工作与夏季卫生运动紧密结合起来，一方面宣传卫生知识，培养卫生习惯，一方面大搞环境卫生，消灭苍蝇，并采取预防注射等措施。1950 年，有 22398 人次注射了伤寒霍乱混合疫苗，506480 人次注射了霍乱疫苗。[②]1950 年 7 月 15 日，天津发现霍乱，[③] 京津近在咫尺，天津霍乱没有传入北京，很大程度上是归功于北京对霍乱预防开展得比较早。

常规性霍乱预防主要措施是采取监测，分析疫情的流行病学特点及其病原学分析。20 世纪 50 年代，北京未发生过霍乱传染的公共卫生事件。

第三，预防天花。

天花是由天花病毒感染人引起的一种烈性传染病，是最古老也是死亡率最高的传染病之一。天花病毒繁殖快，能在空气中以惊人的速度传播。没有患过天花或没有接种过天花疫苗的人，不分男女老幼包括新生儿在内，均是易感人群。因此，天花是危害人民身体健康最严重的一种烈性传染病。最有效而又最简便的预防方法是接种牛痘疫苗。

---

① 北京市档案馆、中共北京市委党史研究室：《北京市重要文献选编（1948.12—1949）》，中国档案出版社 2001 年版，第 819—820 页。

② 甄橙、程之范：《由 SARS 流行回顾 20 世纪 50 年代北京传染病防治》，《中华医史杂志》2003 年第 3 期，第 138—141 页。

③ 王康久主编：《1949—1990 北京卫生大事记》第 2 卷，北京科学技术出版社 1992 年版，第 63 页。

北京自1937年起就有天花病例报告记载。曾出现三次流行：1937年，1942—1943年，1948—1949年。1949年1—5月，北京发现天花病例190人，死亡90人，[①]死亡率为47.37%。1950年较1949年，天花患者的发病数减少了95.12%，死亡数减少了96.33%。[②]这是采取广泛开展群众性种痘运动预防措施的结果。据记载，北京在1949年秋季就广泛开展种痘运动，众多的医护人员被动员了起来，公立医院、私立医院、中医、妇幼保健站、种痘员、卫生员都加入到这场运动中来，医护人员和种痘人员根据人口登记名册，逐户逐院种痘。1949年共种痘31万人。[③]

1950年10月，中央人民政府政务院发布了《关于发动秋季种痘运动的指示》，决定在全国各地推行普遍种痘一次。同年，卫生部发布《种痘暂行办法》。由于大力推行全民种痘，天花病例数大幅度下降。天花发病人数从1950年的43286例下降到1954年的847例。1957年，卫生部指出，“几年来由于我们进行了普种牛痘的措施，现在全国除少数边疆地区个别发生外，此病已近绝迹”。[④]北京市在国内大中城市中消灭天花最早，普遍种痘是防治天花取得巨大胜利的关键因素。

北京市按照《秋季种痘的指示》和《种痘暂行办法》的规定，总结1949年种痘的经验和教训，1950年北京市把种痘对象重点放在学龄前儿童，并责成接生员每接生1个，必须负责给婴儿种痘。这样力

① 王康久主编：《1949—1990北京卫生大事记》第2卷，北京科学技术出版社1992年版，第1页。

② 北京市档案馆、中共北京市委党史研究室：《北京市重要文献选编（1951）》，中国档案出版社2001年版，第150—158页。

③ 邓铁涛主编：《中国防疫史》，广西科学技术出版社2006年版，第545页。

④ 邓铁涛主编：《中国防疫史》，广西科学技术出版社2006年版，第597页。

量集中后，当年上半年只发生天花病例11人，死亡4人。1950年全市种痘40多万人。3年内共种痘2510427人，基本上达到了普种的目标。[①]从1950年开始，对新生婴儿、学龄前儿童、市外迁入居民，从1949年至1952年对近两年没有接种牛痘者广泛推行种痘，共种痘3066674人次。由于普遍种痘和采取其他预防措施，天花病例由1949的年225例和死亡75例，下降到1950年的11例和死亡4例。该年5月后再未发生天花病例。这是北京市防疫工作的巨大胜利。

为巩固消灭天花的预防结果，1952年7月颁发《北京市种痘暂行办法》，种痘工作由突击转入经常化。自1953年至1961年种痘共4688045人次。1960年卫生部重修种痘办法规定，婴儿在出生6个月内初种，其他年龄每隔6年普种一次。同时加强港口卫生检疫工作。1962年北京市城郊区普种，1963年远郊区普种。两年共种痘6380076人次，占全市人口的56.41%。[②]

通过普种疫苗，北京市人群对抗天花免疫水平得到提高；同时，加强对空港检疫工作，对入境人员检查种痘证明书，出境人员种痘等一系列措施，保证北京市天花消灭后，没有再发生传入性天花病例，巩固了预防天花的成果。这也充分揭示了传染病可防可治，只要措施得当，政府、社会各界、卫生行政管理部门、医疗与预防机构、医务人员和普通居民齐心协力，降低传染病的发病率、死亡率，甚至消灭一种传染病，都是可能的。

第四，流行性脑脊髓膜炎。

流行性脑脊髓膜炎简称流脑，是由脑膜炎双球菌引起的急性化

---

① 邓铁涛主编：《中国防疫史》，广西科学技术出版社2006年版，第545页。

② 张殿余主编：《北京卫生史料（卫生防疫篇）》，北京科学技术出版社1993年版，第94—95页。

脓性脑膜炎。流脑细菌的携带者和罹患流脑的病人均是本病的传染源。脑脊髓膜炎在流行期间人群带菌率高达50%。感染后细菌寄生于正常人鼻咽部，不引起症状不易被发现，而病人经治疗后细菌很快消失，因此，流脑细菌携带者作为传染源的意义很重要。病原菌主要经咳嗽、打喷嚏借飞沫由呼吸道直接传播，人群普遍易感。1949年，北京市流行性脑脊髓膜炎发病率占总人口的2.43/10万，发病者的病死率为50%。[①]20世纪50年代该病死亡率高达30%~50%，存活者中7%~20%有痴呆、偏瘫、智力减退等后遗症。[②]

流脑在北京每隔8~10年出现一次周期性流行高峰。新中国成立后第一次高峰在1954—1957年，病例数3834人，占1950—1959年病例数的64.2%；死亡594人，占10年总死亡数的71.8%。第二次流行高峰在1963—1967年，5年间病例数为53146例，占10年（1960—1969年）总病例数的89.6%；死亡2635人，占10年总死亡数的88.2%。第三次流行高峰在1974—1977年，4年间病例数10813例，占10年（1970—1979年）总病例数的72.6%；死亡471人，占10年总死亡数的65.5%。第四次流行高峰在1984—1987年，4年间共发病835例，占10年（1980—1989年）总病例数的43.3%；死亡75人，占10年总死亡数的43.6%。[③]

虽然1953年北京市重点防治麻疹、痢疾和乙型脑炎，但流脑从1955年仍然持续流行，直到1957年。值得欣慰的是，积极防治使流

① 王康久主编：《1949—1990北京卫生大事记》第2卷，北京科学技术出版社1992年版，第4页。

② 邓铁涛主编：《中国防疫史》，广西科学技术出版社2006年版，第592页。

③ 张殿余主编：《北京卫生史料（卫生防疫篇）》，北京科学技术出版社1993年版，第110—111页。

脑的病死率由 1950 年的 68.75% 降低到 10.97%。[①]

上述资料可以看出对流行性脑脊髓膜炎的预防，其效果不是十分显著。原因在于在 20 世纪五六十年代控制流脑还没有特别有效的措施，只能在病人发病后，在疫区采取就地隔离，积极治疗以降低病死率。或者在疑似病例，即在流行地区对高危人群出现头痛、发烧、恶心呕吐、咽红，特别是身上有出血点，即按流脑病人投药，能降低发病和死亡。直到 20 世纪 80 年代初研制成功流脑多糖体菌苗，才取得了显著的预防效果。1984—1987 年第四次流脑高峰被抑制，就是因为在易感人群中接种多糖体菌苗，提高了人群的免疫水平。[②]

第五，预防细菌性痢疾。

细菌性痢疾是痢疾杆菌引起的肠道传染病，简称菌痢。痢疾杆菌经消化道感染人体后，引起结肠黏膜的炎症和溃疡，并释放毒素入血。菌痢常年散发，夏秋多见，是我国的常见病、多发病。传染源包括患者和带菌者。患者以轻症非典型菌痢患者与慢性隐匿型菌痢患者为重要传染源。痢疾杆菌随患者或带菌者的粪便排出，通过污染手、食品、水源或生活接触；或苍蝇、蟑螂等间接方式传播，最终均经口入消化道使易感者受感染。人群对痢疾杆菌普遍易感，学龄前儿童患病多。据统计资料显示，细菌性痢疾高发人群是小年龄组的儿童，其次是工人。[③]一般而言，某种疾病袭击的是青壮年人口，会造成疾病经济负担加重，而袭击儿童的疾病，往往造成沉重的精神负担。预防工作的重心应倾斜于疾病易感人群。1953 年北京市将菌痢作为重点

---

① 张殿余主编:《北京卫生史料（卫生防疫篇）》，北京科学技术出版社 1993 年版，第 24 页。

② 张殿余主编:《北京卫生史料（卫生防疫篇）》，北京科学技术出版社 1993 年版，第 110—111 页。

③ 张殿余主编:《北京卫生史料（卫生防疫篇）》，北京科学技术出版社 1993 年版，第 114—115 页。

预防传染病之一。该年 7 月，北京市公共卫生局通知各级医疗工作部门加强痢疾的防治工作，一方面消灭一切可能的传播途径，预防新病例的发生；另一方面对带菌者加强管理，追查传染源，落实治疗工作。重点是工厂、工地的防治。①

纵观新中国成立初期北京市菌痢的发病率和死亡率，波动较大。1949 年，北京市痢疾发病率占总人口的 54.53/10 万，其中发病者的病死率为 27.69%。② 这一年度对比其后的 10 年，发病率不高，但是死亡率很高。1950—1959 年细菌性痢疾的发病率平均为 2834.89/10 万，病死率在 0.16%~30.52% 之间波动；1959 年发病率为 3883.32/10 万，出现发病高峰。③ 这一时期大规模的工程建设是十三陵水库和密云水库的建设，数万人聚集在一起，同吃同住同劳动，如果有传染病发生，很容易导致大规模流行性暴发，形成瘟疫。1958 年 7 月 1 日，十三陵水库建成。当时有民工 5 万 ~10 万人参加建设，春夏季的 1—6 月发生传染病 3244 例，其中痢疾 2302 例，占各种传染病发病数的 70.96%。该年秋冬季 9—11 月，参加密云水库建设的 21 万民工中，发生传染病 3014 例，其中痢疾 2480 例，占 82.28%。④ 因此，大规模的工程建设、工矿企业、学校等人群集体生活的场域加强预防菌痢等传染病尤为重要。只有加强预防，早发现、早隔离、早治疗，才能避免暴发和流行。

① 王康久主编:《1949—1990 北京卫生大事记》第 2 卷，北京科学技术出版社 1992 年版，第 19 页。

② 王康久主编:《1949—1990 北京卫生大事记》第 2 卷，北京科学技术出版社 1992 年版，第 4 页。

③ 张殿余主编:《北京卫生史料（卫生防疫篇）》，北京科学技术出版社 1993 年版，第 114—115 页。

④ 张殿余主编:《北京卫生史料（卫生防疫篇）》，北京科学技术出版社 1993 年版，第 26 页。

1958 年 6 月 16—17 日，市公共卫生局召开北京市急性传染病学术会议。结合本市传染病谱及流行的具体情况，以防治痢疾为中心，交流学术成果和具体经验，制订了 9 个具体痢疾防治方案：北京市城区地段痢疾防治工作方案、北京市郊区农村痢疾防治工作方案、北京市集体单位（厂矿、工地、机关、学校）痢疾防治工作方案、北京市城区儿童机构痢疾防治工作方案、细菌性痢疾诊断和治疗方案、儿童中毒性痢疾诊断和治疗方案、中医防治痢疾方案、痢疾细菌学检查工作方案。制订了北京市农村托儿所、幼儿园防痢疾须知和痢疾家庭日常消毒须知。① 力争全面控制住痢疾的流行。

菌痢的流行因素和危险因素主要是个人卫生习惯不好以及生活环境卫生状况差、饮食不卫生，苍蝇等媒介昆虫的传播也是流行因素之一。因此，个人和环境卫生、灭蝇、消毒是最基本、最直接易行的办法。预防菌痢对细菌性痢疾的预防主要是管理传染源、切断传染渠道和保护易感人群。当菌痢病例发生时，首先，及时发现患者和带菌者，并进行有效隔离和彻底治愈。由于细菌性痢疾是典型的“病从口入”，因此，重点监测从事饮食业、保育及水厂工作的人员，感染者应立即隔离并给予彻底治疗。慢性患者和带菌者不得从事上述行业的工作。其次，宣传健康的生活习惯和生活方式，如饭前便后及时洗手，讲究手卫生；养成良好的卫生习惯，尤其应注意食品和饮水的卫生情况。这也是 1958 年北京市制订全年的防痢计划的工作要点。防痢计划控制了各个传染环节，并通过发动爱国卫生运动，发动宣传群众，改善卫生条件。提出了“四要三不要”（四要：要彻底消灭苍蝇，饭前便后要洗手，生吃瓜果要洗烫，得了痢疾要早报告、早治疗，粪

① 张殿余主编：《北京卫生史料（卫生防疫篇）》，北京科学技术出版社 1993 年版，第 27 页。

便消毒；三不要：不喝生水，不随地大小便，不吃腐烂不洁的食物）的口号。在大力灭蝇，改善环境卫生和饮食卫生的同时，开展了慢性痢疾的搜索和防治工作。秋后查漏报、查续发、查慢性患者，进行彻底治疗。因此，1958 年痢疾发病率比 1957 年降低了 53.7%。①

从 1949 年到 1990 年，北京市细菌性痢疾经过四个发病高峰。1959 年的 3883.32/10 万，1965 年的 3814.41/10 万；1975 年的 3190.35/10 万和 1981 年的 1688.94/10 万。病死率在 1950—1958 年最高，波动在 0.25%~30.25% 之间。细菌性痢疾发病水平呈逐年下降的趋势，但仍然居于肠道传染病的首位。② 预防菌痢是一项长期的医学任务。

第六，预防流行性感冒。

流行性感冒（简称流感）是流感病毒引起的急性呼吸道感染，是一种传染性强、传播速度快、可造成大规模流行的传染性疾病。

流感患者和隐性感染者是流感的主要传染源。从潜伏期末到发病的急性期都有传染性。其主要通过空气中的飞沫（即流感患者在讲话、咳嗽或打喷嚏的过程中，将含有流感病毒的飞沫排放到空气中被周围人群吸入而引起传播）、人与人之间的接触或与被污染物品的接触传播（通过口腔、鼻腔、眼睛等处黏膜直接或间接接触传播。接触患者的呼吸道分泌物、体液和被病毒污染的物品也可能引起感染。）人群普遍易感。婴幼儿、妊娠期妇女、有基础性疾病等特殊群体比较容易发展为重症病例，因此，早期预防，尽早进行流感病毒相关检测及检查，尽早进行有针对性的治疗尤其重要。流行性感冒具有起病

---

① 张殿余主编：《北京卫生史料（卫生防疫篇）》，北京科学技术出版社 1993 年版，第 25—26 页。

② 张殿余主编：《北京卫生史料（卫生防疫篇）》，北京科学技术出版社 1993 年版，第 114—115 页。

急、发病率高、传染性强、流行期短的特点。在我国一年四季均有发生。北方地区流行高峰一般发生在冬春季，南方地区全年流行，高峰多发生在夏季和冬季。北京地区流感常常在春季和冬季流行。

北京市1949—1956年流行性感冒曾发生四次不同程度的流行。1952年12月22日，北京市颁布《北京市防治流行感冒实施办法》，提出工作重点为加强疫情报告，重点关注集体生活的处所，如学校、工厂、幼儿园、托儿所、大杂院等流感的发病情况；面对群众宣传预防流感的基础知识；组织防治机构及时预防和救治合并症的患者。[①] 群众由于医学知识匮乏，无法分清流行性感冒和普通感冒之间的差异，认识不到流感的严重性和危害性，思想上轻视，行为上疏忽。针对此类情况，《北京市防治流行感冒实施办法》(以下简称《办法》)加大了预防流感相关知识的宣传力度。《办法》规定宣传内容包括：发现病人及时报告；流行性感冒与上呼吸道感染的区别；传染途径、隔离、消毒（衣服、被褥用日光晒，用具用开水煮洗）及护理方法等；切忌自购滥服成药；外出戴口罩，并防止相互探病；重视早期治疗，防止发生并发症。宣传手段上包括：公共卫生局卫生教育所利用电车标语、广播、报纸进行宣传；各区卫生委员会利用各种不同方式，如黑板报、片会，座谈会等向群众宣传；医疗机构向候诊患者及其陪诊者宣传相关知识；各区卫生所和文化馆联合召开大众卫生讲座。尽管该办法的实施，有效地防治了流行性感冒的大流行，但是，流感简直是“防不胜防”。1957年流感发病率为7420.1/10万，形成流感高峰。1958年流感发病率为469.48/10万，1959年流感发病率为172.69/10万。1957年3—4月，流行性感冒发生全国

① 北京市档案馆：《北京档案史料（2003.2）》，新华出版社2003年版，第54—55页。

大流行。北京市 14 个区县报告（3 月中旬到 4 月中旬）流感患者达 307429 例，14 区县重点调查发病率高达 41.9%。城区发病率为 7.0%，郊区为 8.2%；1176 个集体单位发病率为 26.9%；五所大学发病率高达 30.8%~48.3%。这次流感导致工厂停工、学校停课。北京市公共卫生局于 3 月 20 日发布“流感防治措施”文件。对不同单位提出七项要求和四点保障措施，积极开展消毒、隔离病人等卫生防疫措施，利用报纸进行广泛的预防措施的宣传，① 以遏制流行性感冒的传播势头。1958 年流行性感冒被列为法定传染病进行管理。

北京地区流感多发于冬春季节，但流感病毒变异性强。如果出现新亚型时，可发生任何季节，人群普遍易感。预防和治疗流行性感冒依然是医疗工作者不可松懈的职责。

第七，预防斑疹伤寒。

斑疹伤寒是由立克次体所致的急性传染病。流行性斑疹伤寒是由普氏立克次体所致，经体虱传播，以冬春季为多。地方性斑疹伤寒是由于莫氏立克次体感染所致，以鼠及鼠蚤为媒介，以夏秋季为多。地方性者比流行性者病情较轻。因此，预防斑疹伤寒的流行，灭鼠灭虱和注射伤寒疫苗都是重要的切断传播途径的方法。

1949 年，北京市斑疹伤寒的发病率占总人口的 1.27/10 万，其中发病者的病死率为 49.09%，② 发病率不高，但死亡率高，危害性不低。1950 年，北京市防疫队在进行传染病访视调查过程中进行了大量的消毒灭虱工作。消毒物品 18476 件，床位 33050 个，房间 3048

---

① 张殿余主编：《北京卫生史料（卫生防疫篇）》，北京科学技术出版社 1993 年版，第 25 页、第 140 页。

② 王康久主编：《1949—1990 北京卫生大事记》第 2 卷，北京科学技术出版社 1992 年版，第 4 页。

间及 5485 人，公厕 1.36 个；灭虱：蒸汽灭虱 119581 件，药物灭虱 20737 床位，淋浴灭虱 28240 人；投入大量的生物制品（1508790 支）和药品（3229 公斤）。这一做法的效果非常显著：斑疹伤寒发病率比 1949 年下降 34.65%。[①]1951 年、1954 年斑疹伤寒有过小流行，其他年份散发，[②]没有形成流行性。灭鼠、消毒灭虱是预防斑疹伤寒的有效方法。

第八，预防麻疹。

麻疹是儿童最常见、传染性很强的急性呼吸道传染病之一，在人口密集而未普种疫苗的地区易发生流行，2~3 年一次大流行。通过呼吸道分泌物飞沫传播。麻疹的流行季节以春季最盛，而北京市的麻疹是终年存在的。由 11 月开始渐增，4 月到 6 月最多，直到 7 月方才下降。似较其他地区流行季节稍长。[③]这样，预防麻疹就成为全年性的、常抓不懈的任务，而不是季节性的、短期的突击行动所能够完成的。

1950 年，北京市麻疹发病率为 39.73/10 万，病死率为 19.78%；1951 年发病率为 593.54/10 万，病死率为 8.04%；1952 年发病率为 487.87/10 万，病死率为 2.84%。[④]可见，麻疹的发病率较高，由于治疗方法的改进，使病死率降低。

控制麻疹的发病率是预防发病的关键环节。根据麻疹病情的发病情况，为切实降低麻疹的发病率，早发现、早治疗，降低病死率，北京市于 1951 年 12 月，在城区成立麻疹防治站 113 个，农村成立巡回

---

① 张殿余主编：《北京卫生史料（卫生防疫篇）》，北京科学技术出版社 1993 年版，第 23—24 页。

② 张殿余主编：《北京卫生史料（卫生防疫篇）》，北京科学技术出版社 1993 年版，第 122 页。

③ 北京市档案馆：《北京档案史料（2003.2）》，新华出版社 2003 年版，第 50 页。

④ 张殿余主编：《北京卫生史料（卫生防疫篇）》，北京科学技术出版社 1993 年版，第 121 页。

防治组 11 个，[①] 这是针对麻疹疾病所专门设立的防治机构和专业技术队伍。1952 年的麻疹发病情况和病死情况依然是问题严重，以至于彭真市长亲自在北京市传染病统计三日报表上批示，请公共卫生局严局长、张副局长“采取有效办法抢救，力争灭疫或减少死亡率。如麻疹虽尚难预防，但也不应有这样大的死亡率，请抓紧”。[②]

1952 年 5 月下旬，北京市防疫委员会发布该年度防治麻疹的重点工作是加强疫情报告；普遍深入地宣传；制定免费办法和增加麻疹的被动免疫注射。6 月初，全市开展紧急防治工作。通过小组会、片会、黑板报、电车标语和广播等多种宣传方式，深入宣传，提高群众的警惕性。医务人员在麻疹的防治过程中，做出了艰苦的努力。医务人员以卫生所为中心，采取地段负责制，建立了 64 个防疫站。为群众提供方便、及时的治疗。医务人员组成流动防疫站，深入农村巡回各地，对病情较轻者进行隔离治疗，对病情严重者送到传染病医院救治。仅仅在 6 月这一个月的时间内，统筹发放油制盘尼西林 28 支，磺胺注射液 631 支，磺胺片 19110 锭。防疫站免费治疗麻疹病人 333 人，传染病医院收治重症麻疹病人 80 人。经过及时的治疗，麻疹病死率比上年同期降低了 4.4%。1951 年上半年麻疹患病人数为 12317 人，死亡 1617 人，病死率为 8.2%；1952 年上半年麻疹患病人数为 7657 人，死亡 292 人，病死率为 3.8%。[③] 紧急防治取得了一定的效果，但总体局势仍然不容乐观。

1953 年 1 月，北京市第二次卫生行政会议上，将麻疹、痢疾和

① 王康久主编:《1949—1990 北京卫生大事记》第 2 卷，北京科学技术出版社 1992 年版，第 12 页。

② 北京市档案馆:《北京档案史料（2003.2）》，新华出版社 2003 年版，第 46 页。

③ 北京市档案馆:《北京档案史料（2003.2）》，新华出版社 2003 年版，第 51—52 页。

乙型脑炎三种疾病列为重点防治对象。市公共卫生局局长严镜清亲自组织专家教授作有关防治麻疹、痢疾、乙型脑炎的专题报告讲座会。明确提出防治麻疹的方针："保护病弱儿童，减轻病症，防止合并症，降低病死率。"要求全市医疗单位做到"病人不出门，医药送上门"，减少传播机会，及时救治严重患儿。各基层医疗机构都加强了麻疹患儿的访视、治疗。对易感儿童注射胎盘球蛋白或母血。麻疹病死亡率明显下降，1953 年由 1950 年的 19.78%，降到 2.69%。[①] 虽然纵向比较，麻疹的防治效果明显，但是，1953 年麻疹的发病人数和病死人数依然不低。5 月 10 日，彭真市长对北京市麻疹疫情月报表批示显示，4 月，麻疹病人上万人，死亡 289 人。[②] 这是北京市公共卫生的重大事件。麻疹仍需更加有效的预防方法和治疗办法。1955 年麻疹流行，发病率高达 2720.96/10 万，由于积极开展防治，麻疹病死率降低至 0.91%。1956 年，麻疹的发病率低于 1955 年，但也达到了 1947.72/10 万的水平，仍然处于高发病率状态，病死率较上一年度有所上升，达到 0.45%。[③]

1958 年冬季，北京市麻疹流行，疫情来势凶猛，发病率高达 2591.89/10 万，形成 1949—1959 年发病率的最高峰值。月坛地区共发现病例 1217 例，经市儿童保健所积极诊治，除 11 名患儿因合并症死亡外，其余 1206 名患儿均恢复健康。[④] 防治措施主要是采取医务人员、干部、群众三结合的地段负责制，形成了人人动手防病的群众运动。卫生部门根据麻疹流行的特点提出了平时"打好第一道防

① 张殿余主编：《北京卫生史料（卫生防疫篇）》，北京科学技术出版社 1993 年版，第 24 页。

② 北京市档案馆：《北京档案史料（2003.2）》，新华出版社 2003 年版，第 56 页。

③ 张殿余主编：《北京卫生史料（卫生防疫篇）》，北京科学技术出版社 1993 年版，第 24 页。

④ 王康久主编：《1949—1990 北京卫生大事记》第 2 卷，北京科学技术出版社 1992 年版，第 46 页。

线”（指地段保健组工作），流行时“把住三道关”（第一道关要保护年幼、体弱及有病的易感儿，尽可能不发生麻疹；第二道关保护麻疹患儿不发生肺炎或并发症；第三道关是抢救并发肺炎的麻疹患者不发生死亡），并向群众提出“四早一好”的要求（四早：早预防，早报告，早隔离，早治疗；一好：做好家庭护理），以便行动一致，充分发挥医、干、群三结合的防病力量。由于治疗上采取中西医结合方法，取得很大成绩。病死率从1950年的19.78%下降到1958年的0.96%。[①]1949—1990年，麻疹病例时有发生和流行。接种预防麻疹疫苗，依然是最可靠的预防麻疹的暴发和流行的办法。

第九，预防结核病。

结核病是一种严重危害人民健康的、由结核杆菌导致的慢性传染病。结核通常感染并破坏肺（称“肺结核”，又称“肺痨”或称作“咯血病”）以及淋巴系统（称“结核性淋巴病变”，又称“淋巴结核”），但其他器官如脑、中枢神经系统、循环系统、泌尿系统、骨骼、关节，甚至皮肤亦可受感染（如感染脑部可引致“结核性脑膜炎”）。

据估计，旧中国约有结核病患者2700万人，每年死于结核病的患者达100多万人。20世纪50年代，估计全国城市结核病平均患病率为3.5%，病人数256万；农村的结核病患病率为1.5%，病人数610万。两者合计866万。[②]即使没有疾病的隐喻，结核病也的确是造成病灾的慢性传染疾病。新中国成立后，国家特别重视对结核病的防治工作，首先在大城市建立了防痨机构，重点开展了城市机关团体

① 张殿余主编：《北京卫生史料（卫生防疫篇）》，北京科学技术出版社1993年版，第26页。
② 邓铁涛主编：《中国防疫史》，广西科学技术出版社2006年版，第613—614页。

的防痨工作，集中力量对抗“白色瘟疫”。

北京市人民政府1950年的防痨工作是抓紧三件大事：成立北京市推行卡介苗工作委员会、举办卡介苗接种人员讲习班、开展城郊各区卡介苗接种工作。[①]当时，结核病预防面对的首要困难是缺乏预防专业技术力量，因此，首要工作是培训预防接种的人员，以推广卡介苗接种的实际工作。1950年3月，北京市公共卫生局派3名医师参加卫生部主办的卡介苗实习班，经培训后在全市范围开始推行卡介苗接种工作。[②]这3名接受培训的医生是卡介苗推广工作的“星星之火”，但也是“势单力孤”。1951年8月9日，市公共卫生局开办初级防疫人员训练班；10月15日，开办中级防疫人员训练班。[③]为北京市预防结核病培育了专业人员，极大地推动了预防结核病工作的实践进展。

防治结核病的组织机构建设方面：1951年6月，北京市防痨委员会成立，北京市推行卡介苗委员会同时并入。这是由中央和北京市的医院及门诊部共25个单位参加组成的结核病防治组织。防治结核病的重要机构还有“防痨协会门诊部”（1952年更名为北京市公共卫生局防痨门诊部）及诸多医疗卫生单位中的接种站。1951年度，北京市防痨委员会以北京结核病院、北京防痨协会、五四医院、北京红十字结核病防治院、西单区卫生所五个防痨门诊部组成防痨门诊网。[④]到1954年，逐步建立了各结核病防治所、结核病医院和疗养院的结

---

① 王康久主编：《1949—1990北京卫生大事记》第2卷，北京科学技术出版社1992年版，第10—12页。

② 张殿余主编：《北京卫生史料（卫生防疫篇）》，北京科学技术出版社1993年版，第48页。

③ 王康久主编：《1949—1990北京卫生大事记》第2卷，北京科学技术出版社1992年版，第10—12页。

④ 王康久主编：《1949—1990北京卫生大事记》第2卷，北京科学技术出版社1992年版，第11—12页。

核病防治网。1958年，各郊区都成立了结核病防治所或防痨科，四个没有成立防治机构的远郊区也派去了临时工作队。[①]另外，1952年9月，北京市防痨委员会在石景山钢铁厂成立了结核病防治站，并附设疗养院和夜间休养所。[②]许多国有制企业自办休养室，促进工人康复。到1953年，北京市已有自办疗养所217所，约3000张床位，[③]成为医疗机构防治结核病的重要补充。

防治结核病的技术指导机构是始建于1952年10月的北京结核病控制研究所，其前身是平津防痨协会门诊部，后更名为北京防痨协会门诊部；1954年更名为北京市结核病防治所。1958年中直机关结核病防治所并入；1960年该所并入北京市结核病研究所；1991年11月，更名为北京结核病控制研究所。[④]该所在结核病防治方面起到了至关重要的指导作用。

预防接种卡介苗工作机制与成效：1950年2月，北京市“推行卡介苗接种工作委员会”成立，普遍推行卡介苗的接种工作。4月，全市开始卡介苗接种工作。综合医院、助产医院、卫生所、妇幼保健所等单位成立接种站；同年6月，市公共卫生局举办卡介苗接种人员训练班，[⑤]培养接种卡介苗的技术队伍。1950年北京市防痨委员会确定以工厂、机关、企业、学校等单位为主要防治对象。各防治单位组织小组以巡回突击的方式集中对城区各小学、幼儿园、托儿所等集体的

---

① 张殿余主编:《北京卫生史料（卫生防疫篇）》，北京科学技术出版社1993年版，第48—49页。

② 王康久主编:《1949—1990北京卫生大事记》第2卷，北京科学技术出版社1992年版，第15页。

③ 张殿余主编:《北京卫生史料（卫生防疫篇）》，北京科学技术出版社1993年版，第49页。

④ 张殿余主编:《北京卫生史料（卫生防疫篇）》，北京科学技术出版社1993年版，第8页。

⑤ 王康久主编:《1949—1990北京卫生大事记》第2卷，北京科学技术出版社1992年版，第2页、第6页、第7页。

儿童进行卡介苗接种工作；又在各妇幼保健站、医院产科和各产院建立了新生儿卡介苗接种的工作制度，促进了卡介苗接种工作从突击性向规范化和制度化的发展。后来的“分区负责制”替代最初推行的流动突击方式，使卡介苗接种工作走向普及和经常化。①

1952 年开始，北京卡介苗接种以新生儿为主要对象，实行新生儿普遍接种制度。治疗工作重点是面向工矿企业职工。提倡早发现、早治疗，建立了完善的随访制度。1954 年开始，北京市防痨工作方式采取“分区（区域）负责制”“地段负责制”和“重点单位防痨负责制”。在此基础上实行了地段负责制与团体防痨相结合的管理办法，把防痨知识普及到群众中去。1957 年，市公共卫生局发布了“卡介苗接种工作方案”，这一新方案是总结过去的几年预防经验，参照某些卡介苗及结核病菌素试验的科研结果，并结合结核病流行情况而制定的。同年，卫生部在北京举办了结核病防治工作研究班，认同了北京经验，明确了地段防痨方式的工作取向。②1958 年全市城区以街道为单位进行大规模的居民肺部检查，全市结核病防治机构对城郊各区 15 岁以下的儿童普遍进行卡介苗接种。③ 由于遍布北京城乡的防痨机构网的建立和良好的工作机制，在不到 10 年的时间里，结核病患病率大幅度下降，取得了防治结核病的初步胜利。

预防接种是把人工培育并经过处理的病菌、病毒等疫苗接种在健康人的身体内，使人在不发病的情况下产生抗体，获得特异性免

---

① 张殿余主编：《北京卫生史料（卫生防疫篇）》，北京科学技术出版社 1993 年版，第 48—49 页。

② 张殿余主编：《北京卫生史料（卫生防疫篇）》，北京科学技术出版社 1993 年版，第 48—49 页。

③ 王康久主编：《1949—1990 北京卫生大事记》第 2 卷，北京科学技术出版社 1992 年版，第 47 页。

疫。结核菌由飞沫传播经呼吸道进入人体。预防胜于治疗。预防结核病的有效办法是接种卡介苗。接种卡介苗是预防结核病的最具有成本效益的医学技术方法。但与疾病治疗效果的立竿见影不同，预防接种的效果具有延缓性：预防接种的远期效果巨大，但近期内效果不易显现，居民对此感知不确定；这样就造成群众对预防接种的需求是不迫切的，接种意愿不足，给预防接种工作带来一定的困难和障碍。为保障卡介苗接种的顺利完成，不仅需要法律法规、工作制度的保障，也需要医学专业技术人员付出艰苦努力。目前，中国结核病患病人数居世界第二位，仅次于印度。结核病是中国重点控制的重大疾病之一。2018 年 3 月 24 日，世界防治结核病日统计数据显示，结核病超过艾滋病成为最致命传染病。

第十，防治性传播疾病。

传统医学理论认为，性病是指通过性交行为传染的疾病，主要病变发生在生殖器部位。包括梅毒、淋病、软下疳、性病性淋巴肉芽肿和腹股沟肉芽肿五种。艾滋病是 20 世纪 80 年代才被认识的一种新的性传染病，具有高度的致死性，已成为严重的公共健康问题。

性病是古老的疾病，有漫长的发展历史。现代社会由于人类活动的范围扩大，交流增多，性观念的开放导致性行为更随意。较之传统社会，现代社会性病的发病率更高，影响范围更广，成为在世界范围内广泛流行的一组常见传染病，并呈现出发病年龄降低、耐药菌株增多的趋势，渐次成为危害人类最严重、发病最广泛的一种传染病。它不仅危害个人健康，也殃及家庭，贻害后代，危害社会。防治性病成为公共问题中的艰巨而长期的重大任务。

性病可以由多种微生物引起，主要传播途径是性接触。性病的传播途径主要有以下 5 种方式：直接接触传染、间接接触传染、胎盘产道感染、医源性传播和日常生活接触传播。占90%以上的性病是通过性交而直接传染的。商业性行为是传播性病的主渠道。因此，控制性病的蔓延与流行，关键是制止商业性行为的发生与泛滥。

众所周知，在旧社会，北京存在着“八大胡同”的红灯区，商业性行为是合法存在的。此外，还有不合法存在的所谓暗娼。这是旧中国留下的恶习。娼妓现象与新社会的道德观不相容；从卫生防疫角度看，娼妓也一直是性病传播的最大传染源，禁娼可以消灭性病的主要传染源，切断传播途径，禁娼行动势在必行。

新中国成立后，封闭妓院，集中妓女加以训练，改造其思想、医治其性病等措施，既是解救妓女的必由之路，也遏制了性病的蔓延。

2. 群众性防疫：以消灭病媒微生物为主要内容的爱国卫生运动

群众通过积极参加治理环境卫生、捕鼠灭鼠、挖蛹灭蝇等消灭传染源的爱国卫生运动，成为公共卫生治理的主体。同时，人民群众接受现代卫生观念，讲究个人卫生，养成健康的生活方式，置身于现代卫生系统中，接受管理和规训，成为卫生治理的客体。在爱国卫生运动中，人民群众的“双重身份”旗帜鲜明地亮相和实践，推动了爱国卫生运动向纵深发展。

北京市爱国卫生运动始于1952年3月。由于广大群众对美帝国主义细菌战的愤恨，认识了爱国卫生运动和抗美援朝一样，是一个当前重大的政治任务，因而自觉地响应爱国卫生运动的号召，全市普遍展开一个运动热潮。[①]在创造一个又一个运动高潮中，人民群众创造了爱国卫生运动的历史。消灭传染病媒介物就是这一时期爱国卫生运动中的最主要的内容。在爱国卫生运动开展以前，灭杀病媒虫害的工

① 北京市档案馆:《国民经济恢复时期的北京》，北京出版社1995年版，第796页。

作主要由医务人员完成。1950年，防疫消毒人员在夏季深入部分住宅区进行药物杀灭蚊蝇，在冬春季赴京西矿区为煤窑工人进行淋浴热力灭虱，以预防斑疹伤寒等虱媒传染病的发生与流行。爱国卫生运动则动员了全市人民积极加入杀灭病媒生物的行列。医学技术人员与人民群众相辅相成，用不同的方式共同推动了爱国卫生运动的深入发展。

1952年3月，北京市爱国卫生运动委员会成立伊始，就动员全市人民开展大规模的卫生宣传活动，参加活动的群众宣传员就有4700余人，受过各种短期训练的卫生积极分子达到40余万人。[①]这次声势浩大的大会，宣传了卫生的观念、卫生行动及其与抗美援朝、反细菌战等卫生运动的爱国意义，与人民群众的爱国情感产生极大的共鸣。人民群众的爱国情感化为爱国卫生运动的动力，在3月开展了对病媒虫害进行大规模的扑灭活动。据统计，扑鼠185万余只，挖蛹2.1亿多个，打捞孑孓15万余斤。[②]截至5月30日，全市已捕鼠349797只，灭蝇18752085个，挖出蝇蛹434133890个，灭蚊365117个，共计蚊蝇及蝇蛹453251152个。[③]这是北京市爱国卫生运动初始时期的第一个高潮。1952年，彭真市长提出“每人一鼠”的灭鼠号召。全市人民积极响应，在10月“捕鼠运动月”中创造了不少有效的扑鼠方法和工具，当年捕鼠1855238只。[④]这是群众在爱国卫生运

① 王康久主编:《1949—1990北京卫生大事记》第2卷，北京科学技术出版社1992年版，第13页。

② 王康久主编:《1949—1990北京卫生大事记》第2卷，北京科学技术出版社1992年版，第13页。

③ 北京市档案馆:《北京档案史料（2003.2）》，新华出版社2003年版，第47—48页。

④ 张殿余主编:《北京卫生史料（卫生防疫篇）》，北京科学技术出版社1993年版，第195-196页。

动中创造的佳绩。1952 年是爱国卫生运动的开局之年，并不是风过无痕的，北京各界群众轰轰烈烈地、大张旗鼓地完成了实实在在的工作，为爱国卫生运动画上了浓墨重彩的一笔。

1953 年 1 月 20 日召开的北京市第二届卫生行政会议规定，爱国卫生运动要与生产紧密结合起来，进一步发动群众，结合北京市的季节性传染病的预防，开展以“扑五灭”（扑鼠，消灭蚊、蝇、虱、蚤、臭虫），改进环境卫生，加强饮食卫生管理，提高个人卫生知识为主要内容的卫生运动。并且使群众性的突击活动与经济紧密结合起来。[①] 群众不仅仅是“扑五灭”“讲卫生”的主体；而且，悦纳动员、自我动员后，带着火一样的激情和不竭的力量投身到生产实践中去，极大地促进了经济建设，成为新时代、新北京建设的主力军。作为爱国运动的直接领导机构，市爱国运动委员会配合卫生行政管理的重点，规定自 1953 年起，每年要根据传染病流行规律，居民的习惯和不同的季节，确定工作重点。第一季度以健全卫生组织和工作制度，消灭蚊蝇的幼虫为主，并加强有关卫生行业的管理；第二季度以消灭蚊蝇幼虫为重点；第三季度着重扑灭病媒动物（特别是蚊蝇），加强饮食卫生管理；第四季度以扑鼠、灭虱为重点。[②] 从 1953 年到 1954 年，群众在消灭病媒动物，改善环境卫生方面，做出了巨大的贡献。

1955 年，针对部分地区爱国卫生运动的松懈，甚至停滞的现象，北京市人民委员会颁布关于加强夏秋季爱国卫生运动工作的指示，[③] 指出夏秋季爱国卫生运动必须抓住重点，即防治脑炎、痢疾和其他肠胃

① 王康久主编：《1949—1990 北京卫生大事记》第 2 卷，北京科学技术出版社 1992 年版，第 18 页。

② 王康久主编：《1949—1990 北京卫生大事记》第 2 卷，北京科学技术出版社 1992 年版，第 18 页。

③ 北京市档案馆：《北京档案史料（2003.2）》，新华出版社 2003 年版，第 57—58 页。

传染病；必须消灭集体伙食单位因吃不洁食物而引起暴发性食物中毒事件。除加强饮食管理外，各单位组织发动家庭妇女、学生、干部、职工等大力扑打蚊蝇，消灭蚊蝇孳生的条件。动员群众的方式有报纸、广播、影院、剧场、文化馆（站）、卫生知识讲座等。

1956年的灭鼠运动月捕鼠1614545只。1957年根据对室内栖息鼠类密度调查和野栖鼠类密度的调查研究结果，用药物毒鼠以4月为最佳时期。1957年后，10月就不再是捕鼠月了。1958年5月13日、28日分别在内外城采用综合措施，对地上和下水道沟内的老鼠实施一次大规模的灭鼠行动。下水道沟鼠平均密度减少了61.39%，地上老鼠平均密度减少了80.34%；截至7月底，北京市消灭老鼠280万只。鼠密度为0.32%。郊区鼠密度为3.28%。①

1958年2月，全市掀起大规模的“除四害、讲卫生”的群众运动。首先开展了毒鼠运动，使城区家鼠密度由9.9%下降0.2%。5月又在462公里的下水道和2万户户线管道内投放38吨硫磺，烟熏沟鼠，使沟鼠的密度下降63%。②

1958年本市全年共进行16次“除四害、讲卫生”的突击活动，共消灭麻雀659万只，老鼠507万只，苍蝇96万公斤，蚊子7千公斤，做到城区基本无蚊蝇。③

1959年3月1日，全市开展挖蛹灭鼠和重点烟熏过冬蚊蝇的突

① 张殿余主编：《北京卫生史料（卫生防疫篇）》，北京科学技术出版社1993年版，第195—196页。

② 王康久主编：《1949—1990北京卫生大事记》第2卷，北京科学技术出版社1992年版，第39页。

③ 王康久主编：《1949—1990北京卫生大事记》第2卷，北京科学技术出版社1992年版，第48页。

击活动。[①]

1959 年 6 月 22 日，市公共卫生局召开全市医务界夏秋季防治传染病及预防中暑动员大会；6 月，北京市医疗机构积极预防痢疾，以医院为中心开展地段预防工作。[②]

1959 年 9 月，市爱国卫生运动委员“十一”前组织全市进行了 10 次大规模的卫生突击活动，部分地区做到了二无（无蚊、无蝇），五洁（街道洁、院内洁、室内洁、食堂厨房洁、厕所洁），卫生面貌大为改观。[③]

3. 消毒灭杀与卫生监督同时进行

新中国成立初期，北京市预防传染病的过程中，环境治理、预防接种、杀虫灭鼠、消毒、卫生监督等共同展开，并力求普遍化和制度化，以巩固成果，进一步深入卫生治理。

第一，北京市消毒专业队伍及其灭杀、消毒工作。

在消毒队伍专业建设之前，消毒灭杀工作主要由市公共卫生局防疫队负责。如 1950 年夏季关厢住宅区药物杀灭蚊蝇、冬春季京西煤矿工人淋浴热力灭虱以预防斑疹伤寒等疾病的暴发和流行，就是防疫队的防疫消毒人员完成的。

北京市最早的消毒专业队伍成立于 1952 年，源于抗美援朝和反细菌战的需要，以及爱国卫生运动的需要。1953 年消毒队伍扩充到 110 人，队内设传染病消毒和预防性消毒组及消毒机动组。增添业务

---

① 王康久主编：《1949—1990 北京卫生大事记》第 2 卷，北京科学技术出版社 1992 年版，第 49 页。

② 王康久主编：《1949—1990 北京卫生大事记》第 2 卷，北京科学技术出版社 1992 年版，第 51 页。

③ 王康久主编：《1949—1990 北京卫生大事记》第 2 卷，北京科学技术出版社 1992 年版，第 52 页。

技术骨干，对所有成员通过办班脱产轮训，提高消毒专业知识与技术。同时设立传染病患者护送组，负责全市传染病患者护送工作，后来逐步开展了对传染病的终末消毒。1955—1956年北京市防疫站和东四、西四、宣武、崇文四个区防疫站建设了五个消毒卫生通过室，各郊区防疫站相继成立消毒股或组，从此，消毒专业工作逐步纳入卫生防疫经常性正式工作轨道。① 针对疫源地的消毒与针对化学企业工厂、公共场所、学校卫生的卫生监督等工作也进入了力求制度化的轨道。

1952年在市爱国卫生运动委员会的领导下，成立了50人组成的消毒队，主要任务是负责全市杀虫和检疫工作。② 同年10月，群众在“捕鼠月”奋力杀鼠的同时，北京市公共卫生局消毒队分成药物喷射、蚊虫指数、丰台列车检疫消毒等小组开展杀虫工作，其中心任务是药物灭蚊，重点是消灭蚊子的孳生条件和孳生地。另外，中央卫生部也调派中央防疫总队和华北防疫队共523人，组成16个防治队分驻各区担任药物喷射任务。喷药步骤开始以户外孳生孑孓的积水处所苇塘等为重点，以后扩大喷射范围，重点转为聚居处所和工厂、学校，最后又将疑似乙型脑炎患者附近的住宅也列为重点喷药。③ 这是消毒队伍成立之初的主要杀灭病媒昆虫的工作。而传染病消毒、预防性消毒工作也在脚踏实地地进行。由于消毒专业化队伍的建设和卓有成效的管理，1953年消毒工作步入专业化、科学化的正轨。1954年，开始对井水进行预防性消毒，并开始对蚊蝇指数进行调查。据史料记

① 张殿余主编：《北京卫生史料（卫生防疫篇）》，北京科学技术出版社1993年版，第181页。
② 张殿余主编：《北京卫生史料（卫生防疫篇）》，北京科学技术出版社1993年版，第181页。
③ 张殿余主编：《北京卫生史料（卫生防疫篇）》，北京科学技术出版社1993年版，第187页。

载，[①]1955年北京市制定了传染病消毒工作常规，明确了对天花、鼠疫、霍乱3种甲类传染病和白喉等14种乙类传染病的消毒要求和方法。市卫生防疫站消毒科传染病消毒组除负责全市专业工作计划安排、指导、专业技术培训等工作外，完成了“不同消毒药物对不同纺织物和物体表面的损坏作用试验”“紫外线消毒效果试验”等科学研究。1955—1956年，市消毒卫生通过室负责对一些病人家庭衣物被褥的消毒，还根据当时的需要，承担了全市蒲绒枕芯灭螨以及基层医疗单位辅料的消毒工作。1956年共消毒蒲绒枕芯317812个，辅料3107件，灭虱衣物275件，传染病家衣物177件，等等。1957年，开始对重点影剧院的空气污染状况的消毒处理工作。

第二，卫生监督工作。

食品卫生监督的管理是卫生监督工作的重点内容之一。首先，对各饮食店和饮食摊进行检查整顿，加强卫生管理。病从口入，饮食店和食品摊点的卫生是事关群众健康的大事情。因此，北京市卫生局、市合作总社、市工商联、市商业局于1952年成立“食品行业卫生改进委员会”，并按照行业编成了分会和小组，定期组织联合检查。其次，依法实行饮食行业卫生许可证制度。1953年12月北京市颁布《北京市饮食物品制售业卫生管理暂行规定》，在饮食行业实行发放卫生许可证制度。再次，对从业人员进行卫生知识普及。市公共卫生局编印了《卫生常识》组织从业人员学习。各区饮食店实行专人负责食具消毒，增添防蝇防尘设备。[②]最后，发展食品卫生监督通讯员制度，建立食品卫生监督通讯网。针对专业化的卫生监督队伍建设不完善、

① 张殿余主编:《北京卫生史料（卫生防疫篇）》，北京科学技术出版社1993年版，第182—185页。

② 张殿余主编:《北京卫生史料（卫生防疫篇）》，北京科学技术出版社1993年版，第216页。

需要卫生监督的店面摊位星罗棋布的局面，1955年11月14日北京市人民委员会批准发布《北京市公私饮食业设置食品卫生监督通讯员试行办法》，在各主要饮食业系统中设置监督通讯员，建立食品卫生监督通讯网。[①]这是加强食品卫生管理、推行卫生监督制度重要的一环。在卫生监督技术人员不足的情况下，卫生通讯员成为助手和补充力量。1956年，638名监督通讯员在一年的时间内，共反映问题737件，[②]真正起到了监督与通讯的作用。

随着集体化的建设以及单位食堂的建立，食堂卫生管理提上了日程。1956年北京市卫生防疫站制定了“新建食堂预防性卫生监督标准”和“扩建改建食堂卫生标准”，以及经常性卫生监督要求。统一提出“不买、不卖、不做、不吃腐烂变质食物”和“食具要消毒”的要求。[③]这些要求十分具体，可操作性强，便于执行。上述“组合拳”的做法防止了食物中毒事件的高频率发生。

对食品行业实行出厂卫生许可证制度。1952年夏季对117件冷食品检验结果，有59%不合格。[④]根据1953年12月北京市颁布《北京市饮食物品制售业卫生管理暂行规定》和1957年3月30日北京市公共卫生局发出《关于清凉食物实施卫生监督的规定》，从1956年起依规实行产品经化验合格后再出厂销售的制度。冰棍、汽水、酸梅汤试行化验合格后再出厂售卖。这一措施实行后，食品检验合格率大幅度上升：以冰棍为例，1953年为41%，1956年上升到91%。清凉饮品的合格率从1956年一直是稳中有升。[⑤]

---

① 张殿余主编：《北京卫生史料（卫生防疫篇）》，北京科学技术出版社1993年版，第213页。
② 张殿余主编：《北京卫生史料（卫生防疫篇）》，北京科学技术出版社1993年版，第217页。
③ 张殿余主编：《北京卫生史料（卫生防疫篇）》，北京科学技术出版社1993年版，第216页。
④ 张殿余主编：《北京卫生史料（卫生防疫篇）》，北京科学技术出版社1993年版，第223页。
⑤ 张殿余主编：《北京卫生史料（卫生防疫篇）》，北京科学技术出版社1993年版，第223页。

对肉类产品实行卫生检验、检疫制度。首先是对屠宰场的卫生进行管理，派兽医进入屠宰场进行环境卫生指导和对肉类产品进行检验工作。1952 年建立了比较现代化的屠宰场，实行了比较严格的肉品检验制度和实施程序。1960 年 2 月，北京市公共卫生局转发了国家农业部、卫生部、外贸部、商业部于 1959 年联合颁发的《肉品卫生检验试行规程》，对肉类产品依法检验检疫和监督：实行四部检验规程，要求各区县卫生局与所属屠宰场加工厂研究所执行。自宰自食的畜禽也纳入管理。[①]

预防和减少食物中毒的发生是食品卫生管理工作的重要内容。1957 年 7 月，发生了“由于炊事员皮肤渗出性病变引起的一起葡萄球菌肠毒素中毒事件”，[②]事件引起了对食堂卫生以及从业人员、卫生知识、卫生习惯和自身健康状况的高度重视。对食堂卫生问题进行预防性的监督检查，对饮食业从业人员的普及、提高卫生知识的同时，进行体格检查已经刻不容缓。1960 年 2 月 16 日北京市公共卫生局、副商局发出《关于加强食品制售业职工卫生教育和传染病人的管理的通知》。[③]依规对食品从业人员定期进行卫生知识训练和健康检查。如果发现直接制售食品的职工患痢疾、伤寒（以及带菌者）、传染性肝炎等情况则暂停其制售食品工作。

① 张殿余主编：《北京卫生史料（卫生防疫篇）》，北京科学技术出版社 1993 年版，第 224 页。
② 张殿余主编：《北京卫生史料（卫生防疫篇）》，北京科学技术出版社 1993 年版，第 229 页。
③ 张殿余主编：《北京卫生史料（卫生防疫篇）》，北京科学技术出版社 1993 年版，第 220 页。

第三节 卫生防疫工作的得与失

一、卫生防疫工作的成效

（一）城市面貌：旧貌换新颜

经过新中国成立初期的10年环境卫生治理，北京的环境卫生状况全面“迅速并巨大地改善了”。从街道到胡同，从公共场所到居民院落，组成城市空间的各个模块都变得干净、整洁、文明、宜居。这是1949年前的“垃圾清运”、国民经济恢复时期的街道清洁、粪便管理、爱国卫生运动等综合作用，使得“街道清洁和垃圾处理问题最终解决了”。[①] 卫生工程建设从基础上解决了北京市的下水道、河湖疏浚与公园绿地建设、道路交通等问题，百姓生活环境的根本性改善使基层人民群众摆脱悲惨状况，过上了幸福生活。

（二）有效控制了传染病在北京的发病率和病死率

政府高度重视，组建预防专业机构和队伍，采取积极治疗和预防措施，全民动员，到1950年底，天花、霍乱和鼠疫3种甲类传染病在北京地区“基本被控制住了”，[②] 甚至几乎在北京消失了。[③] 通过大规模的免疫接种消灭了天花，这是北京、中国以及人类历史上战胜的第一种传染病。

通过消灭疫源性动物、免疫接种、设立疫情预防与隔离机构、开

① ［美］吴章、［美］玛丽·布朗·布洛克：《中国医疗卫生事业在二十世纪的变迁》，蒋育红译，商务印书馆2016年版，第40页。

② ［美］吴章、［美］玛丽·布朗·布洛克：《中国医疗卫生事业在二十世纪的变迁》，蒋育红译，商务印书馆2016年版，第40页。

③ ［美］吴章、［美］玛丽·布朗·布洛克：《中国医疗卫生事业在二十世纪的变迁》，蒋育红译，商务印书馆2016年版，第48页。

展健康教育和健康促进、治理卫生环境，一些急性传染病，例如白喉、斑疹伤寒、回归热、麻疹、痢疾以及流行性乙型脑膜炎也得到了控制。20 世纪 50 年代末，其他几种传染病也大幅度减少：白喉从 1950 年的每 10 万人 15.5 例减少到 1959 年的每 10 万人 1.39 例；斑疹伤寒由 1950 年的每 10 万人 1.18 例减少到 1958 年的每 10 万人 0.1 例；也控制住了回归热和黑热病。1956 年，传染病从死因的第一位下降到第二位。[①] 流行性脑脊髓膜炎病死率由 1950 年的 68.75% 降低到 1957 年的 10.97%。[②] 麻疹病死率从 1950 年的 19.78% 下降到 1958 年的 0.96%。[③] 北京市的性病防治工作走在了全国的前列，10 年治理的结果，为 1961 年北京根除先天性梅毒夯实了基础。

（三）食品卫生的管理和监督为居民的健康提供了保障

居民的健康程度取决于环境因素、饮食健康、生活方式以及卫生系统等。营养与饮食安全，尤其是自来水供应工程，确保饮用水的安全尤为重要，这是近现代人均期望寿命延长的最大贡献因素。以饮用水为例，20 世纪 20 年代，大约 80% 的北京居民的水供应来源于井水，20% 是自来水。到了 1952 年，自来水供应系统已经基本上在北京城中心区域建成，郊区的水井供应业改善了，确保了饮用水安全。[④] 据史料记载，[⑤]1950 年至 1960 年，饮水管理方面开展了城区营业饮水井消毒、自来水细菌化验、余氯检查及发现问题及时处理；另外开展

---

① ［美］吴章、［美］玛丽·布朗·布洛克：《中国医疗卫生事业在二十世纪的变迁》，蒋育红译，商务印书馆 2016 年版，第 40 页。

② 张殿余主编：《北京卫生史料（卫生防疫篇）》，北京科学技术出版社 1993 年版，第 24 页。

③ 张殿余主编：《北京卫生史料（卫生防疫篇）》，北京科学技术出版社 1993 年版，第 26 页。

④ ［美］吴章、［美］玛丽·布朗·布洛克：《中国医疗卫生事业在二十世纪的变迁》，蒋育红译，商务印书馆 2016 年版，第 40 页。

⑤ 张殿余主编：《北京卫生史料（卫生防疫篇）》，北京科学技术出版社 1993 年版，第 277—284 页。

了将营业水井改装为自来水的工作。从1950年到1951年两年间，北京市营业水井大部分改装为自来水。到1953年北京市城区大部分饮用自来水，个别偏僻地区多以机压井水做饮用水。1956年重点对饮用水做理化污染指标及其他需要及可能做的项目，有计划地重点抽查。1957年对水源厂进行定期水质检查，基本做到大厂的出厂水每月检查污染指标2~4次。1959年10月10日，北京市卫生防疫站以市卫生局的名义转发建工部、卫生局关于“生活饮用水卫生规程”的通知，代替了1956年制定的“饮用水水质标准”和“集中式生活饮水水源选择及水质评价暂行规则”，饮水安全得到了依规治理和保障。

新中国成立初期的10年卫生治理，不仅仅是环境卫生的彻底改观，食品卫生的管理和监督也初步进入了法制化、规范化进程。1949—1960年，北京市食品卫生和监督的法规最重要的是1953年北京市人民政府颁布的《北京市饮食物品制售业卫生管理暂行规定》、1955年北京市人民委员会批准发布的《北京市公私饮食业设置食品卫生监督通讯员试行办法》、1956年北京市卫生防疫站制定的“新建食堂预防性卫生监督标准”和“扩建改建食堂卫生标准”以及“经常性卫生监督要求”、1957年北京市公共卫生局发出《关于清凉饮食实施卫生监督的规定》、1960年北京市公共卫生局转发国家农业部、卫生部、外贸局、商业部联合颁布的《肉类卫生检验试行规程》，以及同年北京市公共卫生局、副商局发出的《关于加强食品制售业职工卫生教育和传染病人的管理的通知》等。从对小商小贩的日常管理到冷饮、肉类的管理；从对厂商的管理到从业人员的管理，都走向了初步法制化的轨道。对饮食行业实行卫生许可证制度、对饮食业从业人员施行健康管理与卫生教育、对饮食行业实施卫生监督和食品检验检疫，做到了全行业、全方位的管理。民以食为天，饮食业的全面治理为居民的身体健康提供了基础保障。

（四）爱国卫生运动进一步促使全体居民意识到公共卫生的重要性

动员群众参与到垃圾清运、清扫街道等治理环境工作的优良传统。在爱国卫生运动中，这一优良传统得到了很大程度的弘扬。爱国卫生运动不仅使人民群众意识到公共卫生的重要性，使自己成为运动的主体，同时，也为其他公共卫生工作铺平道路。

新中国成立初期北京市卫生治理所取得的成就，是政府高度重视、专业队伍全心全意地投入、人民群众积极参与等多方互动、综合治理的结果。特别是爱国卫生运动，从浅层次上看，降低了劳动力的成本，是在专业防疫队伍不健全的情况下，补偿卫生资源匮乏的手段；从深层次上看，却是公共卫生领域最具有中国特色的治理之路，其经验、教训和启示值得深度探讨。

二、新中国成立初期北京市爱国卫生运动的特点与启示

1952 年的爱国卫生运动缘起于应对美国细菌战，上承民国时期以清洁为核心的卫生运动、1949 年北平解放后的城市卫生治理运动，下启以整治环境卫生、病媒生物防治、创建国家卫生城市、健康教育和健康促进等为核心内容的具有中国特色的卫生治理方式。时至今日，以爱国为政治性意义、以除害防病为卫生工作内容、以群众参与为运动形式的爱国卫生运动仍然走在健康发展的道路上。

（一）爱国卫生运动中情感动员的内容

爱国卫生运动中情感动员延续了抗美援朝时期的情感工作内容和模式，并与反细菌战、疾病防疫、保家卫国紧密相连，与市民日常生活逻辑的高度契合。抗美援朝初期，民众中普遍存在“恐美、亲美、崇美”的心理状态，针对这一心理障碍，“仇视、鄙视、蔑视”成为

情感动员的主要内容。[①] “恐惧完全是一种来自于想象的情感；这想象将种种不是我们实际感觉到的，而是我们未来或许会尝到的痛苦景象，呈现在我们脑海里，这想象的不确定与起伏徘徊，使我们更加焦虑不安。” [②] 对抗恐惧和焦虑不安，用事实破除想象进而获得自信心理能量是战胜恐惧的前提之一。没有鄙视和蔑视就不会有“战略上藐视敌人”的勇气和气度。而要逆转“亲美与崇美”，就要认清美国与我国为敌的本来面目，仇恨情感唤起尤为重要。没有哪一种仇恨比亡国灭种、毁家杀身更深入骨髓。仇恨敌人是“因为这些敌人破坏了集体的自尊和道德标准，是实现整个国家珍贵理想与梦想的绊脚石”。[③] “三视”情感动员成为激发爱国情感、提高民族自信、增强民众斗志、同仇敌忾、保家卫国的有效方式。爱国卫生运动承继这一主题爱国之政治意义，在反细菌战的战时激励过程中“以情感动员模式铺衍成大规模的群众运动”。[④] 没有成功的情感动员，就没有大规模的群众运动的成功开展。

随着美军飞机对我国多地投下的携带病毒或细菌的病媒生物炸弹的事实被证实，细菌战的阴霾笼罩了民众日常生活空间：“细菌战与中国人切身生活的空间关联性变得日渐清晰起来……细菌战的特征逐渐从跨区域的政治地理角度成为民众视野的聚焦点。” [⑤] 民众再次处于心理焦虑和恐慌状态，积聚了大量的热情、激情、仇恨、恐惧等情感

---

① 蔡海波：《抗美援朝运动的民众动员探析》，河南大学硕士学位论文2009年，第22—25页。

② ［英］亚当·斯密：《道德情操论》，谢宗林译，中央编译出版社2011年版，第30页。

③ 杨念群：《再造“病人”：中西医冲突下的空间政治（1832—1985）》，中国人民大学出版社2006年版，第315页。

④ 杨念群：《再造“病人”：中西医冲突下的空间政治（1832—1985）》，中国人民大学出版社2006年版，第353页。

⑤ 杨念群：《再造“病人”：中西医冲突下的空间政治（1832—1985）》，中国人民大学出版社2006年版，第315页。

能量。每一种情感能量都以其独特的释放方式推动人们的行为。此时，“情感可以被看作运动动员的催化剂”，[①]促使动员主体通过号召、发动、宣传、说服等情感工作，引导民众复杂的情感流向与爱国情感的行为表达，把情感恐慌转变成参与运动的能量。这一情感动员是在特定的情感气氛和心理体验中，与群众的情感诉求相互应答；并在群众情感认同的基础上形成统一意志，统一行动；促发了声势浩大的爱国卫生运动的发生。

“任何一个人在致力于国家事务时必须有求于人们的感情，像爱恋与仇恨、复仇或悔改，等等。最好是唤醒他们的记忆，而不是他们的思想。因为在当代社会中，民众更容易看到过去事情的印记，而不是将要发生的事情。他们所看到的不是正在变化中的事情，而是正在重复发生的事情。”[②]经历了长期的艰苦卓绝的战争，刚刚获得和平与新生，转瞬间又置身于新型战争的危险；对战争苦难记忆犹新使唤起战争历史记忆的情感工作事半功倍。反细菌战的高效情感动员对民众爱国情感、反战情感的唤起与调控，成为爱国卫生群众运动的动力机制之一。

（二）爱国卫生运动的路径选择的继承性和发展性

一方面，北京市爱国卫生运动与战争时期群众运动、迎接新中国成立北平城市卫生治理运动，以及后来的公共卫生运动之间存在着“链条式”的路径传承关系。早在爱国卫生运动发动以前，北京市就建立了居民的责任地段清扫制度，大街小巷经常保持清洁。爱国卫生

① ［美］莫里斯·罗森堡、［美］拉尔夫·H·特纳：《社会学观点的社会心理学手册》，孙非等译，南开大学出版社1992年版，第496页。

② 杨念群：《再造“病人”：中西医冲突下的空间政治（1832—1985）》，中国人民大学出版社2006年版，第337—338页。

运动所倡导的卫生理念与清洁做法，与北京市在定都前的街道清洁、垃圾清运，以及新中国成立初期后国民经济恢复时期的北京春秋两个大扫除运动一脉相承，北京市的街道分为清洁队保洁干路、群众保洁干路和一般街巷三种。街道的清洁管理群众一直参与其中。各机关、团体、学校、工厂、商店、住户暨市民均按照“北京市街道清洁管理暂行办法”[①]担任责任地段以内的清洁卫生。这样，不论是街道主干道、还是街巷和居民胡同，都能够保证垃圾的及时处理，保持清洁卫生。延续至今，北京城市的主次干道（街道）和公共区域的保洁由市政所属的环卫工人保持；住宅区、机关事业单位的区域保洁由物业保洁公司负责；农村与城乡接合部区域的保洁则由环卫、镇、村联合管理，广大居民依然是参与卫生治理的主体之一。

另一方面，爱国卫生运动是应对细菌战的重要方式。应对细菌战威胁的爱国卫生运动，既聚焦于战争与和平，更关注疾病防御和群众的健康生活：“对细菌战的指控具有一种双重隐喻的功能，即中国是帝国主义侵略的牺牲品，同时中国又是大自然的牺牲品，那些看不见的被忽视的细菌也开始威胁新中国的生存。”[②]枪炮是看得见的兵器，战士有应对战术；看不见的、可能无处不在的、能够使人批量致病致死的细菌，用什么法术消灭？国家初建，百业待兴，卫生人力资本严重匮乏，医疗卫生服务供求严重失衡。动员群众自己动手除害防病，改变生存环境，通过群众运动的卫生改造与防疫，完成紧迫而艰巨的卫生治理任务，是解决卫生难题的重要选择。

---

① 北京市档案馆：《北京档案史料（2003.2）》，新华出版社2003年版，第44页。

② 杨念群：《再造“病人”：中西医冲突下的空间政治（1832—1985）》，中国人民大学出版社2006年版，第351页。

（三）爱国卫生运动的内在动力

爱国卫生运动动员了国家、社会、个人的力量，参与到环境治理、传染病预防工作中来，是在专业预防人力资本不足的情况下，达成公共卫生目标实现的杰作。其初始动力来源于应对细菌战，保家卫国；但是，爱国卫生运动的持续发展的内在动力，源于爱国卫生运动对人民群众健康生活以及新中国经济建设的需要。

爱国卫生运动是与反对美国细菌战相结合，但根本目的在于彻底改善首都人民的卫生状况，建立和巩固群众的科学的卫生习惯，预防传染病的发生，保护劳动力，为我们国家即将到来的大规模的经济建设做准备而进行的。[①] 即使反细菌战取得了最终的胜利，这一目的仍然具有其合理性。这是爱国卫生运动持续进行的内在的根本动力。

（四）中国特色卫生治理工作方法

爱国卫生运动在普通市民中有广泛的思想基础、心理认同、行动支持与路径选择，也使这一项卫生运动从运动性、突击性到常规性、制度化的过渡与发展顺理成章；并在卫生实践运动中凝聚出卫生治理的具有中国特色的工作方法和策略。公共卫生中的政治动员与社会动员在短期内改变居住环境和个人卫生行之有效的实用方法，[②] 与预防医学三级网络的建设相互连接，是预防疾病、维护健康的必由之路。卫生治理工作这一特殊属性的形成，是因为在爱国卫生运动经历的运动准备、动员、正式组织与全面展开、运动总结与制度化等阶段过程中，情感动员与群众心理、感情的高度契合。例如，在运动的动员阶段，通过宣传鼓动、组织控制、情感启发等各种动员策略去获得

---

① 北京市档案馆：《国民经济恢复时期的北京》，北京出版社 1995 年版，第 754—760 页。

② ［美］吴章、［美］玛丽·布朗·布洛克：《中国医疗卫生事业在二十世纪的变迁》，蒋育红译，商务印书馆 2016 年版，第 55 页。

群众的心理认同与支持，唤起群众的参与意识，构筑群众运动的意识形态与参与行动的情感资源支持。爱国卫生运动中的动员过程与策略选择，也是对群众情感的回应、利用与塑造。群众对新中国的政权、政策以及卫生治理方式的情感认同，起到了关键作用。在爱国卫生运动中，群众的参与、坚持与付出彻底改变了北京市新中国成立前的卫生环境脏、乱、臭的状况。通过积极参加卫生治理运动的行为，群众表达了对“新政府是人民的政府”的情感认同的态度。时任北平市委书记的彭真说：“共产党如今进了城，不能像过去那些资产阶级的老爷小姐一样，走到臭沟边上把鼻子一捂，径自过去了事。我们是共产党，是为人民服务的。我们的市政建设必须是为发展生产服务，为劳动人民服务。”[①] 中国共产党把清洁古城作为保障人民生活和健康的一项任务，通过情感动员、宣传鼓动，这一卫生运动的意义被群众认同：百姓把清除垃圾当成“自己的事，需要我们自己解决，绝对干到底”“只有共产党才真正为咱老百姓办事儿，北平解放了，垃圾清走了，我们也彻底解放啦”。[②] 执政理念与行为和民心所向、民情所感在此域契合，情感认同成为推动群众运动深入发展的核心力量，成为联结普通民众与政权的心理纽带。

（五）情感动员是群众参与爱国卫生运动的关键动力

发动群众、动员群众、组织群众、依靠群众是爱国卫生运动取得成效的关键。其中，情感动员提供了关键动力。情感动员即为动员主体通过多种方式影响动员客体的情感发生、凝聚与释放，利用情感能

① 王蕾、李自华：《迎接新中国成立的北平城市卫生治理运动》，《北京档案》2009年第9期，第7—9页。

② 王蕾、李自华：《迎接新中国成立的北平城市卫生治理运动》，《北京档案》2009年第9期，第7—9页。

量促发运动进程的一种动员群众的形式。通过宣传、鼓动、组织等政治社会化的策略与手段，影响群众的认知、情感和判断，引导广大人民群众释放情感能量，积极投身于爱国卫生运动的洪流，即是情感动员的成功实践。情感动员是推动爱国卫生运动的关键力量，它使群众由被动的参与者转变为主动的参与者，成为群众运动的主体。群众参与是群众运动成功的前提；群众参与运动往往是主动与被动员的混合。"只要有运动，就离不开一定的动员。"[①] 无论何种动员目的与何种动员方式，只要运动要求群策群力达成目的，情感动员必然始终提供动力支持。"诉诸情感的精神激励是群众参与运动的核动力，是推动群众运动发展的动力因素。当人民群众在情感因素的激励下，就会全身心地投入到运动过程中，运动也就能够得到维持和发展；当这种情感因素消退，群众运动就会很难维持下去。"[②] 新中国成立初期北京市爱国卫生运动的发展历程即如是。

（六）群众情感能量是推动爱国卫生运动高潮迭起与持续性发展的根本动力

爱国卫生运动初启时情感动员的技术在新的历史时期仍然具有价值意义。抗美援朝与爱国卫生运动时期的"仇视、鄙视和蔑视"的情感动员是对"恐美、亲美、崇美"现有情感状态的回应，而不是无中生有地强行加入这些具体情感内容。群众的情感状态、运动思维惯性与实践路径依赖、国情与民情、具体社会事件等都是动员群众情感的

---

① 佘湘：《1949—1978：中国群众运动成因问题研究》，中共中央党校博士学位论文 2010 年，第 111 页。

② 佘湘：《1949—1978：中国群众运动成因问题研究》，中共中央党校博士学位论文 2010 年，第 25 页。

现实条件。而情感回应就是对群众既有情感的正向或反向控制、引导和操纵。爱国卫生运动初启时的情感动员就是对民众焦虑、爱国、仇恨等情感的适时应答与调控。绝大多数的人类情感都源于真实的、期望的、想象的或回忆的社会关系的结果。① 那些折射社会现实、聚焦社会冲突的情感，通过一定的方式调节、控制和推动人们的行动，产生一定的社会后果，并成为维持或改变社会现实的能量。如战争阴霾笼罩下的爱国、愤怒、仇恨与焦虑等情感。爱国情感在国家危难、民族兴亡时最为丰富、饱满和洋溢。用生命去保家卫国与对敌人的愤怒与仇恨都是爱国情感的表达。一般情况下，愤怒与仇恨等负性情绪会严重侵害民众的幸福生活：对一颗善良幸福的心灵来说，怨恨与愤怒是最有害的毒药。② 特殊环境下，由气愤所凝结成的仇恨往往是战争和冲突的源泉，③ 或使战争持续进行。被敌人空投的、落点不完全确定性的、能够移动的病媒生物造成的焦虑感的产生、扩散与弥漫，使民众内心不安甚至惊慌失措。“控制住这种焦虑感成为人的行为最普遍的动机源泉。”④ 因为“焦虑在人类进化中作用巨大，它起了一种有用的信号作用，它表示某种需求——环境的、本能的、道德的——存在而且要求注意”。⑤

情感是人们对社会客观现实的主观体验。在社会互动中，共同关

① 王鹏、侯钧生：《情感社会学：研究的现状与趋势》，《社会》2005 年第 4 期，第 70—87 页。

② ［英］亚当・斯密：《道德情操论》，谢宗林译，中央编译出版社 2011 年版，第 41 页。

③ 魏万磊：《情感与认同——政治心理学的孪生子》，《江西科技师范大学学报》2012 年第 6 期，第 9—14 页。

④ ［英］安东尼・吉登斯：《社会的构成：结构化理论大纲》，李康、李猛译，生活・读书・新知三联书店 1998 年版，第 124 页。

⑤ 魏万磊：《情感与认同——政治心理学的孪生子》，《江西科技师范大学学报》2012 年第 6 期，第 9—14 页。

心的问题、共同的情感体验使人们心理相容、情感认同与接受，为群体的形成奠定了情感基础。而群众运动无非是对人们十分关心的问题进行的有组织的集体表达。这一集体表达运动开启，归因于利用群众的情感体验与情感认同，使群众成为运动成员的情感动员。“如果一个运动要在它达到目标的努力中取得进展，它就必须联系、接触和掌握潜在的参与者，然后至少把新成员中的某些人改造成该运动的坚定成员或信徒。”[①] 群众成为运动成员参加、投入乃至皈依的过程就是在持续推进运动中认同运动意义、释放情感能量、寻求个人价值与尊严感的过程。这一过程能否抵达目的地，与组织者的情感动员能力、参与者的情感能量释放密不可分。一个运动在推进其利益和达到其目标方面能走多远，这不仅取决于那些目标的性质及它所遇到的抵抗程度，而且也取决于该运动扩大其队伍的能力以及把参加者改造为投入的参与者的能力。[②] 爱国卫生运动即如是。爱国卫生运动的情感动员即是对群众爱国热情、恐惧战争、仇视敌人等核心情感的凝聚、利用和治理。实际上，“社会的每一维度都由情感所凝聚，但也可能因情感而四分五裂……从最根本的意义上说，国家是由人们指向社会结构和文化的正性情感凝聚而成；与之相反，正性情感和负性情感的唤醒也能够使得国家灭亡或改变”。[③] 爱国卫生运动中的爱国之情感动员与爱国之情感利用不仅是社会现实和历史事件所决定的集体情感认同，更具有政治与意识形态意义。

---

① ［美］莫里斯·罗森堡、［美］拉尔夫·H·特纳：《社会学观点的社会心理学手册》，孙非等译，南开大学出版社1992年版，第464页。

② ［美］莫里斯·罗森堡、［美］拉尔夫·H·特纳：《社会学观点的社会心理学手册》，孙非等译，南开大学出版社1992年版，第478页。

③ ［美］乔纳森·H·特纳：《人类情感—社会学的理论》，孙俊才、文军译，东方出版社2009年版，第159页。

在情感动员中，对群体情感的塑造尤为重要。北京市爱国卫生运动初启时期，多数民众共享的情感氛围是由致命威胁造成的焦虑不安、对美军和细菌的怨恨以及对国家和政府的依靠与热爱等情感构成。这样的情感氛围产生于客观事实，经由情感动员、组织设计、制度安排和政治激励等情感塑造，成为推动群众运动变革社会的强大动力。戈登认为，我们并不只是简单地感受与表达某种情感，相反，我们总是依据情感文化去解释、评价与改变某种情感。[①] 爱国卫生运动中对民众情感的塑造主要体现在群体情感的整合与群体情感表达的渠道构建。

面对危机，人人都会本能地产生不安、焦虑甚至恐慌等情感。如果这种情感成为整个社会或社会群体中的共享的社会情绪基调或感受，则成为社会心态。社会心态是个人情绪的综合。但是，在日常生活中，人们直接接触的只是环境中极少的一部分……人们对其很少或没有接触到的社会现实的印象，多数是从对社会的符号化表征中而来，对社会的符号化表征主要通过大众媒体。[②] 从个人情感到社会心态和集体情感，再到情感模式的出现，不是一种自发的自我意识的表达与宣泄，而是通过一定的程序或媒介加以情境化而被激发的。1952年3月后，浓浓的“细菌战”氛围已经通过电波和报纸等媒介弥散开来，吸引着大批民众的视线和听觉……情绪恐慌似乎已发展为一种社会心理的主流。[③] 个人情感通过媒体的宣传鼓动、典型事例的传播、个人感情在集体中的公开激情表述和群众动员大会仪式中的情感互动，汇流成群众中共享的情绪体验，并最终凝聚成集体情感。这种将群体成员凝聚在

① 王鹏:《情感社会学的社会分层模式》,《山东社会科学》2013年第3期，第55—59页。

② [美]班杜拉:《思想和行动的社会基础：社会认识论》(上)，林颖等译，华东师范大学出版社2001年版，第457页。

③ 杨念群:《再造“病人”：中西医冲突下的空间政治(1832—1985)》，中国人民大学出版社2006年版，第318页、第336页。

一起的情感整合是情感能量转化为情感动力的基础。经过情感动员所整合的集体情感一旦形成，就会在深层次上影响社会共识、价值取向和行为选择。“感情隐蔽地支配着我们整个的生活，而思辨和行动只是情感的传导。”①爱国卫生运动初起时的情感动员，通过领袖权威指示、媒体宣传鼓动、卫生动员大会等多种形式和途径，形塑了群众集体对敌人罪行的愤怒和仇恨、保家卫国的豪情与责任、对民族复兴的自豪与期待、自己动手改变生存环境和自身生命现状的集体情感状态。这种情感状态累积到趋近饱和则形成巨大的情感能量库，被激活得越强烈，情感能量释放出来的爆发力就越强烈。情感爆发的途径和方式就是具体的集体行为。“集体行为的产生需要某种共同的心理，包括共同的意识形态和思想，或共同的愤恨。”②爱国卫生运动就是群体情感转化为集体行为的场域。没有对群众情感的回应、利用和塑造的情感动员，就没有爱国卫生运动的产生和成就获得。

情感是推动社会现实的关键力量。作为一种运动动员模式，爱国卫生运动的情感动员在承前启后中延续与形成的内在逻辑，对此后的群众运动产生了重要影响，成为我们理解群众运动动员机制的一个切入点。

传染病是病原微生物与人类生活循环交错而导致的疾病。（急性传染病和慢性传染病）病原性微生物通过各种途径进入人体内就导致疾病的发生……在这些传染病中，某个时代人类的大量感染成为瘟疫。③瘟疫，改变历史。人类的文明进程就是对抗瘟疫的历史。历

---

① ［法］昂惹勒·克勒默－马里埃蒂：《实证主义》，管震湖译，商务印书馆 2001 年版，第 67 页。

② 佘湘：《1949—1978：中国群众运动成因问题研究》，中共中央党校博士学位论文 2010 年，第 92 页。

③ 余新忠主编：《清以来的疾病、医疗与卫生——以社会文化史为视角的探索》，生活·读书·新知三联书店 2009 年版，第 31—42 页。

史上，战争、饥荒与瘟疫一直是人类社会的最大威胁。且三者互为因果，互相促进，不仅影响人类的健康与生命，甚至能改变文明的进程。① 新中国成立初期北京市卫生治理就是在战争、饥荒与瘟疫“三座大山”相互交织影响下砥砺前行，经过艰苦卓绝的奋斗而取得的举世瞩目成就。随着战争结束，和平到来以及大力发展农业。疾病，尤其是瘟疫大大影响着社会的文明进程。

疫病是人类最可怕的公共卫生问题。新中国成立初期，首都始立，人们的公共卫生意识缺乏，垃圾成堆，污水横流，城市生态环境恶化，成为疫病滋生、蔓延、传染的温床。而疫病的频发与近代城市公共卫生状况不良存在相当大的因果关系，疫病的肆虐又促使近代城市积极构建现代化的卫生防疫体系，加强公共卫生建设。② 新中国成立初期北京市卫生治理体系的形成，如公共卫生行政机构、法律法规、人才队伍、动员群众参与都是应对疫病挑战的结果。虽然这一时期也有工作失误，如大面积喷洒农药给环境带来的负面影响；医院内的消毒工作更是防止院内交叉感染事故的主要手段。但当时，并没有引起足够的重视。20 世纪 50 年代末，北京市妇产医院、儿童医院、朝阳医院等不断发生院内感染事故，开始引起对院内消毒工作的重视，并组织了现场调查试点工作。但是，院内消毒并没有纳入经常性的必须工作，直到 1978 年，医院隔离消毒工作才纳入工作日程。但瑕不掩瑜，这一时期的北京市卫生治理从政治上高度重视、构建公共卫生防疫体系、动员群众积极参与等方面都对现今预防医学与健康促进具有重大的现实意义。

---

① 张大庆：《中国近代疾病社会史（1912—1937）》，山东教育出版社 2006 年版，第 42 页。

② 李忠萍：《“新史学”视野中的近代中国城市公共卫生研究述评》，《史林》2009 年第 2 期，第 173—190 页。

第三章

20 世纪 50 年代北京市的医疗预防

第一节 新中国成立前夕北京市的医疗工作概况

1949 年之前，北京的医疗机构有西医医院、中医诊所等机构，到 1948 年 6 月，医生、护士等人员的总数仅有 2548 人。[①]

一、新中国成立前夕北京市城区的医疗机构

北京近代医院和诊所的建立开始于 19 世纪 60 年代，伴随着近代英法联军入侵我国，西医也开始进入中国。1862 年，英国伦敦教会医生洛克哈特（W.Lockhart）来到北京，最初在领事馆任医生，逐渐也为中国居民看病。1864 年，在英国教会的支持下，英国人德建（Dudgeon）在驻京的英国使馆内建立诊所，不久购买了东城米市大街一家寺院建立医院，因为门口立着两根高大的旗杆，俗称“双旗杆医院”。1886 年（光绪十二年），美国基督教“美以美会”的医生来到北京，在崇文门内孝顺胡同利用几间平房开了一家眼科诊所，诊所的英文名字意为“美以美会医院”，中文名则为“同仁医院”。1900 年八国联军入侵北京，《辛丑条约》中规定，划定北京东交民巷为“使馆界”，界内不许中国人居住，由各国派兵保护，进一步加剧了中国的殖民化程度。各国在使馆区附近都建立了医院，如法国、德国、意大利、英国等。这些医院虽然设在北京，但主要服务的是各国殖民

① 北京医学院医史学、保健组织学教研组:《北京医药卫生史料》，北京出版社 1964 年版，第 49 页。

者，成为“国中之国”的附属医疗保障设施。

除在使馆区设立医院外，为了扩大西方对中国的影响，一些教会医院也利用私人投资来新建医院。1899 年，美国医生霍普金斯为同仁医院捐了一大笔钱，在充裕资金的支持下，1903 年同仁医院中楼竣工，随着中楼的落成，医院的诊疗范围从眼科扩大到内科、外科、影像科、化验科等，成为综合性较强的一家西医院。此外，在西方教会的支持下，北京在 1901 年建立了安定医院，1902 年设立了施医局（即万桑医院，后改为万生医院）。由于各地的教会医院发展很快，需要培养新的医务人员为医院所用，英国伦敦教会联合英美五个教会团队合办了“北京协和医学堂”，用以培养训练中国医学生。1915 年洛克菲勒基金会出资购买了“北京协和医学堂”，改名为北京协和医学院（PUMC，Peking Union Medical College）。在北京王府井附近的豫王府兴建了新的办公教学楼，建起了中西合璧、用料考究、设施完善的协和建筑群，并从国外运进各种先进的医学设备，将西方现代的医学院教育、管理体系引入中国。

清末随着西医的传入，1906 年清政府民政部在东城钱粮胡同设立“内城官医院”，在宣武门外梁家园设立“外城官医院”，各分中医、西医两处，这是中国最早自办的西医院。1915 年北平地区猩红热流行，为了开展疫病防治，北洋政府设立了一家只有 10 张病床的传染病院。

1928 年国民党在北平设卫生局，对全市的医疗卫生服务进行统一的行政管理。但在医院权属方面仅有三所市属医院，医疗设备均比较简陋，其中的市立外城医院虽然名为医院，但在医院内并未设置病房，医疗服务功能上仅相当于一个小型的医疗诊所。

1937 年卢沟桥事变，日本侵略者入侵北平，在北平市内设立医院、诊所50余处，1941年太平洋战争爆发后，协和医院改为日本军医院，同时伪政府也将部分教会医院改为市立医院。1945年日本投降后，国民政府将日伪医院又改为市立教会医院。

1949年北京有公立医院17所，设病床863张，私人和教会医院44所，总病床数为1305张。[①]西医院主要以教会医院为主，少数较大的医院都设立在市中心的繁华地区，如西河医院设立在东单三条，同仁医院设立在崇文门内大街，妇幼保健院设在建国门内大街的栖凤楼。医疗资源在市中心的相对富集化分布，使得医疗卫生服务的重点自然而然集中在这些繁华地区的富贵人群，普通北京市民的医疗卫生服务需求则很难被广覆盖和有效地得到满足，各种流行性传染病如天花、霍乱、白喉等时有发生。

二、新中国成立前夕北京市郊区的医疗机构

在郊区，县城内有少数私营药店、诊所等，乡间行医以中医、中药为主，乡村缺医少药，防病治病条件差，人民健康水平低下。1949年前只有较大村镇才开有药铺、私人诊所，私人诊所一般有1~2人，医疗手段主要为中医、中药。以大兴县为例，1946年大兴县有中、西药铺16家，医事开业人员28人。[②]此外，还有一些走村串户以治病为主的医生，被称为走访郎中。总体来看，1949年前北京市医疗卫生机构很少，由于可利用的医疗资源稀缺，费用高昂，普通百姓不能得到医治，死亡率高达11.9‰，[③]孕产妇死亡率是685/10万，婴儿死亡率117.6‰。[④]

---

① 北京市地方志编纂委员会：《北京志・卫生卷・卫生志》，北京出版社2003年版，第276页。

② 大兴县志编纂委员会：《大兴县志》，北京出版社2002年版，第552页。

③ 曹子西：《北京通史》第十卷，中国书店1994年版，第404页。

④ 北京市地方志编纂委员会：《北京志・卫生卷・卫生志》，北京出版社2003年版，第4页。

贫穷落后的中国，医疗预防工作覆盖的仅是少数人群，人民的健康权益亟待新政权建立后采取合理而有效的措施加以保障，才能更好地体现社会主义新中国对人民医疗卫生、健康权益的切实维护与保障，更好地彰显新政府执政的合法性。对于当时的北京而言，需要解决的是医疗机构的接管、恢复、整顿和新建，建立覆盖面较广的基层卫生组织，将医疗卫生服务网从城市的繁华区伸展到城市普通居民的聚居区，同时再进一步向乡村延伸，以向北京市区及周边郊区县、乡村的居民提供医疗卫生、初级卫生保健等服务。在这个过程中，原有的医疗机构、医护人员的数量、质量、服务能力显然与广大人民群众迫切的医疗卫生服务需求是难以对接的。对于新政府而言，在医疗与预防工作的具体推进中，需要关注更广大的人群，织起符合人民医疗卫生服务需求的新的医疗卫生服务网络，需要在医疗机构、医疗服务人员的数量、质量上实现扩充、提高，加强医疗卫生服务人员专业素养的培养，建立一套崭新的医疗卫生管理体制机制，更多地培养优质的基本医疗卫生服务、公共卫生方面的高级人才和人数众多的基层医护人员，搭建起新中国新北京的“城市—乡村”医疗保健体系。

第二节
20 世纪 50 年代北京市医疗预防工作的开展

一、改革旧式医疗机构，确立其为人民医疗卫生需求服务的公益性

1949 年 1 月 31 日傅作义率军起义，北平和平解放。1949 年 2 月 1 日，北平军管会接管了旧北平市政府卫生局，同时接管了部分卫生医疗机构。接管后的卫生局，成为北平市人民政府卫生局。1949 年 10 月 1 日，中华人民共和国建立，北京成为首都，也是全国的政治、

文化中心。1949 年 10 月 17 日北平市政府卫生局更名为“北京市人民政府卫生局”，设立防疫科、人事科、总务科三科和医药科、妇幼科、保健科三室。1949 年 11 月在北京成立中华人民共和国卫生部。卫生部下设办公厅、卫生计划检查局、保健防疫局、医政局、妇幼卫生局、卫生宣传处以及全国卫生科学研究委员会和卫生教材编审委员会等。1952 年 6 月，卫生部下设机关卫生处，管理中央在京医疗单位。1952 年 7 月 16 日，北京市卫生局增设公费医疗预防科。

1950 年 4 月 14 日，卫生部发布《关于 1950 年医政工作的指示》（以下简称《指示》）。《指示》对卫生机关开展恢复与新建，整顿现有的组织编制及思想作风，在调查研究工作的基础上，开展卫生人员的管理，对旧式医疗机构的卫生人员进行改造与提高，团结中医，开展中医进修，对医院诊所管理等工作做了具体的部署。1950 年 8 月第一届全国卫生工作会议在北京召开，会议确定了“面向工农兵”“预防为主”“团结中西医”作为新中国卫生工作的方针。毛泽东主席为第一届全国卫生会议题词：“团结新老中西各部分医药卫生工作人员，组成巩固的统一战线，为开展伟大的人民卫生工作而奋斗。”由此确立了新中国成立之初实行医疗卫生面向工农兵群众，以预防为主，团结中西医的医务人员，卫生工作与群众运动相结合的医疗卫生事业方针。北京的医疗卫生事业正是在这样的指导方针下开始恢复、整顿和大力发展的。

1949—1952 年我国国民经济处于恢复时期，这一时期北京的医疗预防工作主要是大力恢复和整顿旧有的医疗机构，健全和发展基层卫生组织。新中国成立初，北京市仅有公立医院 8 所，卫生事务所 7 处，其余几十处诊所、医院均为私人开设。私人医院大多设备简陋、业务水平低，医疗制度、体制都不规范，医院的管理也较为混乱。因此，服务态度不好，医疗护理质量不高，医疗纠纷、医疗差错和事故时有发生。

1950 年 11 月 27 日卫生部发出《关于整顿全国医院的指示》(以下简称《指示》)。《指示》要求各地医院针对医院存在的问题进行自上而下、自下而上的检查总结。要重点在以下几个方面掌握问题并改进现状：（1）加强政治领导，提高工作人员的政治觉悟；（2）依照一切为了病人的原则，切实批判旧制度的不合理部分，并制定新制度，克服医疗制度上的混乱现象；（3）建立民主管理制度，改进工作作风，加强团结，加强领导；（4）加强业务学习的领导，提高技术水平；（5）增添必要的设备，克服工作条件上的困难。北京市卫生局积极贯彻卫生部关于整顿医院的方针，在 1950 年以市属医院为重点，组织了检查组，分别在市立第一医院、第三医院、道济医院、万生医院、怀仁医院等开展调研，进行工作部署，从思想、制度、技术三方面对其加以检查和整顿。在市属医院建立起常规的医院管理制度，如财务制度、门诊、查房、手术、住院管理等方面都制定了新的制度规范。病人入院时，强调更衣、理发、洗头、擦澡、消毒后进入病房。1951 年 1 月 10 日，市公共卫生局印发了《北京市第三医院整顿的收获和经验》。同时，制定了医院规则、制度和各级人员职责共 57 条，印发各医院试行。1952 年，市公共卫生局要求各医院严格执行医师值班和查房制度。建立各种护理常规和交接班、发药、医嘱等制度。同时要求各医院单独设立急诊室，由有经验的医师负责急诊病人的抢救工作。经过整顿，医院门诊的业务量有了很大的提升。如市立第三医院通过建立病房管理工作的医、护、工小组制度，使门诊拥挤、住院困难的情况明显有了改进，在 1950 年整顿后的 11 个月中，门诊达到 15 万人次，比 1949 年全年门诊人次还多出 50%。整顿前，外科手术化脓率高达 20%，整顿后的 8 个月期间，即下降到 0.7%。[①] 各大医院在服务供给上有了较为明显的提升。

通过检查整顿，市卫生局对全市主要医院的建设状况、医护人员的情况有了较为切实的了解，在整顿中卫生局将医院工作人员的思想改造放到了首位，强调社会主义的医院应当是为劳动人民健康服务的医疗机构，工作人员应当贯彻卫生工作为人民服务的宗旨，提高自己的政治思想素质，医院通过加强政治领导，提高工作人员的思想政治觉悟，更好地确立了医院为人民服务的公益性。同时在医院的制度建设上，逐步建立起民主管理制度，医院的行政管理、业务管理也更加规范，工作作风获得改进，医疗设备也获得了一定的补充和更新，增强了医院的接诊服务能力。通过检查整顿，从政治的动员到业务的规范、制度的建设，医院的思想、技术、制度三方面都呈现出新政府带来的新风貌，医院更加明确了医疗卫生服务的对象、服务的目的，医务人员加强了团结，为充分发挥北京市既有的主要医疗力量，使其更好地为首都人民服务奠定了较为扎实的基础。市主要医院调整整顿的阶段性成果也成为此后新建的医疗机构用以学习和借鉴的宝贵范本和经验。

1950 年 8 月 24 日，周恩来总理在中华全国自然科学工作者代表大会上作了题为《建设与团结》的报告，其中谈到医疗卫生工作发展的期望："医疗卫生方面，全国卫生工作会议提出普及医疗卫生事业的问题，希望在三五年内使每一个县都有医院，每一个区都有卫生所。这就得增加九万多名医生，数十万名护士和助产士。这要用三五

---

① 北京医学院医史学、保健组织学教研组:《北京医药卫生史料》，北京出版社 1964 年版，第 50 页。

年或更长一点的时间才能培养起来。”总理认为，新中国成立伊始，“财力有限，不能立刻建立那么多的医院，因此需要私人开业的医生的帮助，他们对国家对人民是有益的”。在政策上需要团结他们，只要他们承认《共同纲领》，他们就是团结的对象，“为了实现和巩固这个团结，我们必须破除门户之见”“学医的有德日派和英美派，彼此形成门户”“要强调集体合作，抛弃那种旧的影响”。[①]北京医疗机构的建立不仅需要市属医院快速有效地开展医疗卫生服务，而且需要此前教会医院医生以及私人开业医生的共同加入，通过政府的整顿、治理，形成新中国新首都的重要医疗资源。

新中国成立后，北京医疗机构中接受国外津贴的教会医院，仍占很大的比重。如协和、同仁、妇婴、道济等医院都是接受美国津贴援助的，万生、怀仁等医院是接受法国教会捐助的。为了使这些医院成为人民自己的医院，维护中国人民文化、教育、宗教事业的自主举办权利，1950年12月29日中央人民政府政务院通过《关于处理接受美国津贴的文化教育救济机关及宗教团体的方针的决定》。《决定》指出：对现有接受美国津贴的文化教育医疗机构，应分别情况，或由政府接办，改为国家事业，或由私人团体继续经营，改为中国人民完全自办的事业。1950年随着朝鲜战争的爆发，美国洛克菲勒基金会对协和医院的拨款也开始中断。1951年1月18日美国财政部正式冻结了所有与中国有关的金融业务以及与中国有关的银行账户。根据中央政府对接受美国津贴的医疗机构的有关决定，中央人民政府教育部和卫生部正式接管北京协和医学院、协和医院，将其收归国有。经费由

① 《当代中国》卫生卷编委会：《当代中国卫生事业大事记（1949—1990年）》，人民卫生出版社1993年版，第11页。

教育部拨付，教职工原职原薪，学生可领人民助学金。协和医学院校名改为“中国协和医学院”，协和医院定名为“北京协和医院”，协和自此进入一个新的时代，正式成为新中国开展高质量医学教育和医疗卫生服务，造福人民的社会主义高等医学院和医疗机构。之后又接收了通县潞河医院。北京同仁、道济、妇婴、万生等医院改为与政府合办，采取先组织董事会合办，然后逐步接管的办法，先后都改为市立医院。如旧同仁和妇婴医院合并，改为北京同仁医院；旧道济医院改为北京市第六医院；旧万生医院改为北京市第七医院；旧怀仁医院改为北京市第二联合医院。

党和政府接管教会医院后，加强了对它们的全面领导，首先从医务人员的政治意识上开展思想工作，进行社会主义意识形态的宣传和教育，确立这些医疗机构为社会主义国家的人民提供医疗卫生服务的群众立场和自觉意愿。通过政府的接管、整顿，这些旧时期的医疗机构焕发出欣欣向荣的气象。如道济医院改为第六医院后，病床较之前增加了81.9%，门诊人次比1950年增加了72.9%。[①]

1950年全市只有医疗机构43个、医务人员374人、病床270张，到1952年底，医疗机构增加到116个，医务人员增加到623名，病床增加到442张。[②]到1954年底全市共有医疗机构665个、中西医师3605名，在医师比例分布上，其中中央卫生部所属26.6%，市卫生局系统占35.3%，中央工业及其他部门占23.0%，市工业及其他部

① 北京医学院医史学、保健组织学教研组：《北京医药卫生史料》，北京出版社1964年版，第51—52页。

② 北京医学院医史学、保健组织学教研组：《北京医药卫生史料》，北京出版社1964年版，第53页。

门占 12.4%，联合及私人的占 2.6%。[①]

二、新建和扩建一批大型综合医院和专科医院，增强其服务市民的能力

随着国民经济的稳定发展，北京市有着较好医疗基础的医院在前期整顿的基础上纷纷扩建，进入了快速发展的时期。在“一五”期间，根据中央提出的“整顿巩固、提高质量、重点发展、稳步前进”的工作方针，北京市扩建或改建了第二、第四、第五、第六、第七和同仁等医院。以同仁医院为例，1949 年只有眼、内、外、口腔四个临床科室和 60 多张病床，扩建后有了 640 张病床，每日门诊可达 1000 多人次。并增设了小儿、妇产、耳鼻喉、中医等科，成为规模较大、设备较全的综合医院之一。

在扩建、改建原有医院的同时，北京市还新建了一批新型的具有专科特色，拥有现代医疗设备的大型医院。例如，1955 年 6 月在复兴门建成全国规模最大的有 600 余张病床的北京市儿童医院。1956 年 12 月建立有 400 张病床、科别较全、以创伤骨科为重点的积水潭医院。1954 年 2 月，苏联红十字会和红新月联合会在我国建立了有 300 张病床的苏联红十字医院，后来在 1957 年 3 月全部移交给我国，更名为北京中苏友谊医院，并在 1959 年 6 月将病床扩充到 542 张。[②]1957 年北京第二传染病医院在右安门外建院，建筑规模、学科设置、隔离消毒措施、医疗设备方面均为国内先进。

1953—1958 年，大型综合医院相继建立重点科室，聘请著名专

---

① 北京医学院医史学、保健组织学教研组:《北京医药卫生史料》，北京出版社 1964 年版，第 55 页。

② 北京医学院医史学、保健组织学教研组:《北京医药卫生史料》，北京出版社 1964 年版，第 55 页。

家任院长和学科带头人。1954年10月，卫生部决定在北京医学院附属医院成立神经外科专业组，聘请苏联基辅神经外科研究所所长阿鲁狄诺夫教授为专家，聘请我国神经外科先驱者之一的赵以成教授主持工作。同仁医院以眼科、耳鼻喉科为重点科室，积水潭医院以创伤骨科为重点科室，宣武医院以神经外科为重点科室，朝阳医院以职业病科为重点科室，着力打造大型医院的医疗优势、专科特色。同仁医院聘请眼科专家罗宗贤、张晓楼领导眼科，全院病床增加到580张，眼科病床100张。[①]医院不仅为北京的患者提供治疗，而且有能力为全国慕名而来的眼科病人提供住院治疗。每年实施白内障手术3000例。脱盲率、脱残率均达到国际同类治疗水平。每年收治住院青光眼、眼底病患者分别为700例和1500例，成为全国有名的眼科医疗、教学、研究基地。[②]同仁医院1958年11月设立耳鼻喉科，病床由原来的30张扩大到84张。1956年1月28日，新建的积水潭医院以创伤骨科为重点科，设病床170张。[③]聘请骨科专家孟继懋为院长，英国创伤科专家洪若诗主持创伤科工作。在1956—1959年，治疗严重烧伤50例，治愈率达68%。[④]在手外科、骨与关节损伤、骨肿病、人工关节等病人的住院治疗中取得较好疗效。1958年新建成的宣武医院以神经外科为重点科室，聘请脑外科专家赵以成为院长，设病床120张。[⑤]

这些大型综合医院和专科医院通过引进一批著名的专家、教授，带动了重点科室的医疗、教学、科研、预防等工作的开展，培养了大批医学人才；正是他们和后来陆续引进的专家教授，以及医院自己培养的专

---

① 北京市地方志编纂委员会：《北京志·卫生卷·卫生志》，北京出版社2003年版，第277页。
② 北京市地方志编纂委员会：《北京志·卫生卷·卫生志》，北京出版社2003年版，第277页。
③ 北京市地方志编纂委员会：《北京志·卫生卷·卫生志》，北京出版社2003年版，第277页。
④ 北京市地方志编纂委员会：《北京志·卫生卷·卫生志》，北京出版社2003年版，第277页。
⑤ 北京市地方志编纂委员会：《北京志·卫生卷·卫生志》，北京出版社2003年版，第277页。

家队伍相结合，汇集成为医院发展关键的人才资源，为医院医疗水平的整体提升奠定了扎实的基础。同时以重点科室为骨干，科室挖掘潜力，团结协作，医疗技术不断提高。这些重点科室的建设不仅促进了所在医院医疗技术的发展，而且也成为医院的特色和品牌，为建立专科医院、专科研究所，形成专业临床诊疗医师队伍、专业科研攻关团队创造了条件。1957 年市卫生局属医院门诊人数为 5929088 人次。①

1958 年随着城市建设和工业生产的需要，北京又新建了一批规模较大、科别较全的综合医院和专科医院。1958 年 2 月，在东郊日坛建立了肿瘤医院，设病床 200 张，为本市肿瘤治疗的中心。1958 年 3 月，建立了以胸腔外科为重点的阜外医院和以整形为重点的整形外科医院。1958 年 9 月，在宣武区建立了北京宣武医院，为北京市唯一的神经外科中心。1959 年 6 月在市中心，北京市东城区北池子大街骑河楼 17 号西院区，建立北京市妇产医院，占地面积 25 亩，设立 250 张床位，② 成为北京市第一所妇产专业医院。独立的、具有行业高水准的北京儿童医院、妇产医院的建立，体现了党和政府在推广医药卫生事业中对妇女、婴儿和儿童健康的关怀与保护。1959 年 6 月，北京医学院新建的一所具有现代化设备的附属医院——北京医学院第三附属医院在北京高校集中的海淀区建成开诊。

1958 年随着全市人口的增长，门诊量也在逐年上升，为了缓解门诊病人排队看病等候时间长、看病难的问题，北京市属医院开始着手进行门诊制度的改革。1958 年 5 月，市公共卫生局发出《关于进一步妥善安排 3 班门诊制度的通知》，开放上午、下午、晚上 3 班门

① 北京市地方志编纂委员会:《北京志·卫生卷·卫生志》，北京出版社 2003 年版，第 270 页。
② 北京医学院医史学、保健组织学教研组:《北京医药卫生史料》，北京出版社 1964 年版，第 56 页。

诊，极大地方便了居民看病。1959年，市公共卫生局为提高门诊质量，要求主治医师和科主任出门诊，对门诊3次复诊不能确诊的病人，由上级主治医师和科主任主持进行疑难病例讨论。各医院组织各科室协同配合，抓好组织管理，合力安排就诊，降低复诊率，提高治愈率，改进服务质量。医院设立门诊办公室，配备好门诊部主任，由门诊部统一领导门诊工作。在管理上，要求各科室应尊重和服从门诊部的安排，每月由院领导召开联席会议，协调各科之间关系。通过理顺组织机构，明晰各科室的功能，为医院各科室的分工医疗、联合会诊奠定了较为成形的制度基础。

1952年，北京市开始推广住院病人保护性医疗制度，要求医院给病人营造一个安静、清洁、舒适的医疗环境。1953年，市公共卫生局制定了《医院工作规章制度》。1954年，市公共卫生局对各医院对住院病人医疗服务质量开展检查。表扬了市立第一医院无菌手术化脓率由20%降到0.7%，① 对规范化的手术操作给予了充分的肯定。1955—1956年，市属医院均订立"服务公约"，要求做到病人入院热情迎来，病人出院高兴而去。

1958年按北京市委书记彭真同志批示，友谊医院、同仁医院、北京医学院第一附属医院、人民医院、朝阳医院5家医院同时筹建了放射性同位素实验室。开展了－碘131、－磷32放射性核素诊断或治疗，甲状腺吸131碘功能测定，－碘131治疗甲状腺机功能亢进，－磷32对皮肤病血管瘤治疗等技术服务。在当时没有B超、CT、核磁等临床检查设备的状况下，核医学的脏器显像、功能显像等方面的技术，在北京市是比较先进的检测技术，这些新的医疗技术手段对临床辅助检

① 北京市地方志编纂委员会：《北京志·卫生卷·卫生志》，北京出版社2003年版，第276页。

查，诊断肝、肾等脏器功能提供了较为确切的影像诊断依据。

1958年，为扩大病人住院治疗，各医院设简易病床1710张。[①]各综合医院组成抢救协作组，及时抢救危重病人。1959年，各大医院在心脏外科、神经外科、胸外科、小儿外科和成形科等手术治疗方面取得明显进展，住院病人的医疗服务质量得到了较好的提高。

新中国成立后，北京市对国民政府时期的急救组织也进行了改造与发展。北京地区急救组织始于1935年，当时由北平市政府卫生局首设，备有运送病人车辆若干。新中国成立后，在1950年由北京市公共卫生局成立2支巡回医疗队（30余人），备有3辆救护车，奔赴全市城郊，既巡回医疗又抢救重危、急症病人。1952年成立市急救组，1955年底，市政府批准成立急救站，设医护人员30余名，急救车5辆，[②]进一步加强了急救的机构领导和人员、设施的配置。同时也在各医院建立起独立的急诊科室。1955年制定了《北京市急救工作管理办法》，1958年各区县建立救护站。

这些分布在市区的较为优质的医疗资源成为北京，乃至全国的行业标杆，它们的业务开展、医院制度建设、重点科室的打造、人才培养、社会服务等方面形成良好的示范和辐射效应，对北京市医疗机构的整体发展起到了领航的作用。

三、在城市广泛建立基层卫生组织，扩大城市医疗卫生服务的覆盖面

除了焕发城市医疗机构的生机与活力，北京市政府和卫生部门还在北京经济恢复发展的基础上，在城区居民聚居的区域、工厂，逐步

① 北京市地方志编纂委员会：《北京志·卫生卷·卫生志》，北京出版社2003年版，第276页。
② 北京卫生志编辑委员会：《北京卫生志》，北京科学技术出版社2001年版，第305页。

建立和健全城市基层医疗机构，来解决北京市医疗资源富集在城市核心区，难以满足人民迫切的医疗卫生服务需求的突出问题，扩大医疗机构的覆盖性、受益面。

从 1951 年起，在北京城区建立、健全基层卫生机构，成立卫生所、保健站、门诊部及联合医院等。城区普遍整顿了基层医疗机构，尤其是联合医疗机构，根据实际情况充实医务人员、设备等，建立健全医院制度。1957 年 4 月 12 日，市公共卫生局制定了《北京市联合医疗机构组织管理办法》，引导全市大部分开业医师组织成立了联合医疗机构。联合诊所将个体开业医师组织起来，开展更为规范的诊疗。联合诊所（医院）为集体所有制性质，实行独立核算，自负盈亏，民主管理，一是有利于积累资金，扩大医疗服务范围，提高医疗服务水平；二是增加集体所属的医疗机构数量，提高医疗卫生服务的公益性，使得卫生政策的执行获得更好的贯彻实施；三是有利于形成团队合力，培养医疗人才。1958 年下半年城区出现了一批主要是由联合诊所合并组成的街道居民医院，如东城区渣子坡居民医院、宣武区椿树居民医院、崇文区前门居民医院等。这些居民医院经过整顿作风，树立预防观点，建立医院规章制度，组织医务人员学习先进技术，在防治疾病能力、服务态度、服务质量等方面都有了较大的提高，受到居民的普遍欢迎。到 1956 年底，在城区四个区所属的 34 个街道办事处中，有 12 处都组建了街道居民医院，而联合诊所由原来的 68 处减少到 48 处，[①] 减少了的联合诊所，其设备、人员都充实到街道居民医院中，提高了街道医院的医疗服务能力和水平。在工厂方

① 北京医学院医史学、保健组织学教研组：《北京医药卫生史料》，北京出版社 1964 年版，第 56 页。

面，随着工业生产的发展，工厂工人的增加，如何解决工矿企业职工看病难的问题，更好地保障他们的身体健康，推进首都工业生产力的发展，成为北京市政府和卫生部门要着力关注和认真解决的问题。1951 年卫生部发布《关于健全和发展全国卫生基层组织的决定》，指出：在厂矿山区，除厂矿本身有一定卫生设施与卫生人员外，酌情配备公共卫生医师、卫生工程师及公共卫生护士。在这种背景下，北京工矿企业中的医疗机构在党和政府的支持下有了很大的发展。一些大型的厂矿纷纷建立起厂属的医院。如石景山钢铁厂、京西煤矿等都建起了为所属职工提供医疗卫生服务的厂矿医院，为建筑工人建立了中央建筑工程部职工医院和北京市建筑工程局职工医院。据统计，到 1957 年底，北京工业医疗卫生机构有 346 个、医务人员 4202 名、医院病床 1299 张，与 1952 年相比，医疗机构增加了 2 倍，医务人员增加了 5.7 倍，医院病床增加了 1.9 倍。①1958 年，北京市又在工业区（朝阳区）建立了规模较大的北京市朝阳医院，填补了本市东郊无大型综合医院，缓解了医疗资源配置不平衡问题。各工业单位逐年建立起许多防痨站、工人疗养院、疗养所等。到 1958 年底，全市工业企业举办的疗养单位发展到 41 处，设有床位 2550 张。②

在妇幼保健方面，新中国成立之前，妇幼保健工作未得到充分重视，妇女分娩大都采用旧法接生，妇女常因产褥热、难产而丧生，对妇女和儿童的生命健康危害极大。农村妇女产后得不到应有的照顾和休息，很多人患子宫下垂及其他妇科病。新中国成立后，1949 年 11

① 北京医学院医史学、保健组织学教研组：《北京医药卫生史料》，北京出版社 1964 年版，第 55 页。

② 北京医学院医史学、保健组织学教研组：《北京医药卫生史料》，北京出版社 1964 年版，第 56 页。

月北京开始普及新法接生，通过培训接生员，利用节日、庙会举办展览会等，宣传新法接生和胎儿生理知识，并对家庭贫困的产妇给予免费住院等照顾，至1951年新法接生率达88.3%，[①]劳动人民的妇幼卫生状况逐步改善。1951年北京市全面推行妇幼保健工作网施行办法，20世纪50年代前期，在城区各区都建立了以当时的区卫生所为中心的妇幼保健网，在郊区较普遍地建立接生站，推行孕妇登记、产前检查、安全助产、产后访视等先进技术和管理办法。1954年密云县共改训旧产婆316名，新训接生员192名。农村建立接生小组122个，接生站3处。1955年全县新法接生率达到80%。[②]到1956年，北京市已经开设了产院4所，在33所综合医院设立了妇产科，建立1所市级儿童医院、2所区级儿童医院，还建立了妇幼保健实验院。1959年妇产医院的建立更是树立起行业的标杆，全市妇幼保健医疗网初步形成，妇女、婴儿和儿童的健康获得切实的保障。

1958年城区普遍开展了地段保健工作，分片包干负责本地段内工厂、机关、学校和居民的疾病防治，建立"家庭病房"，进行"家庭治疗"。参加地段工作的医务人员共有1130余人。[③]

四、在农村建立健全基层医疗机构，初步建起农村的三级医疗卫生服务网

在农村，北京当时的行政体制为县、区、行政村三级。新中国成立初期北京农村的医疗卫生体制主要是建立县医院，成立区卫生所，组织医生成立联合诊所，从县到乡镇，再到村卫生室逐步建立起农村的三级医疗卫生服务网。朝外、永外、海淀三个卫生所在原有基础上

① 北京市地方志编纂委员会:《北京志·卫生卷·卫生志》，北京出版社2003年版，第4页。
② 密云县志编纂委员会:《密云县志》，北京出版社1998年版，第598页。
③ 北京卫生志编辑委员会:《北京卫生志》，北京科学技术出版社2001年版，第908页。

被政府接管，1949年底北京市新成立了4个医药合作社、1个公立卫生所和1个卫生站。政府组织城区医务人员下厂、下乡参加基层的医务工作，并且鼓励开业医师成立联合医疗机构。1951年4月28日由开业中西医师组建的北京第一个联合诊所——永定门联合诊所成立。1952年，市、区卫生部门组织了一批在市区经过进修学习的开业中、西医师，经过短期培训后调任农村工作，充实农村医务人员队伍。在郊区缺医少药地区，建立联合机构33处。除原宛平县卫生院改为大台卫生站外，在清水、金鸡台、周口店等无医无药的山区新建了3处医疗站。在东坝、高碑店、小红门、长辛店、清河、西北旺、北辛安等地先后成立了7个人民诊所。同年，东单联合医院建成，这是全市第一个由个体开业医师联合组成的医院。据统计，到1952年底，京郊农村的医疗机构已由原接管的3处，增加到122处，增长了近40倍；医务人员由原来的262人，增加到1964人，增长了6.4倍；病床由无增加到822张。① 基本实现了每一个县都有医院，每一个区都有卫生所的医疗机构普及目标。县属医疗人员由录用个体中西医生，接受大中专学院校毕业生，录用、招收农村卫生员等方式逐渐形成其人员构成。

在农业合作化运动中，郊区的个体开业医师纷纷组织起来走集体化的道路。参加联合医疗机构的人数占开业医师总数的90%以上，基本上做到每个乡都有联合诊所或分诊所，每个村都有巡回医疗站，初步形成了农村医疗预防网。以昌平区为例，1954年，昌平县有联合诊所11个，1955年有13个，山区由山羊洼、马刨泉村设立分诊

① 北京医学院医史学、保健组织学教研组：《北京医药卫生史料》，北京出版社1964年版，第52页。

所2个。1956年5月，按乡镇建联合诊所33个，实现每个乡镇都设有诊所。[①]1956年北京市公共卫生局捐资9000元，在昌平县城内八卦亭庙建病房17间，在吕祖庙前建门诊用房19间，面积共750平方米，彻底解决了昌平县卫生院无固定场所开展医疗卫生服务的困境。1957年，区医院投资3.5万元建门诊用房，面积500平方米。[②]1954年，密云县建东田各庄联合诊所。1956年密云县供销社四总店建公私合营的联合诊所，有医务人员18名，以中医内科为主。[③]1958年联合诊所大都并入或转入公社卫生院。1959年密云县私人诊所全部被吸收到各公社卫生院（所）。在“一五”计划（1953—1957年）期间，北京郊区共建立了公私医疗机构412处，有病床5951张，医务人员增加至6285人。与1952年底比较，医疗机构增加了3.4倍，病床增加了7.2倍，医务人员增加了3.2倍。[④]

从区县的医疗设备配备来看，20世纪50年代北京区县的医疗设备也有了很大的改善。以延庆县为例，1950年，县医疗设备仅有诊包、血压表、产包。1956年有了手术器械、显微镜、产床、手术床、简易化验室。1959年县医院设有病床40张，配备有万能手术台、高倍显微镜、电冰箱、吸引器、X光机等设备。[⑤]医疗设备的增加和改善，使得县域的医疗技术水平也获得了不断的提高。1949年延庆县共有西医9人。[⑥]1949年只能进行一般常见病和传染病的治疗，1957

---

① 昌平县志编纂委员会：《昌平县志》，北京出版社2007年版，第890页。

② 昌平县志编纂委员会：《昌平县志》，北京出版社2007年版，第896页。

③ 密云县志编纂委员会：《密云县志》，北京出版社1998年版，第588页。

④ 北京医学院医史学、保健组织学教研组：《北京医药卫生史料》，北京出版社1964年版，第57页。

⑤ 延庆县志编纂委员会：《延庆县志》，北京出版社2005年版，第660页。

⑥ 延庆县志编纂委员会：《延庆县志》，北京出版社2005年版，第660页。

年可做剖腹产手术，1958年能施行阑尾炎切除手术，1959年在北京市医疗队帮助下可做疝气、胃和甲状腺切除、骨结核清除、子宫摘除、胆囊摘除手术。[①]

新中国成立初期至20世纪50年代末，北京市和驻京人民解放军及县医疗机构多次组织医疗队下乡，开展门诊、会诊、手术、培训、防病、治病等巡回医疗工作。1955年，由北京医学院、中医研究院、友谊医院、同仁医院和中医医院抽调91人组成第一批9个医疗队，不久又组织第二批35个医疗队共261人下乡巡回医疗。8月组织第三批医疗队，900多人。[②]1951年，昌平县政府组织巡回医疗队到深山区给农民和军烈属、复员军人、伤残军人治病。1954年，县巡回医疗队在4个山区设医疗站25个，为山区群众防病、治病。[③]1957年，北京协和医院医生在上苑乡为昌平县联合诊所培养医务人员。1958年1月，昌平区卫生局组织25人医疗队到山区上庄、老峪沟、高崖口、黑山寨乡等34个村进行免费医疗，治疗患者2500人，提供药品价值2000多元。[④]1958年8月北京市各大型综合医院分别与远郊区县的医院建立了业务联系。[⑤]医疗队下到农村，开展巡回医疗，提高了农村的诊疗水平和开展手术的能力，通过专家、城市医生的带帮教也使得乡村医务人员有机会接触到较为先进的医疗知识和技术，使他们的业务能力获得较快的提升。

1958年3月7日经国务院批准，将原属河北省的顺义、通县、大兴、良乡、房山县及通州市划归北京市管辖；同年10月20日，又

① 延庆县志编纂委员会：《延庆县志》，北京出版社2005年版，第661页。
② 北京市地方志编纂委员会：《北京志·卫生卷·卫生志》，北京出版社2003年版，第294页。
③ 昌平县志编纂委员会：《昌平县志》，北京出版社2007年版，第892页。
④ 昌平县志编纂委员会：《昌平县志》，北京出版社2007年版，第901页。
⑤ 北京卫生志编辑委员会：《北京卫生志》，北京科学技术出版社2001年版，第908页。

将原属河北省的怀柔、密云、延庆和平谷4个县划归北京市，基本形成现在北京市的界域范围。随着郊区范围的扩大，北京市的土地面积、人口都有了较大的增长，1958年北京市土地面积增至16807.8平方公里，当年共增加人口217.9万人。[①]郊区农民对医疗卫生有着更为迫切的需要，有的地方采取合并农业社保健站和联合诊所的方式来建乡镇医院。如顺义县李遂乡在群众大力支持下，建立了北京第一个乡医院。1952年春，延庆县组织18名医生分别在延庆、永宁、康庄、八里庄、珍珠泉建立联合医药合作社。同年10月，县人民政府财政拨款并招收16名医生，分别在康庄、二道河、大观头、四海、大柏老、西五里营、小河屯、沈家营、大榆树、杨户庄、张老营、岔道、旧县、香营、后所屯、白河堡、前吕庄、井家庄、王木营、吴坊营、千家店、红旗甸、花盆、沙梁子、黑汉岭、小川组建22个联合诊所；11月，八里庄联合诊所迁至靳家堡，改为卫生所。1957年10月，从二道河卫生所抽调人员组建大庄科卫生所。1958年6月，延庆县的卫生所改为地段医院，诊所改为乡医院。同年底，全县共有地段医院9处、乡医院27处。[②]到1958年8月底，全市共组成乡卫生院186所，设简易病床1710张，共有医务人员2500名。[③]同时，医疗机构还需要从县、乡医院再向下延伸到村、生产队，真正织起农村医疗卫生服务的网底，将医疗卫生服务的功能沉潜到最基层，惠及分布在广袤乡野中的北京农村百姓。因此，这一时期大量的初级医疗预防保健人员的培养成为北京市人民政府、医疗卫生部门着力关注和重点落实的方

① 曹子西：《北京通史》第十卷，中国书店1994年版，第139页。

② 延庆县志编纂委员会：《延庆县志》，北京出版社2005年版，第653页。

③ 北京医学院医史学、保健组织学教研组：《北京医药卫生史料》，北京出版社1964年版，第57页。

面。北京各郊区开展了保健院、保育员、接生员的培训，这些人员从农村有文化的人中选拔，开展在地化的培养。1952年，昌平县政府卫生科对村级卫生员225人进行传染病学、环境卫生、生命统计学培训。[①]1955年，大兴县卫生部门为23个农业合作社培训卫生保健员46人。[②]1958年9月，北京日坛产院派30名医务人员到大兴承担公社卫生院培训接生员工作；大兴区卫生局在西红门举办护理员和助产员培训班，50名具有初中文化程度的青年参加培训，教员由同仁医院医务人员担任。1958年10月，安定人民公社在魏善庄大队建成第一个农村产院。1958年全区办起93个产院、73个产室，共有512张床位、713名接生员，由21名专职妇幼保健员担任技术指导。1958年出生婴儿7315人，新法接生5924例，新法接生率80.98%；新生儿死亡327人，死亡率44.7‰。[③]1958年在北京郊区累计培训保健员8306名、保育员10790名、接生员3740名。[④]这些人员被充实到乡村医生的队伍中，分散在各乡村的生产队，他们边进行农业生产，边开展卫生保健急救工作，成为乡村医务人员队伍中的中坚力量。

北京郊、区县之下，原有乡、镇一级的设置，乡镇下还有村的设置。在县医院建立后，乡卫生院的建立紧随其后，也获得了迅速的发展。以密云县为例，新中国成立后，密云县于1951年建立县卫生院。1952年始建立四区赶河厂、五区古北口、六区新城子、九区塘子卫生所。1954年建立石匣人民诊所。1958年建立西田各庄卫生院和古北口、冯家峪、四合堂中心卫生院。塘子、石匣两个卫生所改为卫

---

① 昌平县志编纂委员会：《昌平县志》，北京出版社2007年版，第887页。

② 大兴县志编纂委员会：《大兴县志》，北京出版社2002年版，第558页。

③ 大兴县志编纂委员会：《大兴县志》，北京出版社2002年版，第566页。

④ 北京医学院医史学、保健组织学教研组：《北京医药卫生史料》，北京出版社1964年版，第57页。

生院。1958年后又建立不老屯、卸甲山、十里堡、河南寨、穆家峪、大城子、北庄、新城子、东庄禾、上甸子、半城子、番字牌、石城、溪翁庄、东邵渠卫生院。[①] 从县属医院到乡（公社）卫生院的医疗网在20世纪50年代的北京郊区逐渐搭建成形，并开始承担地区段的医疗保健任务，起到了分级分层开展诊疗服务的作用。

村级保健站、医务室的建立与发展是医疗卫生服务伸延到农村最基层的主要方式。20世纪50年代初村设卫生委员，负责检查督促村防疫、卫生工作。1950年昌平县有30多个行政村成立卫生委员会，村设不脱产卫生员。1951年，昌平县设卫生员的村有180多个。1953年，昌平县有村卫生员388人，1954年有239人。[②] 在1958年人民公社化运动中，实行政社合一，乡、镇为人民公社所取代，村改为人民公社的生产大队或生产队。在1958年下半年人民公社化运动中，卫生工作强调必须从生产出发，配合生产，为生产服务，体现人民公社和集体化生产中社会主义农村卫生工作的新面貌。在这种背景下，北京远郊区农村医疗机构又有了新的发展。一些乡医院于1958年9月开始，与当地公立卫生所合并，统一调配设备、人员等资源，建立了人民公社医疗机构和公社医疗预防网。1958年北京远郊区县的中心医院在扩大门诊、增设病床、科室设立、设备购置等方面都取得了较大的进展。有的增设了精神病科、结核科，有的购置了X光机、万能手术床、理疗等大型医疗设备，添置了急救车，区县中心医院的诊疗能力得到加强。县/区人民公社化后大队建立保健站，生产队设卫生员。1959年昌平区有大队保健站72个，生产队有不脱产卫

① 密云县志编纂委员会：《密云县志》，北京出版社1998年版，第588页。
② 昌平县志编纂委员会：《昌平县志》，北京出版社2007年版，第890页。

生员 1407 人（包括接生员 273 人）。[①] 基层的卫生员、保健员有了较为显著的增加。

到 1958 年底，北京郊区医疗卫生机构由新中国成立初期的 3 处发展到 1835 处，基本上做到每个公社生产大队都有医疗机构，医务人员达到 12522 人，病床（包括简易病床）由 1949 年前的无增加到 16454 张。[②] 在公社化前后，城区各医院的医务人员和卫生学校的高年级学生，送医下乡、送学下乡，分别到郊区县、乡协助训练群众中的卫生积极分子，共培养保健员 24000 余名。[③] 这样，为京郊百姓服务的农村三级医疗卫生服务网基本形成，县、乡镇、卫生机构各自分工，形成划区分级分工的医疗制度，对解决农村居民的看病问题，促进他们的身体健康，推进农业生产的发展发挥了积极的保障作用。

1950 年起，北京市开展对甲状腺肿的防治，县政府、县卫生部门将地方性甲状腺肿（简称地甲病）作为主要的地方病开展防治。地甲病是在北京郊区发病范围最广、危害最大、病例最多的一种地方病。新中国成立后，北京区县对甲状腺病流行地区进行防治调查。例如密云县在 1938 年曾对县内 101 个村庄调查，地甲病患者共有 816 名。1955 年开始，密云县对县内地甲病流行地区采取食盐加碘进行防治。1956 年重点调查遥桥峪、庄户峪两村 67 户 409 人，查出地甲病患者 207 人，占 50.6%。全县地甲病率为 37%。1957 年密云县在县内重点高发区采用食用碘盐和服用碘化锌片两种方法进行防治。[④]1957 年延

---

① 昌平县志编纂委员会：《昌平县志》，北京出版社 2007 年版，第 890 页。

② 北京医学院医史学、保健组织学教研组：《北京医药卫生史料》，北京出版社 1964 年版，第 58 页。

③ 北京医学院医史学、保健组织学教研组：《北京医药卫生史料》，北京出版社 1964 年版，第 58 页。

④ 密云县志编纂委员会：《密云县志》，北京出版社 1998 年版，第 594—595 页。

庆县在八达岭乡岔道村服碘油丸，试点观察 20 人的治疗效果，1958 年，在四海公社用 10% 碘化钾健胃散和 5% 葡萄糖碘化钾治疗 50 例，有效率达 80%，治愈率 67%。[①]1958 年在密云县、延庆县等全县范围内推行碘化盐防治。至 1959 年基本控制了地甲病新发病。1959 年，怀柔县组织医务人员对全县甲状腺肿病进行逐户摸底调查，共查出患者 15036 人。[②]对县、镇村的传染病如天花、伤寒、麻疹、霍乱、梅毒、结核病等进行摸底调查，重点防治。1959 年 7 月，怀柔县防疫站、医院、妇幼保健站联合组成防治梅毒小组，深入北部山区 3 个公社 43 个村检查梅毒病，对被确诊的 120 名患者进行了治疗。[③]

医疗卫生服务从城市到乡村的延伸、拓展，既使京郊农民感受到新中国医疗卫生服务带给他们的实实在在的益处，感受到新政权给予他们健康权益的尊重和保护，也让他们在接受诊疗、治疗疾病中增加了对基本医疗、预防保健知识的了解，一定程度上增强了他们的健康素养。通过开展卫生宣传、组织与整顿地方医生、建立基层卫生组织、进行卫生调查、改善环境卫生等工作，北京农村的卫生工作获得了扎实的开展，对于改变乡村落后的卫生面貌，提高农民的疾病预防控制能力起到了一定的知识宣传普及作用。

从新中国成立初期到 1959 年，10 年时间北京市人民政府在薄弱的医疗卫生基础上，通过提高与普及相结合的方针，既对旧的医疗卫生机构进行了改革、调整、扩建、提高，同时又新建了大量的医疗卫生机构，从城市核心区到城郊边缘，从区县到乡、村，在北京建立起综合与专科并重、覆盖面较为广泛、为工农业生产提供有力保障的医

---

① 延庆县志编纂委员会：《延庆县志》，北京出版社 2005 年版，第 661 页。
② 怀柔县志编纂委员会：《怀柔县志》，北京出版社 1999 年版，第 23 页。
③ 怀柔县志编纂委员会：《怀柔县志》，北京出版社 1999 年版，第 23 页。

疗卫生服务网，体现了社会主义医疗卫生工作为人民健康服务的宗旨。1955年初，北京试行分级分工医疗。将全市医疗机构分为三级，即国家部委所属、市属综合医院及300张病床以上的职工医院为一级医院；区（县）属综合医院及300张病床以下的职工医院为二级医院；门诊部、街道医院及相当规模的工厂、学校、机关、企事业单位的医务室为三级。农村按照县医院、中心卫生院或公社卫生院（所）、大队（村）卫生所逐级建立分级分工医疗业务关系。通过城市、乡村各级医疗机构的分级分工，逐渐形成了新中国的三级医疗保健预防网。在城市、乡村分别都分三级，各级按照医院的技术能力、特定的任务，执行不同的职能，从农村到城市连接成网，分别在所属的卫生行政部门领导下开展分级分工医疗，从而形成由下而上逐渐接受会诊、转诊的城乡三级医疗保健预防网。

1949年新中国成立后，北京市实行医院三级预防保健制度。一级预防是病因预防，以防止疾病的发生为目的；二级预防是处于发病潜伏期或前驱期的预防，以早发现、早诊断、早治疗，控制疾病发展、流行为目的；三级预防是处于发病期的预防治疗，以减少病人痛苦、挽救生命、早日康复、控制疾病流行为目的。

到1959年底，全市共有医疗机构1992处（其中乡村医院404处）。病床由1949年中华人民共和国建立后的3001张，增加到1959年的27518张。卫生技术人员从1949年的5806人增加到1959年的43794人。[①]与1949年相比较，医疗机构数量增长了31.7倍，病床数量增长了8倍，卫生技术人员数量增长了6.5倍。全市各级医疗卫生保健网得以初步建立，人民健康水平有了较为明显的提高。

---

① 北京市地方志编纂委员会:《北京志·卫生卷·卫生志》，北京出版社2003年版，第573页。

五、团结新老中医，推进北京中医事业的发展

（一）中央推进中医事业发展的方针、举措

19世纪中期以来西方的政治经济、科技发展模式成为具有普世价值的模式，其他文化必须模仿以求进入更高文明的阶段。[①]中国在引进西洋医药的过程中，西医、西药对中国既有的中医学知识体系、医疗制度等带来了极大的冲击。在中国医学现代化过程中，有人主张以西医为标准，全盘接受西医，放弃中医，如1929年国民政府中央卫生委员会就曾提出“废止中医”的极端立场，也有主张以西方科学改革中医，以保持中医的精粹，实现中西汇通。中医的知识体系、治疗方式，既是民族医药长期传承发展的结果，也有与现代化医学不相适宜的方面，如何对待中医，如何把中医现代化、科学化，使它成为中国现代医疗体系中的重要成员，成为新中国医疗卫生体制的有生力量是摆在新政府面前亟待作出选择和开出处方的重要命题。

在新中国成立伊始，国家就提出了“团结中西医”的方针，主张组织中医医生进修，以提高其中医学术水平，使其适应人民需要并为人民健康服务。毛泽东同志认为，中国医药学是一个伟大的宝库，应当努力发掘，加以提高。1953年11月毛泽东在中央政治局会议讨论卫生工作时作了重要讲话，在提到对待中医的态度时明确指出：“中国对世界有大贡献的，我看中医是一项。现在西医少，广大人民，尤其农民，依靠中医治病。因此，必须对中医做好团结争取的工作。这一方面我们还做得不够，应把它做好。”对待中医毛泽东指出应该辩证地看待中医的传承，他认为：“对中医，须有全面的正确的认识，中医也必须改造，必须批判地接受这份旧遗产。看不起中医是不对

① 余新忠：《医疗、社会与文化读本》，北京大学出版社2013年版，第111页。

的，把中医说得都好、太好，也是错误的。中西医一定要团结。”①

1954 年周恩来总理在第一届全国人民代表大会第一次会议上作了《政府工作报告》，再次强调“团结中西医”的方针，指出：“我国有几十万中医散布在全国的农村和城市，各级卫生部门应当认真地团结、教育和使用他们，并且同他们合作来把中国原有的医药中有用的知识和经验加以整理和发扬。”② 同年 11 月 22 日中共中央批转政务院文化教育委员会党组《关于改进中医工作问题的报告》。中央批示指出：团结中西医，正确地发挥中医的力量为人民保健事业服务，是中央早已明确指示的一项重要的卫生工作方针。当前最重要的事情，是要大力号召和组织西医学习中医，鼓励那些具有现代科学知识的西医采取适当的态度同中医合作，向中医学习，整理祖国的医学遗产。此外还应进行扩大中医的业务，改善中医的进修条件，出版中医书籍，改进和加强对中药的管理等工作。③

1955 年 1 月毛泽东再次对中医工作指示：中国 6 亿人口的健康主要是靠中医，不是靠西医，因为西医的数量很少。中医对人民健康的作用是很大的。中国医药有悠久的历史，对人民有很大贡献，要建立机构研究中医药。应按对待少数民族政策那样对待他们，各机构中应有他们的成员。几年来未做出成绩是不对的。对有本事的中医要当专家看待，按专家接待和待遇。还要反对中医间的宗派。④

---

① 《当代中国》卫生卷编委会：《当代中国卫生事业大事记（1949—1990 年）》，人民卫生出版社 1993 年版，第 39 页。

② 《当代中国》卫生卷编委会：《当代中国卫生事业大事记（1949—1990 年）》，人民卫生出版社 1993 年版，第 45 页。

③ 《当代中国》卫生卷编委会：《当代中国卫生事业大事记（1949—1990 年）》，人民卫生出版社 1993 年版，第 47 页。

④ 《当代中国》卫生卷编委会：《当代中国卫生事业大事记（1949—1990 年）》，人民卫生出版社 1993 年版，第 49 页。

1955年12月19日，中医研究院在北京成立，隆重举行开院典礼，周恩来总理题词："发扬祖国医药学遗产，为社会主义建设服务。"1956年1月，卫生部印发了《关于改进中医工作的报告》，其中明确提出必须有领导、有组织、有步骤地打开局面，树立风气，开展西医学习中医的运动，先以北京为重点做起，逐步推及全国。同年3月，毛泽东在和医务人员谈话时指出：中国文化遗产丰富，科技方面天文学与医学经验很丰富，很宝贵。但是由于过去科学基础差，不能发扬，这是提出西医学习中医的根本原因。在学习中应该把一些古典的经典型医学著作由专人翻译成白话文，印成对照本，以便于西医阅读学习。上中医课，目前由一些中医老先生讲，以中医术语解释，恐怕仍不能懂，也不容易结合起来，最好由一些有科学基础的中医或懂中医的西医来讲。对于一些40到50之间的、精力较充沛、有一定经验的中医，应给予基础科学教育，如物理、化学、生物、微生物学、解剖学、生理学，这样对于古来医学经验与现代科学的结合上会有很大帮助。①

1957年2月刘少奇、邓小平召集卫生部党组同志，听取中医工作汇报。刘少奇指示要把西医中有经验的老教授请来参加中医的研究整理、提高工作。凡是有本事的中医，要让他们带徒弟。在西医学习中医的方法上要做到"系统学习，全面掌握，整理提高"。中医进医院后，要为他们创造条件，病床、护理、诊室、煎药室等，都要征求中医的意见，逐一解决。要给中医以财权、人权、行政权，提高中医的地位。邓小平同志谈了西医团结中医的意义，指出目前还有一些西

① 《当代中国》卫生卷编委会：《当代中国卫生事业大事记（1949—1990年）》，人民卫生出版社1993年版，第60页。

医对学习中医心里不服。首先是中国走什么道路？应该把世界上一切好的东西和中国一切好的东西结合起来，一切好的东西我们都要承认。西医是好的，中医几千年来证明也是好的；但西医也有不好的，中医不好的可能更多些，因为没有经过科学整理。这就是要花几十年的工夫，整理出完整的祖国医学，这是我们的奋斗方向、奋斗目标。要有科学水平的人才行，要懂得中医规律的人来做。这个任务不仅是西医的，也是中医的。我们要创造真正结合的条件，要寻找、鼓励和支持一帮人来从事整理研究工作。①

1958年卫生部在河北省保定市召开全国中医中药工作会议。会议对今后中医中药工作做了部署安排：（1）首先在卫生人员中，特别是在领导干部中开展一个中医政策的学习运动；（2）大搞西医学习中医运动；（3）开展群众性的采集验方、秘方的运动；（4）继续办好中医学院与中医带徒弟；（5）广泛开展中医研究工作；（6）大力改革医院工作，充分发挥中医作用；（7）大力发展中药生产，加强中药经营管理工作。②

（二）20世纪50年代北京中医事业的发展

在中央一系列方针政策的指导下，北京作为全国中医事业改革发展的重点城市，开始了继承、弘扬祖国传统医药文化遗产的探索之路。

北京曾作为封建王朝的都城有800多年的历史，又是民国时期中国北方的核心城市，解放时这里聚集了优质的中医名医资源，他们有着源远流长的传承，又有着深厚的专业基础和较为先进的诊疗水平。

---

① 《当代中国》卫生卷编委会：《当代中国卫生事业大事记（1949—1990年）》，人民卫生出版社1993年版，第72页。

② 《当代中国》卫生卷编委会：《当代中国卫生事业大事记（1949—1990年）》，人民卫生出版社1993年版，第91页。

1949年以前，北京的中医分为名医、太医、世医三大“流派”，每派都拥有卓越的人才、名老中医。如名医派，旧中国北平著名的“四大名医”萧龙友、孔伯华、施今墨、汪逢春均属于该派，他们医学造诣很深，经验丰富，在北平中医界和群众中都享有盛誉和良好的口碑。但中医的发展在较长的时间里都处于诊所问诊的状态，规模发展有限，在1949年之前，竟无一所有床位的中医院。在县城、镇、村，中医有着更为广泛的患者人群。当时农村患病主要靠中医医治，县城和较大的镇村有中医开药点、设堂行医并带学徒。这些中医医师大多为家庭、家族世代相传，少数由学徒拜师学艺传承延袭，中医以中药、针灸治疗疾病，在治疗某些疾病方面往往有一定专长。虽然规模有限，然而也是当时县城、镇村可以直接利用的医疗资源。以延庆县为例，千家店万家的内科、永宁尤家的妇科、康庄张家的内科都是其诊疗专长。齐汉卿、尤绍周、康佩链、房希玲、王子周、王天利、张松亭等20多人，虽文化程度不高但在全县较有名望。[①] 新中国成立前，昌平县城知名的药铺约有7个、诊所2个，有的擅长内、妇、儿科，有的专攻针灸，有不同的医疗特色。1949年昌平县有中医258人，县中西医诊疗所及医药社有中医4人。[②]1950年密云县有卫生技术人员133名，其中84人为中医药人员，[③]63%的卫技人员为中医药从业者。新中国成立后北京如何利用传承久远的优质的中医资源，使中医的教育、诊疗更加规范、科学，发挥中医辨证施治的理论优势，实现中医、西医的团结，提高首都人民的健康水平，成为北京医药卫生部门的一项重要工作。

---

① 延庆县志编纂委员会:《延庆县志》，北京出版社2005年版，第660页。

② 昌平县志编纂委员会:《昌平县志》，北京出版社2007年版，第893页。

③ 密云县志编纂委员会:《密云县志》，北京出版社1998年版，第589页。

1951 年一部分中医师联合开办了“永定门联合诊所”，该诊所设有内科、外科、针灸科、化验室等，诊所的建立，不仅满足了永定门附近群众医疗预防的需要，也为中医联合组织的发展树立了方向。以永定门联合诊所为范本，北京相继建立了西直门、阜成门、安定门、大红门、西山、门头沟、西红门、东郊、南苑、慈云寺等 70 多个中医联合诊所。

1952 年 9 月，北京市卫生局在东城帅府胡同成立了“针灸门诊部”，又在骑河楼成立了“针灸门诊部分所”。1953 年 12 月在西四缸瓦市成立“北京市中医门诊部”，设内科、针灸科、骨科，每日门诊 500 余人次。1954 年北京市各医院及各种医疗结构开始设立中医科和吸收中医担任医疗保健工作，中医工作有了更加蓬勃的发展。从 1954 年开始，全市有 15 处综合医疗机构设立了中医科（或中医部），接受对外门诊和本单位的各科会诊工作。1954 年以前，除少数中医参加了政府工作外，大部分中医还是分散开业。从 1954 年开始，为了更好地发挥中医的作用，市卫生局把中医安排到治疗、教学研究等岗位工作。在中医的传承上，提倡继承、发掘、整理、提高祖国的医药学遗产，总结名老中医、中药人员的经验，搜集、验证民间单方验方，总结疗效，形成对中医更加科学的解释和在群众中的有效应用和推广。

1956 年 5 月在大佛寺西街开办了综合性中医医疗医院——“北京市中医医院”，设内、妇、儿、针灸、正骨、按摩等科，有病床 150 张，每日门诊约 2000 人次，[①] 并且还成立了研究室，和西医共同进行

① 北京医学院医史学、保健组织学教研组：《北京医药卫生史料》，北京出版社 1964 年版，第 59 页。

诊疗与研究工作。

1949年，北京只有私人开业中医1120人，[①]没有中医医院及中医门诊部。到1958年全市各医院设有中医科（或中医部）的已有54处，此外还有中医门诊部9处，综合性中医医院4处，中医人数有3422名，在公立医药机构中的中医有649人。[②]市属综合医院开设中医科、针灸科等科室，通过机构设置较好地实现了对中医诊疗与研究的推进工作，也为中医队伍培养了更加规范的从业人员。例如，当时的朝阳医院开院时，中医科、针灸科基本上是由从社会上吸收的个体开业医组成的，他们没有在正规的医院里工作过，但在医院门诊规章制度的严格管理下，很快走向正轨。接诊、写处方、剂量规定、考勤、交班、科会、逐级汇报等都能按医院规章制度执行。中医按照规定统一处方，开具脉案、药方。消毒隔离观念也很快到位，能按照规定对针灸针进行消毒，进针部位也要先进行皮肤消毒，一改过去多年私人行医时进针不消毒的老弊习，从而保证了病人的医疗安全。

新中国成立至20世纪50年代中、后期，北京的一些郊区县在治病方面主要是以中医、中药为主。以密云县为例，1952年中医中药人员为121人，其中中医医师、医士107名。1957年中医中药人员176人，占全县医务人员总数的59%。[③]以这样知识背景为基础而建立的卫生所在诊疗中都以中医为主。例如1958年密云县各公社先后建立的卫生院均设有中医科室，这些中医有的擅长内科，有的精于妇科、儿科，有的精于内科疑难杂症或针灸。1957年2月，延庆县成

① 北京市地方志编纂委员会：《北京志·卫生卷·卫生志》，北京出版社2003年版，第1页。

② 北京医学院医史学、保健组织学教研组：《北京医药卫生史料》，北京出版社1964年版，第59页。

③ 密云县志编纂委员会：《密云县志》，北京出版社1998年版，第596页。

立中医业余学校，学员126人，学制2年，毕业生80人，同时为老中医配备徒弟18人。1958年延庆县有中医中药人员达到了124人。[①]较为正规的中医教育，使得中医的后续补充有了较好的保障，既加强了现有队伍的专业素养，又起到了扩充中医医生的作用。1958年，延庆县各公社先后建立的卫生院均设有中医科室。20世纪50年代，中医治病用药，如丸、散、膏、丹等，部分为诊所、医院自制。不少药材都采自当地的山林，经过加工后为患者提供，价格较为低廉，医疗服务的可及性、有效性较好。

这些中医院、中医医疗机构的设立对于北京中医药事业的发展起到了机制保障的作用。中医的地位也在政策的关照下获得了逐步的提高，中医在社会上获得较好的尊重，有些中医被选为全国人民代表或市人民代表，有些被选为全国政协委员或市政协委员。

北京市政府对名老中医的健康、生活非常关心。1955年市卫生局对全市老中医进行了探视。全市有18名老中医生活困难，由市卫生局给予一定的生活补助，解决他们的经济困难。

六、建立城乡完整的防疫体系，广泛开展爱国卫生运动，有效防治主要传染病和流行病

（一）从政权稳定性的角度强调卫生防疫工作的重要性

由于疫病的发生常常会给人们带来痛苦和恐惧，因此在一个文明社会中，应对疫病的医疗观念和实践既考验着卫生领域，也考验着政府的应对能力，进而会影响到普通百姓的生存状态、精神面貌、心理心态。传染病、疫病发生的情况下，能否采取有效的措施恰当地应对会直接影响到国家的社会稳定，影响到政府在公众中的形象。在较长

① 延庆县志编纂委员会:《延庆县志》，北京出版社2005年版，第660页。

的历史时期里，传染病一直是京城居民致死的首要原因。据统计，从金中都、元大都、明北京、清京师、民国北平、中华人民共和国至1955年，829年间，传染病一直是导致居民死亡的第一死亡原因。[①]以昌平县为例，1948年前，县内多个村曾大面积流行霍乱，死亡数百人。[②]

在新中国成立之初，城乡公共卫生十分落后，传染性疾病流行，给人民的生命和财产造成了很大的损失。对于中国共产党而言，解决旧中国留下的卫生问题，使百姓摆脱疫病之苦，成为中国共产党和人民政府在政权刚刚建立初期的一个重大而紧迫的任务。中共中央在总结我国人民与疾病作斗争的历史经验基础上，提出“预防为主”作为卫生工作的根本方针，决定在加强专业卫生机构建设的同时，广泛发动组织动员群众，依靠广大人民群众的力量，扑灭病媒虫害，改善环境卫生，有效预防和控制传染病的流行，改善人民的医疗卫生条件，巩固社会主义新政权的合法性与稳定性。

1951年9月9日中共中央发出毛泽东同志起草的《中央关于加强卫生防疫和医疗工作的指示》，强调各级党委要将卫生、防疫和一般医疗工作看作一项重大的政治任务，极力发展这项工作。对卫生工作人员必须加以领导和帮助。对卫生工作必须及时加以检查。“在经费方面，除中央预算所列者外，应尽其可能在地方上筹出经费。必须教育干部，使他们懂得，就现状来说，每年全国人民因缺乏卫生知识和卫生工作引起疾病和死亡所受人力畜力和经济上的损失，可能超过每年全国人民所受水旱风虫各项灾荒所受的损失，因此至少要将卫生

① 北京市地方志编纂委员会：《北京志·卫生卷·卫生志》，北京出版社2003年版，第4页。

② 昌平县志编纂委员会：《昌平县志》，北京出版社2007年版，第904页。

工作和救灾防灾工作同等看待，而决不应该轻视卫生工作。”[①]

1950年2月10日卫生部、军委卫生部联合发出《关于开展军民春季防疫工作，给各级人民政府及部队的指示》。《指示》提出：（1）各疫区及邻近的县以上政府负责同志，应亲自动手，组织包括有关各方代表人员参加的防疫委员会，动员并指挥一切卫生工作者结合群众，向疫病作斗争。（2）一切卫生人员均应参加政府的防疫工作。（3）各县应尽可能组织巡回防疫队，平时做深入的卫生宣传及普种牛痘，并帮助各级政权机关建立卫生组织和进行卫生运动；凡遇传染病人应及早发现、及时隔离治疗。《指示》对鼠疫、天花、麻疹、流行性脑脊髓膜炎、白喉、猩红热、百日咳等急性传染病的防治作了具体部署。

1952年1月28日，美国在朝鲜发动了大规模的细菌战，在朝鲜人民军、中国人民志愿军的前线阵地和后方，大批散布含有鼠疫、霍乱、伤寒及其他传染病细菌的苍蝇、蚊子、跳蚤、虱子等，造成军民的伤亡。为防御美国发动细菌战争造成传染病蔓延，毛泽东同志提出：“动员起来，讲究卫生，减少疾病，提高健康水平，粉碎敌人的细菌战争！”3月19日中央防疫委员会向各大行政区及各省、自治区、直辖市人民政府发布了反细菌战的指示，要求各级人民政府都成立防疫委员会；要求各地根据不同地域、不同情况发动群众订立防疫公约，提出具体要求。一个以消灭病媒虫害为主要内容的卫生防疫运动在全国城乡广泛开展起来，因为这个运动开展的直接目的就是反对美国发动的细菌战，保卫祖国，中央把这个运动定名为“爱国卫生运

---

① 《当代中国》卫生卷编委会：《当代中国卫生事业大事记（1949—1990年）》，人民卫生出版社1993年版，第23页。

动”。这是在新中国卫生保健事业上的一项新的措施，是为保护人民健康、预防疾病而开展的群众性爱国卫生运动，通过提倡讲究卫生、除害去病、移风易俗，减少疾病的发生，亦即“预防为主”的方针来控制并减少传染病的发生。爱国卫生运动的发动需要动员群众，运动的实施需要依靠群众，运动的成果最终要服务于群众的健康需要。

（二）北京卫生防疫体系的建立与爱国卫生运动的开展

1949年新中国成立后，卫生部设防疫司、北京市及各区县从20世纪50年代起在城区和近郊区普遍建立起防疫站、防疫班等机构，各医院成立预防保健科，重点开展卫生防疫、监督、检测工作，形成了市、区、（县）街道（乡）完整的防疫体系。自20世纪50年代起，从出生婴儿开始打防疫针，并按基本免疫程序普遍接种疫苗，使有史以来第一死因的传染病，到1956年退居第二位。1952年，为预防美国细菌战争，北京市成立爱国卫生运动委员会，开展了大规模的爱国卫生运动，卫生防疫工作纳入爱国卫生运动，其中铁路两侧村镇为重点区域。1952年，北京市在京津铁路两侧15华里以内村庄，注射鼠疫菌苗87878人，霍乱、伤寒四联菌苗15204人。[①] 北京市的防疫机构通过建立疫情报告网，加强疫情报告，对传染病、地方病的发生进行了有效的控制，从而减轻了许多烈性传染病对人民健康的危害。

1952年3月，北京市召开大规模卫生宣传大会，连续在春、夏、秋三季开展了三次大规模的爱国卫生突击活动。从市、区、县、镇、乡村到政府、企业、商店、工厂等，所有单位都成立了爱国卫生运动委员会。各单位、家家户户，上至政府领导，下至人民群众，人人参加清洁卫生的整治行动，对室内外、院落、街巷进行彻底的卫生大扫

---

① 大兴县志编纂委员会:《大兴县志》，北京出版社2002年版，第559页。

除。先是清理长年以来积累下来的垃圾，清洁环境，1952年在爱国卫生运动中，清除了多年积存的垃圾268000立方米。[①]例如当时北京内城宣武门附近有一大垃圾堆，是从明代末年开始堆积起来，为时已达300年之久，不得清理。在动员群众后，用较短的时间实现了垃圾的清除。街道居民每10户为一卫生小组，互相检查，群众自我开展监督，保持环境卫生日日整洁。再是政府对公共卫生设施进行改进、建设。如开发水源，兴建水厂，改善居民饮水条件。按照“为生产服务、为劳动人民服务”的市政建设方针，北京市1949年开始着力整顿自来水网，建立第二水源厂，成立公共饮水站。到1952年城区自来水系统基本建成，饮用自来水占全市人口的91%以上。到1957年底，全市售水量较1949年增加了7倍。1950年开始，全市饮用水实行全面加氯消毒。1956年卫生部颁布饮用水标准后，细菌指标达标95%，余氯指标达99%。[②]

北京市还加强了地下水管理，疏通整修水源、水道，对北海、中海、南海、什刹海等水域进行整治，消除各种传染病的病源因素。其中对污水道龙须沟的治理影响很大。天桥龙须沟1949年前是工人、三轮车夫聚居的贫民区，龙须沟东南一段明沟，在治理前极为污秽，臭气熏天，当地居民喝的是肮脏的井水，40多万人口的污水都流到龙须沟里，使得这条沟成为当地有名的臭沟、脏沟。不仅环境恶劣，而且成为蚊蝇的孳生地、传染病的发源地。1935年北京市政府曾派员调查，批给饬交公务局班，但到1948年一直未动工，沟渠的污染情况丝毫没有改善，成为影响当地居民生活的污秽危险之地。

① 北京市地方志编纂委员会：《北京志·卫生卷·卫生志》，北京出版社2003年版，第126页。
② 北京市地方志编纂委员会：《北京志·卫生卷·卫生志》，北京出版社2003年版，第130页。

在爱国卫生运动中，政府通过疏通龙须沟的下游，清理沟道 81549.9 米，补修沟身和改善沟底 6833.13 米，清除了沟渠的污泥，掏出污泥 637133.2 吨。[①] 将昔日弥漫臭气、传染病疫源地的龙须沟由明沟改为暗沟，暗沟上面铺设柏油路，植树种草变为林荫大道，极大地改善了龙须沟的环境卫生。作家老舍以龙须沟的治理作为写作原型，创作了话剧《龙须沟》，真实再现了新中国成立前后龙须沟自然环境、人们精神风貌、生活条件的巨大变化，以文学作品的形式歌颂了这一伟大的爱国卫生运动给龙须沟带来的历史性影响。

卫生运动开展中政府还在城乡动员民众开展大规模的灭鼠、灭蝇活动和清洁运动，减少鼠害等传播条件，有效防控传染疾病发生等工作。北京发动群众捕鼠、灭鼠、堵洞、下夹、捕笼、投药、消灭老鼠，1952 年全市捕鼠 18.5 万余只，300 万人围歼麻雀，灭蝇 1 亿 4 千万只，年内清除垃圾 451000 立方米。[②]1953 年将灭鼠工作列入日常化工作，确定每年第四季度为重点灭鼠的时间段。1956 年按照中共中央《农业发展纲要（草案）》要求，北京市广泛深入发动群众开展以除“四害”（老鼠、苍蝇、蚊子、麻雀，麻雀后改为臭虫）、讲卫生、消灭传染病为中心的爱国卫生运动。1956 年捕鼠 161 万只。[③]1952 年，麻雀列入“四害”之一。1956 年 1 月北京市开展打麻雀活动，首先在海淀区试点。采用轰、赶、毒、打等方法灭雀，在全市推广以后，一个月内共捕捉麻雀 54 万多只。到 1958 年，市人民委员会发出全市围歼麻雀的通知。在全市先后出动 500 万人次，主要采

---

① 北京市地方志编纂委员会：《北京志·卫生卷·卫生志》，北京出版社 2003 年版，第 128 页。
② 北京市地方志编纂委员会：《北京志·卫生卷·卫生志》，北京出版社 2003 年版，第 3 页。
③ 北京市地方志编纂委员会：《北京志·卫生卷·卫生志》，北京出版社 2003 年版，第 132 页。

取围、堵、掏等方法开展了两次大规模的集中灭雀活动。[①]1959年国务院副总理李富春代表党中央作了《为提前实现全国农业发展纲要而奋斗》的报告，正式宣布：麻雀对粮食生产有危害，但它是林木果树虫害的天敌，消灭麻雀对林木不利。1960年3月中央发出指示，不再打麻雀，改为灭臭虫。1957年起，为了使群众以更高的热情投入卫生运动，还在全市开展了爱国卫生运动的竞赛活动，评出卫生先进工作者4828人。[②]

1958年9月，全市在天坛公园举行卫生跃进誓师大会，进一步发动群众。全年进行16次“除四害、讲卫生”突击运动。使“吃人坑”变为优美的人工湖，全市10个人工湖增加水面40多万平方米，能蓄淡水79万立方米。[③]1958年城区家鼠密度由9.9%下降到0.2%。同年，在城区462公里的下水道和两万户线管道内投放38吨硫磺，以熏沟鼠。[④]1959年遵照“突击与经常相结合”“标本兼治”的方针，通过制定规划、措施跟进、检查督促，将群众性卫生运动继续推进，适逢新中国成立10周年，为了以干净整洁的城市面貌迎接国庆，全市开展了10次大规模的突击卫生运动，基本做到：二无（无蚊子、苍蝇）、五洁（街道洁、院洁、室洁、厨房洁、厕所洁）。在全国爱国卫生运动评比中，北京与南京并列第一。

这些卫生工作使北京这座古老都城的卫生状况发生了根本的变化，不仅从疾病的根源上做到了有效的防控，而且使得居民区的环境得到了根本治理。清洁整齐的街道环境让老百姓的日常居住环境获得

---

① 北京市地方志编纂委员会：《北京志·卫生卷·卫生志》，北京出版社2003年版，第138页。
② 北京市地方志编纂委员会：《北京志·卫生卷·卫生志》，北京出版社2003年版，第121页。
③ 北京市地方志编纂委员会：《北京志·卫生卷·卫生志》，北京出版社2003年版，第126页。
④ 北京市地方志编纂委员会：《北京志·卫生卷·卫生志》，北京出版社2003年版，第132页。

了切实的改善，使首都各界人民生活、生产环境都得到了较大的改善，增强了他们对新政府的政治认同和生活的获得感。

在爱国卫生运动中除了专业机构，区、镇、村级卫生基层组织的建立，还需要在百姓中做好卫生宣传，在北京市开展爱国卫生运动中政府对宣传工作给予了高度重视。历史上，当人们无法真正认清疫病的本质、发病机理及传播途径，在医疗卫生知识缺乏的情况下，有些人会错误地认为疫病是鬼神作怪或认为是“天谴”，往往通过驱鬼送神的方式试图治疗疾病，导致延误治疗的时机，并在心里产生巨大的恐慌，造成不必要的损失。

北京市以市、区县两级医院及医疗机构为骨干建立起健康教育网，在公共场所开辟了宣传阵地，还同当地其他一些单位配合起来，使防疫工作深入基层，广泛开展群众性卫生教育活动。健康教育的主要内容是破除封建迷信，揭露巫婆神汉，普及传染病防治知识、妇女保健知识等。宣传教育的形式有：利用节日、庙会举办卫生知识展览，利用高房广播和有限广播进行宣传，利用各种会议进行宣传，利用电影、幻灯、话剧、曲艺等文艺形式开展宣传，散发宣传材料等。1952年仅卫生宣传员就达到4700余人，市30余个卫生宣传队分赴各街道、农村宣传发动爱国卫生运动，[①] 中央戏剧学院的学生在街头演出消灭苍蝇的戏剧片段，用老百姓喜闻乐见的方式开展卫生宣传。进入20世纪50年代末，随着爱国卫生运动的深入开展，卫生宣传教育逐步趋向专业化、科学化，内容以除四害、防治传染病为重点，除日常宣传外，每年还会形成数次宣传高潮。

---

① 北京市地方志编纂委员会：《北京志·卫生卷·卫生志》，北京出版社2003年版，第125—126页。

通过广泛的卫生宣传，在人民群众中较好地普及了卫生知识，也起到了发动群众对卫生防疫工作给予重视，群策群力投入预防，对疾病作有效斗争的作用，更好地巩固和加强了防疫效果；也使群众对疫情本身的特点、传播、危害、日常的清洁等有了更为全面的了解，一旦疫情出现，可以更好地开展疫情报告和疫情的有效控制，加快疫情的扑灭。

七、以医学科研促进医疗预防事业向着更高层次迈进

20 世纪 50 年代北京医疗卫生事业的发展不仅是在医疗服务网的逐渐建立中开展工作，同时也在普及的基础上有加强、提高的举措，其中以增强医学科研来促进医疗卫生事业的发展就是一项重要的措施。随着西洋医学在近代传入北京，其中较有实力的医院虽然也有结合临床开展少量医学科研工作，但系统明确的医学科研记载甚少。1949 年北京市卫生系统无医学科研机构。1949 年中央卫生研究院在北京设立，北京医学院、中国协和医学院各教研组扩大，设立新教研组。1950 年卫生部在北京成立全国卫生科学委员会。1956 年北京市医学研究会成立，并分设 11 个专科组，根据北京市卫生事业 12 年远景及 7 年规划草案（1956 年）制定研究项目。该规划指出：7 年内要求研究各种传染病、职业病的消灭和防治方法，研究妇女、儿童的保健方法。同时要研究中药的验方，特别是研究中医治疗经验。在第二个 5 年计划内建立中医研究所 1 处，妇女保健科学研究所 1 处，儿童保健科学研究所 1 处，工矿卫生科学研究所 1 处，此外，在市中心医院有条件的专科医院建立研究室。

1957 年，按照国家规划，北京市制订了本年度卫生科研计划，共有 30 个单位提出了 400 多个研究题目，经过各专科组审查后确定 17 个题目为市计划题目，其中有 21 个经卫生部批转列为国家计划题

目。至 1957 年底已完成 19 个课题，据不完全统计，16 个单位完成论文 229 篇，其中在医学刊物、内部刊物、报告会上发表 67 篇。[①]20 世纪 50 年代在医学科学技术委员会的组织下成立了 4 个专题和 14 个专科委员会，组织全市的科研协作和药材的供应，基本保证了医学科研项目的必要研究条件，建立了运动医学、眼科、创伤骨科、中医等研究所，连同各科的研究基地，对北京市重点开展的医疗研究项目提供基础保障。

通过专业学术社团的建立，研究机构的设立，年度卫生科研计划的制订等，科研体制建设开始进入北京医疗卫生事业，以专家的理论、技术研发为先导，来带动北京市的医学科研工作，同时也加强了医务人员在专业上的精进和钻研。

1955 年北京同仁医院眼科专家张晓楼教授同生物制品研究所所长、微生物学家汤飞凡教授合作，在世界上首次应用鸡胚胎接种方法分离出培养沙眼衣原体获得成功，后被誉为“北京方法”“中国方法”。汤飞凡教授分离的沙眼病毒，1956 年被国际医学界誉为“汤氏病毒”。在该项研究上获得了世界认同，走在了技术的前沿。

第三节 20 世纪 50 年代北京市开展医疗预防工作的启示

人类与疾病相伴随，在不同的历史时代、不同的政治制度下，人类应对疾病的医疗观念、社会实践也有着鲜明的时代烙印，对疾病的有效防控、对社会成员健康的促进是稳定社会秩序的有效保障。新中国成立后，北京市在面对疾病、促进民众健康过程中的思想、行为、

① 徐国桓主编：《北京卫生史料：医学科研篇》，北京科学技术出版社 1996 年版，第 120 页。

管理、治理的体制机制都广泛而具体地对历史进程产生影响，借此我们可以更好地认识特定历史阶段的卫生治理架构及其产生的效果。

一、以为人民健康服务为价值导向，构建起新北京的现代医疗卫生体制机制

20 世纪 50 年代北京的医疗卫生治理牢牢地把握着社会主义医疗卫生事业要为人民健康服务的前进大方向，社会主义医疗卫生工作是在人、财、物资源都很欠缺的基础上发展起来的。有效的治理需要资源的汇聚。[①] 新中国成立后，随着政府对卫生事业的全面推进，先后建立了北京市卫生行政机构和医疗、防疫、保健、急救等专业机构，持续开展爱国卫生运动，大力推动公共卫生、预防免疫、妇幼保健及传染病、地方病的防治等工作，从政府的政策设计，到旧式医院的整顿革新，大型医院的扩建、新建，基层医疗组织的建设、加强，医务人员的规范化培训和补充等，多措并举，在新中国成立后的最初 10 年北京市在医疗卫生领域开展了许多卓有成效的基础性工作，现代医疗卫生的体制机制在政府的顶层设计和医疗专业人员的广泛参与中逐步建构成形，展现出新中国在卫生治理体制探索上的开拓、创新。

二、城乡联动，打造医院特色，构筑城乡医疗卫生服务网络

城区大型综合医院的扩建、新建，专科医院的新建、加强，引进专家带领核心科室发展，形成医院鲜明的医疗专长，这种向前沿、先进的努力和拓展，使得这些在 20 世纪 50 年代随着首都卫生事业推进而逐渐发展起来的市区重点医院在今天依然是国内在专业领域有着明显专业优势、业务专长、专家云集的地方。20 世纪 50 年代办

---

① ［加］马克·扎克、［加］塔尼亚·科菲：《因病相连：卫生治理与全球政治》，晋继勇译，浙江大学出版社 2011 年版，第 178 页。

院、建院时的医疗特色依然是今天它们在同行竞争中最鲜亮的底色。而郊区医院的发展在建设之初所能利用的前期资源更是少得可怜。以大兴县的医院建设为例，县域范围主要的公立医院建立都是开始于20世纪50年代。大兴县医院、红星医院、团河农场医院及基层卫生所都是在1949年后才相继建立的。大兴县医院前身为大兴诊疗所，创建于1949年12月，在当时大兴的青云店镇设址开办，有工作人员5人。这就是起步时的基础。1950年10月，改为大兴县卫生院，设简易病床4张。1951年，购置1000倍显微镜1台，开始常规化验。1954年，县卫生院随县政府机关迁至县城黄村镇，开始实行内、外科分诊，设病床18张，建手术室1间，工作人员增至36人。1958年，北京同仁医院与大兴县医院建立协作关系，将较为先进的医学理念和技术从城市向县医院传播、流动。1959年10月，大兴县医院建成两层门诊兼病房楼一栋，有病床50张，工作人员50人。[①]这些数字记载了20世纪50年代大兴县医院从起步到逐步发展的渐进过程，数字的变化在今天看来是缓慢的，但在当时县域经济还不发达的情况下，即使是规模较小的增长也需要付出很多艰苦的努力。县公立医院的建立、发展带动了郊区医疗事业的发展，科室的设立、医疗制度的建立改变了县域范围此前医疗手段主要为中医、中药，患者看病主要依靠私人诊所、中药铺抓药的方式，体现出政府在县域范围内举办医疗卫生事业的公益性，对群众医疗卫生需求做出了及时和有效的回应。

---

① 大兴县志编纂委员会：《大兴县志》，北京出版社2002年版，第552页。

三、充分依靠群众，广泛开展爱国卫生运动，迅速有效地改善了首都人民的卫生面貌

20世纪50年代党和政府高度重视医疗卫生工作，充分依靠群众，教育群众强化卫生意识，发动群众开展爱国卫生运动，北京市在医疗预防工作中取得了巨大的成绩，也积累了基本的历史经验。通过政治上的组织动员，人民群众的广泛参与，综合实施各项措施，提高了人民的疾病防控意识，使传染病得到了有效的控制，保护了首都人民的生命安全和身体健康。例如，大兴县1956年因为遭受水灾，痢疾发病人群迅速增多，在历史上痢疾曾是当地流行广泛的传染病之一，多次形成局部暴发流行。20世纪50年代初期，全县改造环境卫生成绩突出，在切断痢疾传播途径上起到了遏止作用。但突发的自然灾害又使痢疾发病率上升至410.41/10万。痢疾暴发流行后，全县紧急发放赤痢法基25箱、漂白粉600公斤、六六六粉剂205公斤，① 用于防治工作，使疫情得到有效控制。1949—1953年，大兴县人民政府组织中西医务人员，集中开展预防霍乱接种工作。共注射单纯霍乱疫苗120874人次，霍乱及伤寒等四联菌苗54682人次，使古典生物性霍乱在县内绝迹。②

天花是历史上的烈性传染病，虽然在清末就开始种痘预防天花，但由于预防措施不普及，1949年前天花依然肆虐不止。以密云县为例，新中国成立前县内没有专门防疫机构，只以民间土法接种牛痘以防天花，各种传染病广为流行，严重危害人民的生命和健康。北京市在卫生防疫中，对天花、麻疹、百日咳、鼠疫、细菌性痢疾、伤寒等

① 大兴县志编纂委员会：《大兴县志》，北京出版社2002年版，第561页。
② 大兴县志编纂委员会：《大兴县志》，北京出版社2002年版，第562页。

主要传染病进行重点防治。北京市人民政府通过成立防疫委员会、卫生防疫站，建立医疗队，广泛发动群众，开展接种牛痘运动，深入疫区开展传染病的防治工作，对群众开展普遍的预防宣传，使人群的整体免疫力增强。密云县1951年开始实行防疫责任制，组织18名中西医生，每人负责监管7~8个村庄，一有传染病发生，及时报告、及时防治。1951年治愈麻风病患者27912人，疟疾病患者138人。[①]1958年密云县有7岁以下儿童3.46万名，患麻疹、百日咳、流感等传染病的有6215名。北京卫校防治队和县医务人员171人组成防治队伍，深入疫区进行治疗。为防止继续蔓延，减少合并症和死亡，对未染病儿童分别采取了内服紫草、胎盘粉，进行母血、球蛋白注射等防疫措施。已患病儿童收容住院202名、治愈190名。麻疹合并肺炎患儿的治愈率达94%。[②]1959年密云县全面开展防痢疾、伤寒和消灭黑热病的工作。对伤寒病患者给予免费治疗。鼠疫、天花等传染病的有效防控甚至消灭，这在以往的历史上是不可想象的，这既是北京医疗卫生工作取得的直接成就，也是社会主义制度在卫生领域彰显制度优越性的突出表现。在医疗水平相对落后的条件下和较短的时间内，通过爱国卫生运动，新政府成功地控制住很多曾肆虐人类几千年的瘟疫，控制并减少了慢性传染病的发生，建立起普遍的基层防疫组织，迅速有效地改进了首都人民的卫生面貌，奠定了首都防疫工作初步而扎实的基础。我们应该为这段恢宏而壮阔的历史感到自豪。正如1958年，毛泽东同志在得知江西省余江县消灭了血吸虫病后，遥望南天，欣然命笔所写就的“借问瘟君欲何往，纸船明烛照天烧”。瘟疫的有效管

① 密云县志编纂委员会：《密云县志》，北京出版社1998年版，第592页。

② 密云县志编纂委员会：《密云县志》，北京出版社1998年版，第592页。

控既是对人民健康权益的有力保障，也增强了人民对新政权的政治认同和积极参与社会主义现代化建设的决心和信心。

20 世纪 50 年代北京的爱国卫生运动体现了新中国将人民健康置于整个国家发展的优先理念，体现了党和政府致力解决人民健康，将健康融入跟卫生、医疗相关政策的创造性政治实践和社会动员，从最初的环境治理、民众卫生习惯的养成、预防为主等逐步细化深入，趋向制度化、专业化、日常化，政府通过组织动员，将公共卫生逐步融入政府行政建制中，成为一种对城乡社会生活、卫生环境综合治理发挥重要影响的制度性权力，影响了民众对健康认知观念的变化和实际健康权益的获得，有效地提高了人民的健康水平。

健康是最基本的公民权，也是一个国家或地区经济发展和社会长治久安的基础。保障公民健康的卫生治理活动，包含着治理的战略谋划、政策设计、卫生行政体制、有效监管、激励机制等，旨在促进公民健康水平的提升，维护健康权益的公平性，其中政府是卫生治理的核心主体。20 世纪北京的医疗预防工作是在首都医疗卫生基础极其薄弱的情况下发展起来的。面对发展难题，党和政府作为卫生治理的主体，表现出清晰的政策架构能力和战胜难局的能力，以创造性的理念和实践推进了首都医疗卫生事业取得快速而有效的发展。北京在 10 年发展中所构筑起来的医疗卫生制度和治理体系，树立起的为人民健康服务的宗旨，具有强大的生命力，对此后首都的医疗卫生工作产生了深远的影响。回顾这段历史，许多的工作都是在不计报酬、任劳任怨、苦干中做出来的，是党领导人民凭借勤劳、智慧、勇气干出来的，它记录着新中国成立初期首都卫生事业初创时的艰苦艰辛，也凝结着那代医务工作者自强、刻苦、真诚、爱民、敬业、奉献的职业精神。面对困难与挑战，中国政府在立足于自身国情，借助体制性优势采取的有力措施，极大促进了本国健康水平改善，也为全球发展目标做出重要贡献。[①] 因此，梳理其中的治理经验，对于我们认识中国社会和文化的独特价值，思考北京城市卫生治理的最初尝试、卫生实践及其效果，在历史的回溯中提炼出的对中国当今医疗卫生体制建设仍然有独特价值的中国经验，都是极富启益的。

---

① 杨肖光、陈文:《全球卫生治理视角下的中国经验与策略》，复旦大学出版社2017年版，第52页。

第四章

20世纪50年代北京市的妇幼保健

保障妇女儿童身心健康，是我国人民卫生事业的一项重要工作。它关系到整个中华民族素质的提高，是社会文明进步的一个重要标志。旧中国北京的妇幼保健事业基础薄弱，仅有的几家医疗机构也分布极不平衡。广大的妇女儿童社会地位低下、生活困苦，遇到天灾人祸，命运更加悲惨，常常挣扎在死亡线上。新中国成立后，在党和政府的领导下，经过20世纪50年代的治理工作，北京市妇幼卫生管理机构逐步设立，各级各类医疗机构快速增加，妇幼保健网基本形成，妇女儿童整体健康程度明显提高，治理效果显著。

妇幼保健包括孕产期保健、妇女保健和儿童保健三个方面。新中国成立之初，妇幼保健的重点是孕产期保健，通过改造旧产婆，推行新法接生，着重解决对产妇和新生儿健康威胁最大的产褥热和破伤风，产妇和新生儿的死亡率迅速降低。妇女保健方面采取了关闭妓院、防治性病的措施。儿童保健的重点放在防治急性传染病上，按照预防为主、防治结合的方针，普遍种植疫苗，消灭了天花，基本控制了儿童中常见传染病的流行。

第一节
新中国成立初期的妇幼保健状况

新中国成立初期的妇幼保健中，在孕产期保健、妇女保健和儿童保健方面都存在着亟待解决的问题。

一、孕产期保健状况

新中国成立前，我国劳动人民受帝国主义、封建主义和官僚资本主义的压迫，身体健康得不到保障，常年处于缺医少药的困境中。社会地位低下的妇女儿童是最大的受害者。妇女生育是一道鬼门关，对产妇和新生儿的生命存在着巨大的威胁。新中国成立前流传着这样的俗语："人生人，吓死人，儿奔生，娘奔死，阎王面前隔张纸。""好比盆边沿上来跑马，错一点大人小孩命全伤！"[①] 这一方面是由于生育本身充满风险，另一方面也是由于旧的接生方法所致。据 1949 年统计，"北京城区新法接生的仅占 58.2%，婴儿死亡率为 117.6‰，新生儿破伤风高达 7.2‰，产妇死亡率为 7‰，其中死于产褥热的占 50% 以上。在一些偏僻的农村和少数民族地区的婴儿死亡率大多高于 200‰"。[②] 分娩对产妇来说，有很多无法预料的风险，在现代医疗条件下尚不能完全避免风险，在医疗资源匮乏、生育观念落后、接生方式陈旧的旧社会，产妇面临的危险更可想而知，婴儿和产妇的高死亡率也就不足为奇了。

旧社会，对于仅有的医疗机构，由于传统观念和文化条件的限制，很多人对去医院分娩心怀恐惧。"从前女人生孩子，谁敢进医院哪！简直把外科的手术室、产科的产房——又是刀子又是剪，照眼明光叮当响，看成屠宰场一般！"[③] 去医院分娩产妇占极少数。在家里生产的，由于传统观念中，妇女生育被认为是不洁之事，生育的时候产妇往往不许在床上或炕上躺着分娩，要坐着或跪着分娩，有的甚至被赶到牛羊圈。当时全国各地都存在这样的情况。"产妇在产前产后都不晓得休息，生娃娃跪在地上生，还要坐三天三夜。娃娃出来，随便拿把剪刀或者拿块瓷瓦片就割脐带。旧式接生婆婆接生的时候，手也

① 刘毅光改编、河南省文联编辑部：《两个收生婆》，河南省文联 1952 年版，第 3 页。
② 陈海峰编著：《中国卫生保健史》，上海科学技术出版社 1993 年版，第 136 页。
③ 陈鸿年：《北平风物》，九州出版社 2016 年版，第 357 页。

不洗，指甲又长又黑，在产妇下身乱抓乱挖，常常娃娃没出来，就被她抓死了。”① 还有请不到或请不起接生婆的情况，“旧法接生除去稳婆之外，尚有委托亲邻临时包扎者，更有形同走兽，由产妇自家咬断脐带者”。②

北京的产妇多数也都是在家由接生婆接生。接生婆多数没有接受过接生的专业训练，有的自己生孩子有点经验了便帮人接生，久而久之就成为谋生的手段了。有的母亲传给女儿，自然也没有真正的专业知识传授。接生时，她们断脐常常用旧剪刀、破碗片、高粱秸等。旧产婆的手也不清洁，伸进产妇的产道里乱摸、乱掏。在接生时只能顺其自然，一旦遇到难产，往往束手无策，即使采取措施也往往造成产妇与婴儿的伤亡，母婴深受其害。

孕期保健更是极少数人才有条件享受的。由于缺乏孕期保健，流产的人也很多。据1949年统计，每十万活产中死于流产的产妇有168.6人，占孕产死亡总人数的23.9%。③ 统计时虽然便于分析，将妊娠28周以前死亡的不论死因为何都列入流产死因项内，但这么高的死亡率仍能说明产妇的孕产期保健是缺乏的。

旧社会中国妇女在家庭中地位低下，由于家境贫寒，在怀有身孕的情况下，也要下地劳动，有些一直劳动到生产的时候。即使在北京这样的大城市，农村妇女生育后3~5天也要下地干活。由于不注意卫生和缺乏休息，很多产妇和婴儿都患上了疾病。对产妇生命威胁最大的是产褥感染。1949年统计北京城区每十万活产中死于产褥热的产妇

---

① 中华全国民主妇女联合会编：《新中国的新妇女》，中南新华书店1949年版，第139页。

② 李文海主编：《民国时期社会调查丛编（二编）医疗卫生与社会保障篇》（上），福建教育出版社2014年版，第148页。

③ 陈文珍等：《十年来北京市城区孕产妇死亡分析》，《中华妇产科杂志》1959年第6期，第442页。

有 213 人，占孕产死亡总人数的 31.1%。[①] 产褥感染和孕期流产两项死亡的孕产妇人数超过了孕产死亡总人数的一半。新生儿破伤风死亡率也很高。旧法接生不仅可能导致产褥热和新生儿破伤风，还可能造成产后许多疾病的遗留，如会阴破裂、子宫下垂或脱出，还可能由于不消毒而遗留下具有传染性的子宫颈、子宫及附件的炎症疾患等。

新中国成立后，妇幼卫生部门面临的最紧迫的任务就是改造旧式接生，推行新法接生，保护妇母婴免受死亡的威胁。

二、妇女保健状况

在 20 世纪 50 年代，妇女的常见健康问题主要是妇科疾病和性病。

（一）妇科疾病

旧社会由于经济文化落后，医疗技术和医疗设施不足，对待妇女生理问题没有采取科学的态度和方法，使妇女深受妇科疾病的困扰。

子宫颈癌在当时是严重危害妇女健康的一种疾病。北医病理解剖教研组 1959 年发表的一篇文章中，公布了北医 1933—1958 年临床外科 87282 例检查中肿瘤的统计，在临床检查的 87282 例材料中，恶性肿瘤 7544 例，占检查总数的 8.65%，其中女性生殖系统恶性肿瘤 4032 例，占恶性肿瘤的 53.45%。在女性生殖系统恶性肿瘤中，子宫及子宫颈恶性肿瘤 3107 例，占女性生殖系统恶性肿瘤的 77.05%。子宫颈恶性肿瘤 2906 例，占恶性肿瘤总数的 38.52%，居于第一位。[②] 子宫颈糜烂患者是子宫颈癌的高发人群，通过普查普治、早期预防，可以减少子宫颈癌对妇女健康的威胁。

---

① 陈文珍等:《十年来北京市城区孕产妇死亡分析》,《中华妇产科杂志》1959 年第 6 期，第 442 页。

② 北医病理解剖教研组:《北医 1933—1958 年临床外科 87282 例检查中肿瘤的统计》,《北京医学院学报》1959 年第 1 期，第 63—64 页。

由于忽视经期卫生，在经期仍进行比较繁重的劳动，很多妇女有闭经、痛经、月经不调、功能性出血以及经前期和绝经期综合征的困扰，这类“约占妇科门诊病例的1/3”。“这些疾病虽对生命无影响，但严重地影响妇女的健康和她们的劳动生产热情。”①

（二）性病

性病是由于性的接触而将病原体传给对方的一些传染病，其中以梅毒的危害最大、传播最广。梅毒可致流产、死产或婴儿死亡，淋病则常致不育。新中国成立前由于娼妓的存在，性病传播很严重。据1948年民国政府警察局材料记载，北平市前门外有近四百处妓院、近2000名妓女。1949年11月，封闭妓院后，对妓女普遍进行了健康检查、性病检查、血液检查。检查的结果“仅梅毒患者三百八十五人，占全体一千三百零三人的29.54%；兼梅毒、淋病患者三百七十七人，占28.93%；兼梅毒、淋病、第四性病患者一百八十二人，占13.96%；兼梅毒、第四性病患者一百六十一人，占12.35%；仅淋病患者一百一十九人，占9.13%；兼第四性病、淋病及其他病者三十五人，占2.67%。有病者占总人数的96.6%，无病者四十四人，仅占3.4%”。②娼妓制度是旧社会对妇女残害的一个证明，也是性病传播的温床，是新中国首先要消除的封建残余。新中国成立后北京市政府很快采取了封闭妓院、改造妓女和治疗性病的行动。

三、儿童保健状况

“儿童是一面镜子，能照出一个社会的兴衰。儿童的苦难和愚昧，是国家和民族落后衰败所致；儿童的幸福与聪颖，必是国家和民族进

① 中华人民共和国卫生部主编：《庆祝建国十周年医学科学成就论文集》下卷，人民卫生出版社1959年版，第313页。

② 北京市档案馆：《北平和平解放前后》，北京出版社1988年版，第414页。

步强盛的结果”。[①] 旧中国的儿童，深受贫穷、疾病和战乱之苦，生命健康时常受到威胁，儿童的苦难正是当时中国经济凋敝、人民生活困苦的一面镜子。新中国成立后，一些疾病仍时时威胁儿童的生命健康。1950 年 5 月 16 日，北京市公共卫生局和市医药联合会组织全市公私医院、诊所和开业医师，对城区儿童免费进行体格检查，在接受检查的 7335 名儿童中，身体健康者仅占 28.1%。[②]

（一）新生儿破伤风

新中国成立前，对儿童生命健康威胁最大的是新生儿破伤风，也称“脐带风”或“四六风”。新生儿破伤风产生的原因主要是旧法接生时，用未消毒的剪刀或破瓷片割断脐带造成的新生儿脐部感染，或旧产婆接生时造成的新生儿损伤所致感染。“只见娘怀胎，不见儿走路”是当时新生儿高死亡率的一个真实写照。新中国成立前的一些局部统计中也证明了这一点，根据 1942 年成都市进行的一项调查分析，“婴儿死于传染性疾病的占百分之八十四 · 四……在各种传染性疾病中，尤以初生儿破伤风为最多，约占百分之三十二 · 五。”[③] 在当时统计的婴儿死亡率中，新生儿死亡人数占婴儿死亡人数的一半。民国时期的另一次统计更是比较出了旧法接生与新法接生的差异，“婴儿死亡率用旧法接生的为 26.6%，用新法接生的为 5.5%，这是明白表示婴

① 中国青少年研究中心主编：《百年中国儿童》，新世纪出版社 2000 年版，序。

② 王康久主编：《1949—1990 北京卫生大事记》第 2 卷，北京科学技术出版社 1992 年版，第 6 页。

③ 德文：《从我国产妇及婴儿死亡率谈起》，《妇婴卫生》1952 年第 1 期，第 15 页。这里把破伤风放在传染病类别里，新中国成立后，1955 年，我国实施的《传染病防治办法》规定的法定传染病中并不包括新生儿破伤风在内。1989 年，我国制定的《中华人民共和国传染病防治法》中，新生儿破伤风被列为丙类传染病防治。

儿每年在旧式接生婆手里惨遭死亡的数目，实可惊人”。[①] 虽然旧法接生和新法接生的优劣对比很明了，但国民党政府并没有决心也没有能力彻底改变这种状况，即使偶尔采取一点措施，如培训旧产婆，也因为参加培训人数不多，后续又没有监督，有些旧产婆取了证件甚至传给女儿，失去了培训的作用。1955 年，市公共卫生局在总结和推广试点经验的同时，分析了死亡婴儿中一半是新生儿，而其中 80% 死于出生后的 7 天内的情况。因而儿童保健的重点也放在一周岁内的婴儿，尤其是新生儿。

（二）传染性疾病

1949 年以前，我国传染病流行猖獗，有的传染病年年发生，月月出现，每隔几年即大流行一次。据国民政府有关当局统计，在 20 世纪 30 年代“中国每年因卫生状况差而致死的人数达 15‰。由传染病致死的占死亡构成比的 42%，即每两个死者中有一个是死于传染病的”。[②] 由此可推断，儿童因传染病死亡的人数也是不少的。

天花是一种流行极普遍的传染病。旧社会我国每年因患天花死亡的人数以万计，尤其儿童受害最重。1933 年，北平第一卫生区医师调查的 57 个天花患者中，29 个是在 5 岁以下，占被调查人数的 51%，说明儿童更易受感染。57 个患者，得到结局报告的 47 人中已有 17 人死去。虽然样本很少，但也能看出来天花的死亡率在 40% 左右了。民间曾流传“生儿不出花，只是半个娃”的歌谣。由于生活贫困，很多患者并不能及时到医院治疗。在前面调查的 57 人中，“12% 的病人是受医师的治疗，35% 是用医士，还有一半病人是未曾用过

---

① 李文海主编：《民国时期社会调查丛编（二编）医疗卫生与社会保障篇》（上），福建教育出版社 2014 年版，第 146 页。

② 中国青少年研究中心主编：《百年中国儿童》，新世纪出版社 2000 年版，第 56 页。

医生的。恐怕这一半未曾受过治疗的病人，多半是受经济压迫的缘故”。[①] 这个调查尚在城区，农村地区的情况会更严重。旧社会的医师也有救死扶伤之心，但人们固有的思想和习惯不是少数的医师可以改变的，公共卫生的治理更不是少数医师能实现的。调查显示天花大多数患者都在幼年，并且多年未曾种过痘。可见给小孩种痘是非常要紧的事情，但“无论如何劝说，总有许多的父母，仍是坚持着小孩非到春天不给他种痘，还有许多成人亦觉得无有再种痘的必要”[②]。在医疗机构、医务人员和医疗设备都匮乏的旧社会，面对广大的受感染人群，医者虽然具有济世救人之心，却只能呼吁当局尽量宣传，督促民众种痘。在兵荒马乱的时代，这种呼声又显得那么微弱，微弱到直接被忽视。旧社会贫苦人民缺医少药，有传染病暴发的时候更是死伤无数。儿童身体孱弱，更是传染病流行的最大受害者。

20世纪50年代除了天花外，威胁儿童的传染病还有麻疹、流脑、白喉、猩红热、百日咳等，一出现暴发流行就对儿童的身体健康造成很大的威胁。新中国成立后，迅即对小儿传染病采取了积极防治措施。

（三）儿童体格保健

在旧中国，广大人民处于水深火热之中，生活毫无保障，儿童营养缺乏性疾病非常普遍，每当发生灾荒、战争，均有大批儿童因饥饿而死亡。

旧社会的中国儿童除了少数富裕家庭孩子外，绝大多数孩子的命

---

① 李文海主编：《民国时期社会调查丛编（二编）医疗卫生与社会保障篇》（下），福建教育出版社2014年版，第400页。

② 李文海主编：《民国时期社会调查丛编（二编）医疗卫生与社会保障篇》（下），福建教育出版社2014年版，第402页。

运都随国家命运跌宕起伏。国家略微安定的时候，人们尚可度日，儿童境遇也稍好一点。一旦遭遇变故，儿童的处境更加悲惨。20世纪20年代河南、山东出现严重的旱灾，千里大地饿殍遍野，人们被迫闯关东，死在路上的儿童不计其数。“山东有县志记载该县1924年死在去东北路上的孩子就有900多人，几乎是外逃荒人员的1/4。1945年甘肃全省粮食大面积欠收，180万老弱妇孺在当地挨饿，30万人出外逃荒要饭，不少穷人只好把孩子卖给富人家里当丫环、做童养媳、短工或长工。”[①] 在当时的条件下，统计数字虽然不能认为很准确，但在旧社会，国家的命运起伏动荡的情况下，人们生活颠沛流离，儿童体格弱小，更易受害这一点是明显的。

北平这样的大城市的儿童情况稍好点，但在新中国成立初对儿童进行的体格检查中，大多数儿童也存在健康问题。1950年5月16日，市公共卫生局和市医药联合会组织全市公私医院、诊所和开业医师，对城区儿童免费进行体格检查，共检查托儿所、幼儿园、散居儿童7335名，其中身体健康者占28.1%，有轻度缺点而无须矫治者占55.3%，有重症缺点必须矫治者占16.6%。其中沙眼者占1/4，其次为扁桃体炎、淋巴腺炎、营养不良、皮肤病、牙病。肺部不健康的占3.7%。[②] 造成儿童健康问题的主要原因是在旧社会儿童几乎无保健而言，再加上缺衣少穿，无人关心。父母即使知道儿童患有疾患，或认为命由天定，或因经济原因无力治疗。儿童健康问题不是家庭问题而是社会问题，在可能的条件下，父母抚养孩子长大成人，但在社会动荡，自顾不暇的时候，父母也无能为力，甚至有卖了孩子度日的惨状

① 中国青少年研究中心主编:《百年中国儿童》，新世纪出版社2000年版，第31页。

② 王康久主编:《1949—1990北京卫生大事记》第2卷，北京科学技术出版社1992年版，第6页。

发生。国民党政府由于忙于发动内战，争权夺利，根本无视儿童的疾苦。再加上旧社会医疗机构和医务人员缺乏，仅有的医疗机构和医务人员也只能服务城区的小部分，绝大多数儿童是无卫生保健可言的。北平仅有的几家托儿所由于经费来源得不到政府的支持也是举步维艰，况且绝大多数儿童也享受不了托儿所的教育。

第二节 妇幼保健治理的主体

新中国成立以后，党和政府十分重视保护妇女儿童的健康。妇幼保健组织机构是领导妇幼保健工作的重要保证。各级卫生行政部门都陆续设置妇幼卫生机构或妇幼专业人员，主管妇幼卫生行政管理工作。20 世纪 50 年代北京市妇幼保健治理工作主要由国家卫生部妇幼卫生局指导，北京市公共卫生局及各区县卫生行政部门主管，各级保健机构和医疗机构的医务人员负责实施，人民群众支持响应，群策群力共同完成的。

一、妇幼保健治理的管理机构

（一）卫生部妇幼保健机构

新中国成立后，卫生领域首先进行了卫生组织建设。1949 年 11 月 1 日成立了中央人民政府卫生部，李德全为首任卫生部长，医学专家贺诚任第一副部长。1954 年 11 月中央人民政府卫生部改为中华人民共和国卫生部，简称卫生部。卫生部的主要任务包括推广医药卫生事业，防治疾病，保护母亲和儿童的健康，提高人的健康水平；建立、恢复与扩充各级新旧卫生医药机关并领导其工作；团结、改造与提高一切新老卫生医药人员，为人民服务，逐渐实行公费医疗制度；培养大批公共卫生、医、药、产、护等干部，从事保健、防疫与医疗工作，以符合新中国卫生建设的需要。上述各项工作任务，为国民经济恢复时期及其以后的卫生工作指明了方向，也为妇幼卫生工作的发展指明了方向。北京市的妇幼保健治理工作也是按照这个任务指导的几个方面进行的。

卫生部为便于领导各项业务工作，从组织上进行了建设，分别设置了办公厅、卫生计划检查局、保健防疫局、医政局、妇幼卫生局、卫生宣传处等处。卫生部妇幼卫生局下设处，1950年设妇幼保健处和妇幼卫生工作普及处，1952年改为妇女卫生处和儿童卫生处，1953年又改为妇女卫生科和儿童卫生科，1958年恢复处的建制。妇幼卫生局组建时的局长为杨崇瑞博士。妇幼卫生局的设立从组织上加强了对全国妇幼卫生的管理，负责指导各省、自治区、直辖市的妇幼保健工作。

从新中国成立开始到1954年，是新中国卫生工作的奠基时期。卫生部的工作重点中包括了预防严重危害人民健康的传染病和严重危害母婴健康的疾病。在这期间，卫生部召开了三次全国卫生工作会议，确定了卫生工作“面工农兵”“预防为主”“团结中西医”“卫生工作与群众运动相结合”的四项方针。北京市的妇幼卫生治理工作始终贯彻了这四项方针，在进行治理工作中，改变了过去医疗资源只为少数人服务的状况，普遍建立起妇幼保健网，使城乡居民最大限度地享有妇幼保健服务。在与旧习惯和疾病作斗争的过程中，“团结中西医”，采取多种方式进行宣传，动员群众共同进行治理。

1950年8月17日至22日，卫生部在北京召开“妇幼卫生座谈会”。“确定将对妇女儿童生命威胁最大的接生问题列为妇幼保健的第一项中心任务，并提出了‘改造旧式产婆，推行新法接生’的工作方针。”[1]为全国的妇幼卫生保健工作确定了重点治理方向。

（二）北京市妇幼保健治理的主体

北平和平解放后，卫生行政管理机构开始建立。1949年2月1日，北平军管会派张文奇为军代表，接管中华民国北平市政府卫生局，改名为北平市人民政府卫生局。卫生局技术室设一名技工（妇产科医师王绪贞）负责管理妇幼卫生工作，办公地点在中南海。当时接管的卫生机构有原卫生局所属医院9处，卫生事务所7处，以及卫生试验所、妇幼保健所、性病防治所、药学讲习所等各一处。北京市的妇幼保健治理工作就是从这里起步的。

1949年10月17日，北平市人民政府卫生局改名为北京市人民政府卫生局。1950年1月6日，北京市人民政府任命严镜清为市卫生局局长，张文奇为副局长。局机关设一、二、三、四科及秘书室、计划室、统计室。1950年1月20日北京市人民政府公共卫生局制定的《组织规定草案》第11条明确规定第三科负责管理妇幼卫生工作。妇幼卫生工作任务主要有：（1）关于妇婴卫生及妇婴保健设计及检查事项；（2）关于助产士、妇婴保健人员，接产婆之训练教育事项；（3）关于妇婴医疗机构的监督指导事项。[2]1950年3月24日，北京市人民政府卫生局改名为北京市人民政府公共卫生局，办公地址迁到西单区（现西城区）鲍家街12号和17号。同月，市公共卫生局成立妇幼卫生科，第一任科长王绪贞，设主管妇女保健医师、儿童保健医师各1人，并设有文秘、统计以及中等卫生专业技术人员7~8人，负责领导全市妇幼卫生工作。妇幼卫生科工作任务在原有基础上有所补

---

① 北京卫生志编纂委员会：《北京卫生志》，北京科学技术出版社2001年版，第255页。

② 王丽瑛主编：《北京卫生史料（妇幼卫生篇）》，北京科学技术出版社1993年版，第16页。

充，增加了助产学校教育专业指导及改进、设计妇幼卫生宣传工作两项内容。1957年，北京市公共卫生局对局机关作了部分调整，但仍保留妇幼卫生科，负责北京市的妇幼保健工作。北京市公共卫生局及下属的妇幼卫生科是北京市妇幼保健治理工作的主要领导机构，起着落实国家卫生政策，领导、组织和监督北京市妇幼保健治理工作的重要作用。

（三）基层妇幼保健治理主体

新中国成立初期，区（县）级政府建制后，1951年至1952年，城区、郊区陆续建立卫生建设科，科内设1~2人负责卫生行政工作。新中国成立之初没有设置专门或兼职的妇幼卫生工作干部。自1953年至1958年，各区（县）方有少部分政府设卫生科，科内设主管妇幼卫生工作干部1~2人。大量妇幼卫生业务领导，城区由区级妇幼保健所负责，郊区由区卫生所的妇幼组负责。这时候的区级妇幼保健所或区卫生所的妇幼组不仅负责妇幼保健的业务工作，而且代行了一部分卫生行政机关的职责。这一级的妇幼保健治理机构是卫生部门方针政策能落实到基层，深达每一个群众的重要保证。

二、妇幼保健治理业务机构

新中国成立后北京市陆续设置各级妇幼卫生专业机构，承担妇幼保健的业务工作。妇幼卫生专业机构包括妇幼保健机构和妇幼医疗机构，它们开展了妇幼保健、妇产科和儿科的临床业务和技术指导、妇幼保健人员培训、科学研究和妇幼卫生科学知识的宣传普及等工作，是妇幼保健治理工作顺利开展的主要依靠力量。

（一）妇幼保健机构

北平解放时接管的规模较大的妇幼保健机构包括北京市立第一妇婴保健所和北京第一卫生事务所。这两个妇幼保健机构都设有门诊，负责所在地段的妇幼保健业务。1954 年，北京市人民委员会接管中央妇幼保健实验院，更名为“北京市妇幼保健实验院”，开始逐级建立妇幼保健组织。

1. 市属妇幼保健机构

新中国成立初期北京市公共卫生局直属的妇幼保健机构主要有北京市妇幼保健实验院、北京市立第一妇婴保健所和北京第一卫生事务所等。

1950 年 3 月，卫生部直接领导的中央妇幼保健实验院在北京成立。1954 年 6 月由北京市人民委员会接管，更名为“北京市妇幼保健实验院”，1959 年 6 月撤销。中央妇幼保健实验院建院五年中，承担“妇幼保健组织建设、业务内容，工作方法等实验研究和全国妇幼保健业务指导任务，起妇幼保健工作的示范作用”。[①] 1954 年 6 月该院正式移交给北京市以后，各区、县陆续成立妇幼保健站（所），形成市中心、中级、基层三级妇幼保健网，各级机构按地区建立逐级业务指导关系，明确各级职责任务。北京市妇幼保健实验院成为全市妇幼保健业务指导核心。

北京市立第一妇婴保健所成立于 1930 年，1949 年 2 月，为北平市政府卫生局正式接管。1950 年 5 月改称为“北京市立第一妇幼保健所”直属市公共卫生局领导。市立第一妇幼保健所设有妇产科和小儿科门诊，另有外出接生、产前检查、产后访视、婴幼儿体检、预防接种及助产人员培训等任务。

北京第一卫生事务所 1925 年 5 月成立，1928 年后改为北平市卫生局第一卫生事务所，由北平市卫生局管理。业务上由协和医学院公

① 王丽瑛主编：《北京卫生史料（妇幼卫生篇）》，北京科学技术出版社 1993 年版，第 21 页。

共卫生系负责规划和管理。它的任务主要是在附近地区的10万居民中建立医疗保健网，开展医疗保健工作并建立各科门诊。妇幼保健工作任务主要有地段保健、各科门诊、妇幼卫生和生命统计工作。1956年，在“一所”妇婴组的基础上，成立了东单区妇女保健所和儿童保健所。

市级妇幼保健机构相对来说，设施先进、人员专业技术强，主要集中在市区，数量比较少。在妇幼保健治理工作中，除了负责城区地段保健外，对基层妇幼保健机构进行业务指导也是市级妇幼保健机构的一项重要工作。

2. 区（县）级妇幼保健机构

新中国成立初期，北平市人民政府卫生局接管了北平市妇婴保健所和第一、二、三、四卫生事务所。1950年至1956年，各区人民政府相继成立，区政府设有卫生科。在接管的妇婴保健所和卫生事务所妇婴（幼）组以及基层妇幼保健站的基础上，先后建立了区妇幼保健所，移交给区政府卫生科领导。郊区县级妇幼保健机构设妇幼保健站或由卫生所（院）妇幼组承担全县妇幼保健工作。

1953年，城市有区妇幼保健所5所，包括东四、西四、崇文、宣武和前门区妇幼保健所，有职工108人，其中医师6人、助产士54人、公卫护士8人、妇幼保健员12人、司药1人、行政15人、工人12人。1956年，全市共有区妇幼保健所14处、郊区妇幼保健站11处，有妇幼保健人员611人。郊区为了普及产前检查，做到不影响妇女干活，就到孕妇家里去检查。成立巡回产前检查站749处，一般孕妇都可以接受2~3次检查。①

① 王丽瑛主编:《北京卫生史料（妇幼卫生篇）》，北京科学技术出版社1993年版，第36—37页。

区（县）级妇幼保健机构除了自身的妇幼保健业务工作外，还主要负责对广大郊区和基层的妇幼保健治理工作进行指导。

3. 基层妇幼保健机构

尽快设立各级妇幼保健机构，深入基层面向工农兵，是新中国成立初期的一项卫生工作方针。妇幼保健机构的发展经历了一个由点到面的过程，从起初的几家保健机构发展到覆盖北京城乡的妇幼保健网。

1949 年接管的妇幼保健机构和保健人员很少。为了尽快使更多的劳动人民享有最基本的妇幼保健，这个时期采取了公私联合的形式。1950 年，市公共卫生局、市妇联和妇产科专家共同研究确定：根据自愿、团结教育、公私兼顾原则，将全市 200 名开业助产人员，按照居住地区编成业务互助小组，由区妇幼保健所领导，指定有条件的医院、产院负责解决开业助产人员技术上的疑难问题。在全市妇幼卫生工作人员之间初步建立起协作关系，组成了妇幼保健工作网。

各区卫生所，为了加强对劳动人民的妇婴保健工作，组织了开业助产士的政治和技术的学习会，加强了为人民服务的观点。1951 年初，已有 237 个开业助产士和产科医生，参加了全市妇幼保健工作网的工作。[①]1951 年 11 月在西四区新街口成立了北京市第一个社会主义性质的联合妇幼保健站。联合妇幼保健站是由互助小组发展来的，性质属于“私人联合，自给自足，以公积金作为发展的主要经济来源”。[②]1952 年，北京市联合妇幼保健站普遍发展，实行分片负责制。城区实现了妇女地段保健工作负责制。到 1956 年，北京城区建立公

① 北京市人大常委会办公厅、北京市档案馆：《北京市人民代表大会文献资料汇编（1949—1993）》，北京出版社 1996 年版，第 132 页。

② 王丽瑛主编：《北京卫生史料（妇幼卫生篇）》，北京科学技术出版社 1993 年版，第 68 页。

立妇幼保健站34处，联合妇幼保健站44处。新建立的公立妇幼保健站注意合理布局，它们按所辖地区，分工负责一定地区的妇幼保健工作。

农村地区旧产婆还大量存在，因而在农村首先进行了改造旧产婆，推行新法接生的工作。1952年开始筹备在农村地区成立基层妇幼组织。首先在东郊建立公立妇幼保健站6处。1953年公立妇幼保健站发展到35处，1957年发展到48处。各县村里设有接生站，这样妇幼保健网基本覆盖到了广大农村地区。

（二）妇幼医疗机构

新中国成立前，北京市的妇幼卫生医疗机构缺乏，而且分布极不合理。1949年初，北平设有妇产科的综合医院只有市立第一、二、三、四医院，协和、北大、中和、道济、妇婴、潞河和平安等医院。专科医院有国立助产学校产院、妇婴保健院和产院。据1949年初统计，"全市共有妇产科病床504张、儿科病床194张，妇产科医师125人。儿科医师69人，私人开业助产士200多人"。[①] 这些对拥有200多万人口的北京来说太少了，且多分布在东、西城区为上层阶层和有钱人服务。新中国成立后，建立布局合理的医疗机构是卫生工作的一个重点。1950年8月第一届全国卫生会议中，就讨论了关于医院建设的问题。提出了整顿医院的问题，并提出了县设卫生院、区设卫生所、行政村设卫生委员、自然村设卫生员的组织形式。

1952年，卫生部下发了《县卫生院组织通则》。随着我国卫生事业发展的需要，逐步将卫生院分立为县医院、县卫生防疫站和县妇幼保健站（所）等。这种医疗机构布局形式一直沿用到现在。1951年，

① 王丽瑛主编:《北京卫生史料（妇幼卫生篇）》，北京科学技术出版社1993年版，第2页。

市卫生部门根据厂矿需要，在大厂矿协助下建立了职工医院或卫生所，在女工较多的厂矿医疗机构中设立了妇产科、儿科。

1. 市属专业医疗机构

20 世纪 50 年代建立的从事妇幼医疗保健业务的市属专业医疗机构主要有北京妇产医院、北京儿童医院、儿科研究所等。

1959 年 6 月 6 日，北京妇产医院成立，设病床 250 张。全国妇联主席蔡畅，卫生部部长李德全，北京市委书记、副市长万里等出席了开院典礼。著名妇产科专家林巧稚教授为第一任院长。北京妇产医院是一所医、教、研、防结合的新型专科医院。医护人员主要来自北京市妇幼保健实验院妇产科、市立第三医院妇产科和从医学院校分配来的毕业生。北京协和医院妇产科的医务人员协助开展了一个时期的业务工作。北京妇产医院成立后，担负组织指导和开展全市妇女保健工作，培训基层妇女保健人员，开展妇女病防治工作的任务。

1949 年以前，全市儿科医疗机构很少，儿科医师只有 69 人，病床 194 张，由诸福棠、吴瑞萍、邓金鎏 3 人合办的府前街儿童医院仅有病床 30 张。综合医院中，只有协和医院、北京大学医学院附属医院、中和医院和市立第三医院等设有小儿科。当时，没有专门的小儿外科。另外社会上有少数儿科私人开业医师。

诸福棠教授是中国现代儿科学的奠基人，为我国儿科学的发展贡献了毕生的精力。民国时期，诸福棠教授就主编了《实用儿科学》一书，是我国专家自己编写的第一部大型儿科学教材，教育了数以万计的儿科医生和其他医务工作者。早在 1942 年 2 月，诸福棠教授就与儿科同事吴瑞萍、邓金鎏协商创办了一所私立北平儿童医院，是新中国成立前北平唯一的儿童医疗机构。由于国民党政府的腐败统治，诸福棠教授济世救人的抱负无法完全实现。新中国成立后，这所儿童医院于1952年献给国家，改名为北京市第二儿童医院，与1951年成立的第一儿童医院合并，组成北京儿童医院。1951年，北京市长彭真亲自邀请诸福棠商议筹备北京市儿童医院，把建设一所有600张床位的现代化儿童医院的重任交给了他。1955年6月1日，北京儿童医院在复兴门外正式建成，诸福棠教授任院长，儿科专家徐政闻，吴瑞萍、邓金鍌为副院长。“设病床600张，门诊1500人。后病床增加到750张，门诊4000左右人次。”[①] 诸福棠院长给儿童医院制定了“公、慈、勤、和”（大公无私、慈祥友爱、勤奋工作、团结和睦）四字院训。在他的领导下，北京儿童医院开展了医疗、保健、科研、教学等活动，直接或间接地挽救了大批患儿的生命，成为我国首屈一指的儿童基地。诸福棠教授在儿童医院数十年如一日，兢兢业业，为北京儿童医院的发展做出了卓越的贡献。

1957年12月卫生部筹备成立儿科研究所，1958年7月1日正式成立。基本力量来自协和医院儿科和儿科研究室专业人员。主要从事防治严重危害儿童生命健康的疾病和进一步增强儿童体质的研究，做到医疗与预防相结合、理论与实践相结合。

2. 基层医疗机构

新中国成立前城市基层主要靠社会上开业助产士和少数妇产科医生进行家庭接生和访视，农村还主要依赖接生婆。

在1950年的第一届全国卫生会议上，作出了《关于健全和发展全国卫生基层组织的决定》。决定要求：首先要有计划地健全和发展县卫生院，对于只有诊所的县，要逐步把县卫生院建立起来，并要求县卫生院不仅要担负医疗任务，而且要负责承担和指导全县的公共卫

① 王甲午主编:《北京卫生史料（医学技术篇）》，北京科学技术出版社1997年版，第243页。

生工作（包括防疫、保健、妇幼卫生、卫生宣传及初级卫生人员培训等）；二是逐步建立和健全区一级的卫生所；三是在工矿企业单位和城市街道建立基层卫生机构。[①] 由于农村人口占大多数，迫切需要卫生服务，这次会议还提出了在政治上提高和改造西医，动员大批西医到农村中去工作，使他们实际体验农村的生活和农民的疾苦，树立为人民服务的思想。

1956 年 1 月 16 日，市公共卫生局根据国务院的指示，将本市各县卫生院改为县人民医院；将原县卫生院的卫生防疫机构独立为县卫生防疫站，直属县人民委员会卫生科领导。基层的妇幼医疗机构工作主要是由区（县）级医疗机构和妇幼保健机构进行指导。

在城区，1954 年，“地段负责制产科分级分工医疗”开始试点后，妇幼保健站部分人员调整到街道医院或联合诊所产科工作。1957 年，全市开展产科分级分工医疗和地段儿童保健工作后，各级医疗机构普遍成立保健科，基层街道医院建立了产科。妇幼保健站人员充实到各基层医院机构的产科和保健科。基层医疗机构的产科和保健科成为妇幼保健的基层组织，奠定了我国妇幼保健组织结构的基础。

在农村，1958 年，农村产院迅速建立，改造 1000 多名旧产婆，培训助产士和妇幼保健员 3934 人（包括不脱产人员）。在县妇幼保健所（站）的帮助下，公社卫生院设有妇幼保健组，管理所辖地区接生员和妇幼保健员，开展农村妇幼保健工作。

城乡基层妇幼保健组织建立后，妇幼保健人员和技术力量深入基层，直接为广大群众服务。党的卫生方针政策落实渠道通畅，改变了

---

① 《当代中国》丛书编辑部:《当代中国的卫生事业》(上)，中国社会科学出版社 1986 年版，第 43 页。

专业医疗机构和医务人员分布在城区人口集中地区面对少数人服务，而占人口绝大多数的城市贫困地区和农村，医疗力量却极其薄弱的状况。

三、妇幼保健群众组织

北京市的妇幼保健治理工作几乎是从零开始，面对的是极少的医疗保健机构和医务人员，设备设施缺乏，人员成分复杂的状况。劳动人民深受旧社会缺医少药的痛苦，同时旧有观念又根深蒂固。在这样的条件下，仅依靠少数的医疗保健人员是无法完成妇幼保健治理工作的，各地都存在着这样的问题。因而在1950年第一次全国卫生会议上，卫生部部长李德全就强调卫生工作方法，应该走群众路线，为了群众，依靠群众。只有依靠群众，才能把卫生事业做好，并举例说："防治鼠疫，根据东北的经验，依靠群众，去年就捕鼠1600万只，如果只靠少数防疫队员，恐怕一百年也不能完成这样大的数字。"[①]

北京市的妇幼保健治理工作也是在群众组织和劳动人民的支持下共同完成的。

北京市的妇幼治理工作首先得到了北京市妇联的支持。北京市妇联配合卫生部门组织妇女群众学习文化知识，普及妇幼卫生知识、宣传新法接生，组织儿童健康检查、预防接种、办好托幼组织等。妇联组织发动群众，负责思想政治工作；妇幼保健人员进行业务技术工作，在妇幼保健治理工作中起到了很好的作用。

1950年9月6日公布的《中国红十字会会章》第二条规定了新中国的红十字会的性质和宗旨。新中国的红十字会是："中央人民政

① 武衡：《东北区科学技术发展史料（解放战争时期和新中国成立初期：医药卫生卷）》，中国学术出版社1988年版，第25页。

府领导下的人民卫生救护团体。”“以协助各级人民政府，面向人民大众，宣传并推广防疫、卫生、医药等救济福利事业为宗旨。”[①] 红十字会有力地配合了北京市的妇幼保健治理工作。

在进行宣传教育的时候，妇幼保健治理工作得到了文艺工作者的支持。如在对妓女改造的过程中，文艺工作者把教育材料编成故事、话剧，帮助学员排戏，登载她们的稿子等，对学员起到很好的教育作用。在改造妓女时，“因为我们对这一工作都是生疏的，又找不到合适的教材，所以后来就请文联和文艺处的同志帮忙编了一些故事。如‘烟花女儿翻身记’‘活影子’‘红姑娘’‘刘小竹跳出火坑’等。这些故事都是取材于学员过去和现在的生活，学员听了都觉得很亲切，收到了相当的教育效果”。[②]

第三节 妇幼卫生保健治理

新中国成立后，党和政府十分重视妇幼保健工作。1949 年 9 月，在中国人民政治协商会议上通过的“共同纲领”第 48 条规定：“提倡国民教育，推广卫生医药事业，并保护母亲、婴儿和儿童的健康。”

新中国成立后的国民经济恢复时期，卫生工作的主要任务是：医治旧社会遗留给人民健康上的创伤，防治危害最大的急性传染病，提高人民的健康水平。在 1950 年 8 月 17 日至 22 日召开的全国第一次妇幼卫生座谈会上确定，根据预防为主的方针，有计划有步骤地依照人民的实际需要开展妇幼保健工作。首先应集中力量，解决危害母子

---

① 中国红十字总会:《中国红十字会历史资料选编（1950—2004）》，民族出版社 2005 年版，第 3 页。

② 北京市公安局:《北京封闭妓院纪实》，中国和平出版社 1988 年版，第 309—310 页。

最大的，由于受孕、生产、产后及儿童期所致的母亲和儿童的疾病。这样北京市妇幼卫生工作的基本任务开始即为改造旧式接生，推行新法接生，以减少产褥热和新生儿破伤风；封闭妓院，改造妓女，提倡健康的生活方式；防治危害妇幼健康的疾病等。

一、改造旧产婆，推行新法接生

北京市新医学引进较早。1921 年协和医学院设立妇产科，收容各类疑难孕产妇。由于守旧思想和习惯势力根深蒂固，开院第一年只收了 97 名产妇，家庭接生 4 人；1925 年也只有 267 例住院分娩，33 例家庭接生。妇产科医师杨崇瑞博士认识到让产妇走进医院很难，毅然组建东城第一卫生事务所妇婴组，训练助产士主动上门家访、宣传和接产；又在 1929 年筹建了国立第一助产学校，亲任校长；1930 年拟订助产士管理法，推动市府在城区及四郊建立妇婴保健所及分所，使新法接生工作迅速推开。尽管这样，当时的北平也只有少数中上阶层的妇女能享受好的医疗，大多数产妇没有保健，接产由旧产婆或家中老人进行，出血、感染及子痫等造成的孕产妇死亡率及新生儿破伤风的死亡率很高。

1949 年的北平，旧的接生方式还普遍存在着。新中国成立之初，“全市新出生婴儿中，经医师、助产士及受过新法接生训练的接儿婆接生者，占新生婴儿的 58.16%，旧法接生者占 41.84%”。[①] 落后的旧式接生方法严重地威胁着母婴的健康和生命。据统计，全国“每年死亡人口一千五百万左右。婴儿的死亡占三分之一，这五百万婴儿有很多死于脐带风”。[②] 推行新法接生，改造和培训接生婆，以改善妇女的

---

① 王康久主编:《1949—1990 北京卫生大事记》第 2 卷，北京科学技术出版社 1992 年版，第 3 页。

② 新中国妇女社:《有计划地开展妇婴卫生工作》,《新中国妇女》1949 年第 5 期，第 6 页。

生育条件，减少产妇与婴幼儿的死亡率，是新政权面临的艰巨任务。1950 年 8 月 17 日至 22 日，全国第一次妇幼卫生座谈会召开，会议提出了“为增加中国人口而奋斗”的口号，确定了孕产期保健的工作重点。根据卫生部和北京市公共卫生局的指导，北京市妇幼卫生工作的首要任务就是改造旧产婆、普及新法接生、提高产科质量、预防产褥热和新生儿破伤风的发生。

1950 年，在全国“妇幼卫生座谈会”召开后，北京市召开了妇幼卫生工作会，传达贯彻会议精神，进一步明确了有关方针、政策和任务。强调了当前主要任务是普遍推行新法接生、减少新生儿破伤风和产妇产褥热死亡、预防传染病等。

旧产婆又称“接生婆”“收生婆”“稳婆”等，在北平也称作“姥姥”，从事为妇女接生的工作。她们实际文化水平不高，技术有限，接生时即使顺产但由于消毒条件有限，也极易造成妇婴感染，因此 1949 年以前患上产妇产褥热和婴儿破伤风的很多。一旦难产，更是避免不了出现婴儿或产妇死亡的情况，甚至会出现母子（女）双亡的惨剧。

旧产婆的接生方法很不科学，但在刚刚解放的北京，全市妇产科医生只有 125 人，助产士只有 200 多人，远远满足不了接生的需求。广大农村地区和一部分城市的妇女还依靠旧产婆接生，也有一些群众要找接生婆接生，旧产婆也多少有些接生的经验。在这样的情况下，很多地方开展了改造旧产婆、推行新法接生的工作。北京市也采取了有计划地改造旧产婆，普遍地给以短期训练的方式，使她们懂得简易的科学接生法，以减少婴儿死亡率和产妇死亡率。

在改造旧产婆的同时，推行新法接生。新法接生的内容，简单说即“一躺三消毒”：躺着分娩，断脐用具消毒，接生者的手消毒，产妇的会阴部消毒。普及新法接生采取的措施主要有：

首先是改造旧产婆。把旧法接生的队伍加以整顿，选择确有群众威信、有接生经验的给予培训。训练内容除“一躺三消毒”外，还讲解一些女性生殖器官的解剖和生理功能等知识。培训后加以管理，要求她们接生只许使用新法，不许使用旧法，更不许搞封建迷信。对于那些纯属以巫术诈骗钱财的则坚决加以取缔。1951年6月，市公共卫生局组织农村妇幼卫生工作组，奔赴郊区协助当地妇幼保健机构开展改造旧产婆、训练新法接生员的工作。到1952年底，共训练1110名。1951年12月，市公共卫生局举办新法接生业余训练班，对城区200多名旧接生婆分批进行培训，并由所在区的妇幼保健所负责她们的业务提高和监督。对其中技术较好的人员经过审查核准，被吸收为联合妇幼保健站的成员。

其次是大量培训新法接生员。因专业接生人员有限，为快速解决新接生员不足的问题，卫生部门选择了一些愿意为众人服务的青壮年已婚妇女，训练新的接生方法。对象的选择在城市要求粗通文字，在农村，根据当时妇女几乎全是文盲的情况，只要求个人卫生情况较好，能热心为众人服务，家务较轻即可。训练时间一般为七至十天，训练内容有妇女的生理解剖特点、妇幼卫生常识及正常分娩过程和接生技术，无论是新培训的接生员或经过改造的旧“接生婆”都发给新法接生员证，发给接生工具、接生包和箱，并由脱产的妇幼保健人员管理。为了顺利推广新法接生，政府在当时还拨有新法接生补助费、难产补助费，使生活困难的群众亦能享受新法接生及安全分娩。对于接生员的培训、管理做到了坚持不断。基层的妇幼保健机构每年要整顿接生员队伍，把一些不起作用的接生员淘汰除名。补充新接生员，以保持队伍的精悍、实用。

通过上述“两条腿走路”的方法（改造老的，培训新的），接生员队伍增长很快。

建立一支接生员队伍，除培训外，更主要的是组织管理，经常的辅导和督促检查。这项工作由新中国成立后大量发展起来的县级妇幼保健机构承担。此外，在新中国成立初期，组织个体开业助产士成立了联合妇幼保健站，承担全面的孕产妇保健。包括产前检查、科学接生和产后访视、42 天的母子健康检查等项工作。如果下边还有接生员，也由他们负责辅导管理。与此同时，国家还较快地发展了产床，提高了住院分娩率。以上措施取得了明显的收效。

为普及新法接生，卫生部和各地卫生部门、群众团体采取了多种形式进行宣传。戏曲是群众最喜闻乐见的形式，如河南坠子《两个收生婆》，通过生动的故事形式，将新旧接生法的对比生动地展现在群众面前。两个收生婆准备旧法接生时"高大娘先端柴灰两三锨，又把那大小门窗遮蔽严。刘大婶帮着害娘（注：产妇）脱下裤，让害娘坐在灰上别动弹。高大娘然后把用具取出来，一共有几个碗片一把剪。刘大婶她也摸摸自己腰，原来是一个秤钩腰上悬"。采用新法接生的准备："李同志她俩又把指甲剪，剪罢了指甲又用开水洗。把两手洗得净来擦得干。张月娥她又打开小包包，从包里取出用具一大摊。其中有剪子镊子好几把，另外有许多用具认不全。一个个都是起明又发亮，又一齐放在锅内煮一番。各种的大小用具都消毒，保险叫大人小孩都平安。"[①] 寓新法接生的宣传于故事中，群众在娱乐的同时明了新旧法接生的优劣，逐渐转变了观念，接受了新法接生。编写宣传手册也是采用得比较多的一种方法，如很多省份编写了《新法接生好》的

① 刘毅光改编、河南省文联编辑部：《两个收生婆》，河南省文联 1952 年版，第 10 页、第 14 页。

小册子进行宣传。其他的宣传方式如报纸、杂志、展览也很多，医疗保健人员在医疗保健机构和深入基层诊疗的同时进行宣传也是常用的一种方式。

改造旧产婆的同时，北京市恢复建立各级医疗卫生机构妇产科，构建妇幼保健网，培训专业妇幼保健工作人员，分配当时仅有的少数医院分区分级接收转院孕产妇，协助培训县、乡级医院的产科人员。改组扩建综合医院的产科业务，扩大第一助产学校附属产院、公益助产学校等的收容量，同时在新建的医院内组建具有实力的妇产科。部队各军种、各中央部委和厂矿及各区新建的医院也都设有相当数量的妇产科床位。1949 年后 10 年间郊区也分别设立卫生学校，县、乡级亦培训出大量中级妇幼卫生人员。

这一时期，改造旧产婆、推行新法接生是妇幼保健工作的中心任务，除此之外，还进行了一些其他与孕产期有关的工作。如推行无痛分娩；建立难产联络网，进行难产防治；实行免费接生补助等。1950 年，“为照顾贫苦产妇，享受科学助产，按区组织了开业的产科医生、助产士和公私医院，为贫苦的产妇免费接生，为难产者特约了公私医院十处，由政府按接生人数和住院次数予以补助”。[①]1953 年，北京市无痛分娩法推行委员会成立，在全市范围内展开宣传，医务人员掀起了学习热潮，并在产院、医院产科试行无痛分娩法。

二、妇女保健治理

（一）封闭妓院，治疗性病

封闭妓院是新中国成立后废除反动黑暗的娼妓制度、解放妇女

① 北京市人大常委会办公厅、北京市档案馆：《北京市人民代表大会文献资料汇编（1949—1993）》，北京出版社 1996 年版，第 80 页。

的一项重要措施。军管会接管北平后，北平市还遗留有妓院和暗娼。“北平市的妓女多数集中在外二和外五两区，数目相当庞大，残存年代甚久，内部十分黑暗亦极其复杂。”[①]1949 年 5 月，民政局布置了对于处理妓女问题的任务，先了解情况，再处理。1949 年，北平市发布《北平市处理妓女办法（草案）》，对处理妓女问题提出了具体办法。（1）对于愿意离开妓院而从事各种生产的妓女，酌发给路费，遣送回家，从事生产。（2）对无家可归之妓女要求到工厂做工者，则经短期训练，启发其觉悟后，使其参加工厂生产，或组织集体劳动，以逐渐走向生产自给的道路。（3）对于愿意从良的妓女，原则上由妓女自己解决。如已有对象者，令其办理结婚登记，以不再作妓女为条件，听其自便。（4）对患恶性传染病者，则禁止其结婚，一面治疗，一面集中生产，逐渐解决之。（5）对有相当文化程度与工作能力者，则令其转业或帮助其转业。（6）对家居外籍而自愿回家者：则遣送回籍。（7）对茶房、跟妈、妓院之伙计，则一律遣散。在遣散时，先给以短期训练，一面启发其觉悟，一面加以控制，使其声明以不再做此种营业为条件，取保具结，以达到取消之目的。

北平解放后调查妓院营业情况，“挂牌营业的妓女共二三〇户。一千四百六十二人。直接依靠他们为生的‘妓院老板’‘领家’和伙计等共一千四百六十二人。实际设店营业但未挂牌的暗娼已查明者有一百七十家，四百余人”。[②] 这些沦为娼妓的妇女或因为贫困生活的逼迫，或由于被拐卖或被欺骗，在妓院中受着“妓院老板”“领家”的欺压和剥削，过着非人的生活，得性病的很多，是社会性病

① 北京市档案馆：《北平和平解放前后》，北京出版社 1988 年版，第 400 页。

② 北京市人大常委会办公厅、北京市档案馆：《北京市人民代表大会文献资料汇编（1949—1993）》，北京出版社 1996 年版，第 27 页。

的主要传染源。《中国人民政治协商会议共同纲领》第六条规定："中华人民共和国废除束缚妇女的封建制度。妇女在政治的、经济的、文化教育的、社会的生活各方面，均有与男子平等的权利。"[①] 妓院是旧社会束缚、压榨、蹂躏妇女的典型场所，在新中国是必须加以封闭。

封闭妓院、改造妓女是新中国成立后最早进行的解放妇女运动。1949年，聂荣臻市长在北京市第二届各界人民代表会议上作的报告中提出了处理妓女的问题，并请代表会议做最后决定。1949年11月21日北京市第二届各界人民代表会议通过关于封闭妓院的决议，决定立即封闭一切妓院，集中所有妓院老板、领家、鸨儿等加以审查和处理，并集中妓女加以训练，改造其思想，医治其性病，有家可归者送其回家，有结婚对象者助其结婚，无家可归，无偶可配者，组织学艺，从事生产，并没收妓院财产以作为救济妓女之用。通过决议的当晚，北京市公安局依照北京市长的命令，动员了2400余名干部和警士，连夜执行了封闭妓院的决议。"并于命令下达后在十二小时内封闭妓院二百二十四家，收容妓女一千二百八十八名，集中老板和领家共二百二十四名。"[②] 封闭妓院后，由市妇联、民政局、卫生局组织妇女生产教养院，负责教育、治病、分送回家、助其择配、组织生产等工作。

封闭妓院后，为转变妓女的思想，使她们过上正常的生活，参加劳动自食其力，同时惩罚压迫妓女的领家、老板等，一段时间内进行了封闭妓院的善后工作。

---

① 中共中央文献研究室:《建国以来重要文献选编》第1册，中央文献出版社1992年版，第3页。

② 北京市档案馆:《北平和平解放前后》，北京出版社1988年版，第411页。

第一，稳定情绪，建立秩序，为安心学习创造条件。封闭妓院前，因政府部门不便作事先的宣传，妓院老板和领家又恶意宣传，妓女在刚集中时，表现得惊惶失措，心有疑虑。为了安定妓女的情绪，首先，说明政府为什么要封闭妓院和对妓女的政策，并尽量照顾她们的生活，帮助她们取回自己的全部财物，解决其困难，子女无人照顾的接来同住。由于干部的热心照顾，使她们感到亲切温暖。这样才打破了她们的疑惧心理，由怀疑而变为信任，情绪稳定了下来。其次，经过多次耐心说明教育，并对特别嚣张的进行了严肃的批评，对个别企图逃跑、个别流氓成性、无理取闹的妓女给予处罚。开始建立了纪律，稳定了秩序，建立了学习制度。

第二，训练教育工作。首先以同情关怀的态度打破她们怕羞、怕丢脸的顾虑，启发她们的觉悟，采取诉苦的方式，逐渐打破了她们相信命运的思想，认识到谁是真正的敌人。然后彻底打破她们对老板和领家的顾虑和依赖心理，认识到人民政府是真正爱护她们的政府。

第三，性病治疗。封闭妓院后，集中了 1303 名性病患者同时治疗。治疗时，先普遍地进行了健康检查、性病检查、血液检查。检查的结果有性病者占总人数的 96.6%，无病者 44 人，仅占 3.4%。

对患有性病者，北京市政府组织医疗力量进行全力的治疗。北大医学院、性病防治所、先农坛妇婴保健所、第一医院、结核病防治院、北京市卫生局巡回医疗队等 6 个单位，57 位医务人员参加了治疗。以治疗性病为重点，开展治疗时，把学员按病情进行编队，患同种病同等程度的集中在一起，以方便治疗，同时防止互相感染。来自不同单位间的医生彼此合作，以高度的热情和突击精神不分昼夜地工作，治疗成效显著，达到了预期的治疗效果。“在梅毒治疗上，表现在血清进步人数的百分比上，第一月份检查为 4.5%，第二月份为14%，第三月份为20%。现在梅毒治好者占40%，淋病治好者占95%，其他的已不传染。”[①]

在治疗的同时，开展宣传教育，使她们认识到性病的危害，认识到人民政府对她们的关爱。采取各种方法启发她们的觉悟，勇敢地站出来控诉老板和领家的罪行，使他们低头认罪伏法。

第四，安排妓女的生活。在对收容的妓女进行教育改造和性病治疗外，北京市政府对妓女今后的生活也作了安排，以让她们摆脱精神上的束缚，投入社会主义的新生活中，成为独立的新女性。在安排的时候采取了慎重负责的态度。有家可回的，由家里来人或当地政府来信证明，可以回家。可以结婚的，安排结婚。能找到工作的，安排工作。经过政府的安排，截至1950年7月底，结婚的596人，占45.3%；回家的379人，占28.7%；参加剧团和医务等工作的62人，占4.7%；妓女兼领家62人，占4.7%，已另行处理（罪恶较重的与其他老板领家一并送军法处审讯，较轻者教育释放）；送安老所8人，占0.6%；共处理了1107人，占总人数84%。[②]对无家可归的209人，政府为她们组织了“新生棉织工厂”，使她们参加生产。

第五，处理老板和领家。老板和领家是旧社会妓女的欺压者和盘剥者，北京市军事管制委员会军法处对他们进行了应有的惩罚。判处死刑2人，十年以上徒刑19人，五年以上徒刑74人，一年以上徒刑260人；课以罚金的4个，缓刑、警诫、教育释放的20人。没收他们的财产用作教育改造妓女的经费。

这次封闭妓院行动，彻底摧毁了旧社会遗留下的娼妓制度。解放

---

① 北京市档案馆：《北平和平解放前后》，北京出版社1988年版，第415页。

② 北京市人大常委会办公厅、北京市档案馆：《北京市人民代表大会文献资料汇编（1949—1993）》，北京出版社1996年版，第91页。

了 1000 多名妇女，使她们成为自食其力的劳动者，成为自己的主人。娼妓制度的消灭，阻断了性病的传播途径，在一段时期内消灭了性病，保障了妇女的身心健康和公共卫生健康。

（二）妇女常见病治疗

新中国成立初期，由于医疗保健资源有限，妇产科主要的医疗保健力量投入了亟待解决的接生保健方面。在妇幼保健网建立起来，新法接生逐渐推广后，一些妇女常见病开始纳入妇女保健工作中。

妇女常见病中，以子宫颈癌对妇女健康威胁最大。1958 年协和医院“对 1179 例肿瘤死亡病例分析，子宫颈癌死亡占 22.5%，占全部恶性肿瘤死亡的首位”。[①] 通过普查，早发现早诊断早治疗是子宫颈癌防治和妇女保健工作的重要任务。

1958 年 3 月，市公共卫生局组织全市妇产科医务人员在四煤厂、丰盛胡同等 5 个派出所管辖的居民段对 96550 人进行妇产科普查普治试点工作。9 月又在 83 个机关、27 个学校和 22 个居民地段开展了妇产科普查工作，接受检查的 27 岁以上的妇女共 71646 人。子宫颈患病率为 0.56%，子宫颈糜烂为 28.25%，子宫颈息肉为 2.5%，子宫颈撕裂伤 1.78%，子宫颈瘤为 0.94%，卵巢囊肿为 0.69%，输卵管积水为 0.25%，其他生殖器疾病为 0.33%。发现子宫颈癌病例中，子宫颈糜烂比子宫颈平滑者多 7 倍，占妇科病首位。这也说明了子宫颈糜烂患者是子宫颈癌的高发人群，因而重点放在了对子宫颈糜烂患者的治疗。

这一时期对子宫颈癌的普查普治还在局部范围，处于试点阶段，为以后我国子宫颈癌的防治工作提供了经验，奠定了基础。

---

① 王丽瑛主编：《北京卫生史料（妇幼卫生篇）》，北京科学技术出版社 1993 年版，第 84 页。

（三）妇女的劳动保护

新中国成立初期，越来越多的妇女走进工厂参加社会主义建设。女职工的劳动保护一直受到国家的关怀和重视。1951年颁布《中华人民共和国劳动保险条例》对女职工的工作年限保险待遇等都做了明确的规定，尤其专设一条强调女职工的生育待遇。《条例》第十六条规定女职工的生育待遇，产前产后共给假五十六日，期间工资照发；不满七个月小产时，得根据医师的意见给予三十日以内的产假，期间工资照发；难产或双生时，增给假期十四日，工资照发；怀孕在指定医院检查或分娩时，费用由企业行政方面或资方负担；产假期满仍不能工作者，按疾病待遇处理；生育时，发给生育补助费四万元。1953年对《条例》进行了修改，明确规定，禁止分配女工担任特别繁重的或有害妇女生理机能的工种和工作。女工在怀孕满七个月后和婴儿哺乳未满四个月的期间，不得让她们上夜班。怀孕期间，如对原工作不能胜任时，根据医疗机构的证明，调整轻工作。女工享受免费的产前检查和住院分娩。照发工资的产假一般为五十六天，遇难产增至七十天。哺乳母亲在婴儿未满十二个月时，每日有一至两次喂乳时间。

《中华人民共和国劳动保险条例》的制定和实施，是《中国人民政治协商会议共同纲领》中“妇女在政治的、经济的、文化教育的、社会的生活各方面，均有与男子平等的权利”规定的具体实施。在法律上确认了对妇女的生育健康权利的保护。

北京市始终贯彻国家政策开展工作，女职工劳动保护从1950年就开始了。1950年，在女工多的较大工厂设妇产科、小儿科医务人员，或有1~2人专职承担妇幼卫生工作。1952年，开始对女职工进行妇科检查，发现疾病及时治疗并采取措施预防妇女病的发生。在工厂设立孕期休息室、婴儿哺乳室，给母亲一小时喂奶时间及孕期7个月后 7 小时工作制度等。

1953 年市卫生局设专职干部主管工业企事业卫生工作。在全市对女工卫生工作情况进行了调查研究，根据调查中发现的问题，重点抓预防妇科病、流产等工作。1956 年，各区妇幼保健所、产院对 18 个工厂的 6200 名女工进行了妇科检查，发现 860 名女工患有妇科病，对其普遍进行了治疗并指导预防方法。

旧中国的农村地区缺医少药，劳动妇女卫生条件差，月经期垫的是沙土垫，孕期得不到照顾，产后 3~5 天就下地干活。因此月经不调，孕期合并症、产褥感染以及严重子宫脱垂患病率很高。新中国的劳动妇女保护措施，在城市由于女职工比较集中，采取了集中指导保健的方式。农村劳动妇女比较分散，采取的方式适合了这种特点。在农村除了推广新法接生减少孕产期疾病外，卫生教育所与市卫生局妇幼科合编了妇幼卫生宣传资料，大力开展了妇幼卫生宣传。基层妇幼保健站组织妇联干部、女生产队长学习妇幼知识。1958 年，农村人民公社建立妇女劳动保护制度，规定女社员每月出勤 24 天，比男社员少 4 天。不少地区规定了休产假、孕期检查不扣工分等。大部分地区实行了“三调三不调”，即孕期调轻不调重，经期调干不调湿，哺乳期调近不调远。

三、儿童保健治理

在新中国成立之初，卫生部门对妇女保健方面工作做得多一些，对幼儿方面工作做得少一些，妇幼卫生发展不够平衡。1952 年，北京市卫生局在总结新中国成立三年来的卫生工作时，指出了从婴幼儿的疾病和死亡来看，幼儿卫生工作十分需要加强。在 1949 年至 1951 年 23194 名死亡儿童中，“1 岁以内到 2 岁的儿童，占儿童死亡总数的 77%，因麻疹、腹泻、肠炎及呼吸疾病而发生的死亡，占死亡总数的32.7%”。[①]这些通过提高保健水平是可以得到改善的。我国20世纪50年代儿童保健的成就，是通过控制儿童急性传染病、普及科学育儿知识、改善婴幼儿营养、开展散居和集体儿童健康的系统管理等方面取得的。

（一）传染病防治

1949年全市居民死亡率前三位病（城区）为传染病、消化系统疾病、呼吸系统疾病。儿童是几种传染病的易感人群，其中急性传染病造成小儿死亡的，天花占第一位。1950年2月10日，中央人民政府卫生部和中央人民政府人民革命军事委员会卫生部发出联合指示，指出当时全国的疫病流行很广、病类颇多、危害甚大，其中以天花、流脑、麻疹为最多，白喉、猩红热、百日咳也在不少地区为害，尤以天花流行严重，几乎遍及全国。指示要求各级领导亲自动手，组织一切卫生医药力量，发动群众，共同制止疫病的流行，各县要尽可能地组织巡回防疫队，以防治疾病扑灭疫情。1950年10月，中央人民政府政务院发布了《关于发动秋季种痘运动的指示》，决定在全国各地普遍种痘一次。同年卫生部也发布了《种痘暂行办法》规定婴儿在出生后6个月内即应种痘，届满6岁、12岁、18岁时再各复种一次。

北京市政府遵循预防为主的卫生工作方针，各级卫生部门广泛开展了群众性的卫生宣传，大力推行普遍种痘的活动，从而迅速控制了天花流行。1949年秋季全市广泛开展种痘运动。“共种痘31万人。1950年，全市种痘40多万人。5月以后，北京再没有发生天花。”“1952年，为了巩固消灭天花的成果，9月颁布《北京市种痘暂

① 北京市档案馆、中共北京市委党史研究室：《北京市重要文献选编（1952）》，中国档案出版社2002年版，第588页。

行办法》种痘工作由突击转入经常化，该年种痘 1173657 人次。”[①]

除天花之外，儿童还经常受其他传染病的侵袭。1954 年，百日咳流行，斑疹伤寒局部流行；1955 年，麻疹流行；是年流脑流行持续到 1957 年；1957 年，流行性感冒在北京出现前所未有的广泛流行；1958 年，麻疹流行，来势凶猛；1958—1959 年，脊髓灰质炎流行。可见每年都有传染病的暴发流行。传染病来势汹汹，人民政府领导人民群众并未屈服，采取了多种措施战胜疾病。

1953 年 1 月，北京市第二次卫生行政会议上，将麻疹、痢疾、乙型脑炎三种疾病列为重点防治对象。市公共卫生局局长严镜清亲自组织专家教授作有关防治麻疹、痢疾、乙型脑炎的专题报告讲座会。明确提出防治麻疹的方针：“保护病弱儿童，减轻病症、防止合并症，降低病死率。”要求全市医疗单位做到“病人不出门，医药送上门”，减少传播机会，及时救治严重患儿。1953 年 6 月，市公共卫生局印发《麻疹防治须知》，要求全市医疗单位在下半年要认真抓好麻疹防治工作。各基层医疗机构都加强了麻疹病儿的视访、治疗。对易感儿注射胎盘球蛋白或母血，麻疹病死亡率明显下降，由 1950 年的 19.78%，降到 1953 年的 2.69%。

1958 年冬季，北京市麻疹流行疫情来势凶猛。在中共北京市委统一领导下，采取在基层党委领导下医务人员、干部、群众三结合的地段负责制，形成了人人动手防病群众运动。卫生部门根据麻疹流行特点，提出了平时“打好第一道防线”（指地段保健组工作），流行时“把住三道关”（第一道关要保护年幼、体弱及有病的易感儿，尽可能

① 张殿余主编：《北京卫生史料（卫生防疫篇）》，北京科学技术出版社 1993 年版，第 23 页、第 24 页。

不发生麻疹；第二道关保护麻疹患者不发生肺炎和并发症；第三道关是抢救并发、肺炎的麻疹患者不发生死亡），并向群众提出四早一好的要求（四早：早预防、早报告、早隔离、早治疗；一好：做好家庭护理）以便行动一致，充分发挥医、干、群三结合的防病力量。治疗上采取中西相结合方法，取得很大成绩，病死率由 1950 年的 19.78% 下降到 0.96%。①

在流感大流行时期，北京市公共卫生局发布“流感施治措施”文件。对不同单位提出七项要求和四点保障措施。积极开展消毒、隔离病人等卫生防疫措施。利用报纸进行广泛的预防措施的宣传。

防疫工作中及时纠正了失误。1956 年，流行性乙型脑炎流行。1957 年，4—6 月注射乙脑疫苗，继 1956 年之后，又发生 514 人出现排异反应，死亡 3 人，经流行病学调查证明与注射鼠脑乙脑疫苗有关。因此，从 1959 年起北京市停止鼠脑乙脑疫苗注射。

这一时期，北京市对天花、白喉、流行性乙型脑炎等患者，实行了免费住院治疗。除了对暴发的传染病进行治理外，按照预防为主的方针，采取了积极的预防接种的措施。1949 年，北京市广泛接种牛痘，同时开展了其他传染病的预防接种工作。1950 年，国家规定牛痘、卡介苗、白喉、百日咳、破伤风三联菌苗为向儿童免费接种的基本的菌（疫）苗。1950 年 4 月，全市开始卡介苗接种工作，综合医院、助产医院、卫生所、妇婴保健所等单位成立接种站。1950 年 4 月，全市开展白喉预防注射，10 岁以下儿童为接种对象，注射 3 次，累计 109230 人次。1951 年 12 月，全市城区成立麻疹防治站 113 个，农村成立巡回防治组 11 个。自此天花、慢性肺结核、白喉、百日咳、

① 张殿余主编：《北京卫生史料（卫生防疫篇）》，北京科学技术出版社 1993 年版，第 26 页。

破伤风这些对儿童生命健康威胁最大的疾病都可以通过接种疫苗进行预防，逐渐确立了预防接种制度。1957 年，全市各小学、幼儿园建立传染病管理制度和疫情义务卡片报告制度。1958 年 2 月 5 日，市公共卫生局要求城区在第一季度组织基层医疗机构分段建立预防接种卡片登记制度，郊区可重点试行。

与此同时，医务工作者不断地研究防治传染病的方法。1959 年，北京中苏友谊医院采用人工冬眠的方法治疗儿童中毒性痢疾，使其死亡率由新中国成立初期的 50% 下降到 5.6%

（二）儿童体格保健

我国儿童保健服务的对象是 14 岁以下的儿童，重点是学龄前儿童。许多儿童缺乏必要的营养，细脖、大头、肚子隆起、嘴角糜烂，患坏血病、脚气病、干眼症甚至失明的很多。无数儿童被急性传染病夺去生命。婴儿死亡率高达 117.6‰，其中死于营养不良、急性传染病、先天梅毒者占 80%。保健工作主要涉及推广新法育儿，集体和散居儿童的保健工作。

1. 新法育儿

20 世纪 50 年代初期，为了扭转高得惊人的婴儿死亡率，卫生部门在继续推行与巩固新法接生及其成果的同时，加强了对科学育儿方法的宣传、研究和应用。1952 年召开的全国卫生会议上曾规定：推行新法接生和研究与试行新育儿法，为当时妇幼卫生工作的重点。其目标是生一个活一个，活一个壮一个。为了达到这个目标，新育儿法确定了八项重点工作：（1）哺母乳一年至一年半。（2）讲究饮食，并养成定时饮食的习惯。（3）养成不随地大小便的习惯。（4）养成其他重要卫生习惯，如饭前便后洗手等。（5）按时预防接种。（6）注意对病人的家庭护理。(7) 不与病人接近。（8）不打骂，不恐吓也不溺爱孩子。

自1952年开始，全国开展了“新法育儿”的宣传活动，向群众广泛宣传了旧育儿法的弊端、新法育儿的好处。卫生部妇幼卫生局的儿童卫生处，围绕防治小儿传染病和育儿、喂养方法，编写了29种小册子和多种科普电影剧本等，宣传新法育儿。这些宣传材料用通俗的语言讲解幼儿的生理特点、护理方法及保健知识等，内容详尽。如讲小儿肚脐，“新生儿脐带剪断后，还残留了一部分在肚脐上，过五六天，就会脱落，再过几天就会完全长好。脐带没有脱落，肚脐没有长好的时候，这一部分要清洁；如果弄脏了，感染了细菌，容易起脐带风”。[①] 把科学知识用通俗易懂的文字表达出来，照顾了文化水平不高的群众，也使人乐于接受。

1953年卫生部门在进行妇幼卫生机构调整的时候，确定重点发展儿科专业机构，并以这些机构为核心力量开展新法育儿运动。1957年，召开了全国妇幼卫生座谈会，会议讨论明确新法育儿的主要内容为：婴幼儿喂养、防病知识和对儿童卫生习惯的培养。由于旧育儿法得到迅速改变、新法育儿知识普及、儿童计划免疫的开展，儿童患传染病逐年减少了，儿童体格发育水平提高了。

2. 城区儿童保健

第一，散居儿童保健。

新中国成立后，在我国城市中，采取地段保健的方式，开展了儿童保健工作，实行责任地段。就是将儿童保健所、妇幼保健所、综合医院的保健科和卫生科、街道医院、红十字保健站、街道群防群治站等的儿科、儿童保健力量组织起来，采取划片包干的形式，负责一定

① 林傅家等：《新法育儿》，中华全国科学技术普及协会1954年版，第1页。

居民范围内7岁以下儿童的保健工作；而以妇幼保健机构为核心，担任组织和指导。一般分为围产期保健、新生儿保健、婴幼儿保健、学龄期儿童保健等。

1949年北京妇幼保健机构只有5所，妇幼保健人员包括临床人员和开业助产士仅611人。其中绝大多数从事妇女保健和产科接生工作，且大都集中在城区。中央妇幼保健实验院成立后，采取地段儿童保健责任制的方法，对婴幼儿进行系统观察，包括新生儿、早产儿管理、对0~7岁儿童定期健康检查、预防接种、卫生宣传以及开展科研、教学等工作，总结出一套适合我国国情的儿童保健工作内容和方法，成为全国和北京市儿童保健工作的指导中心。

北京市城市散居儿童保健工作起步于1953年。当时根据婴儿死亡率高和群众缺乏育儿知识的情况，在普及新法接生的基础上，重点推行新法育儿，同时加强对传染病管理、预防接种和早产儿管理。市公共卫生局要求，体重在2500克以下的新生儿均为早产儿，作为重点管理对象，由地段保健人员指导家长学会用简易保暖用具，学会护理早产儿。1955年，市公共卫生局在总结和推广试点经验的同时，分析了死亡婴儿中一半是新生儿，而其中80%死于出生后的七天之内的情况，指出儿童保健工作重点是周岁内的婴儿，要加强新生儿保健，特别是对早产儿的管理。制定了“北京市城区重点开展婴儿保健责任地段工作方案”，提出了地段婴儿保健任务、范围、内容、方法。从此城市儿童保健工作由点到面逐步兴起。

儿童保健工作，自1953年开始儿童地段保健责任制的试点工作，通过实践确定儿童保健组织形式应是专业机构与群众卫生组织（红医站，群防站）相结合，采取高、中、初级医务人员三结合，医疗、预防、培训三结合，实行无病早防、有病早治的原则。具体内容有：

“1. 按地段建立群众性卫生组织，对卫生员进行儿童保健知识的宣传和培训；2. 开展地段内 7 岁以下儿童健康观察，对不同年龄儿童进行定期体格检查与保健指导，发现体弱儿列为重点管理对象，并建立佝偻病、营养不良等常见病防治门诊；3. 实行新生儿、早产儿专案管理，进行家庭访视，指导喂养、护理；4. 对托幼机构进行卫生保健业务指导和管理；5. 开展预防接种，实行传染病防治管理；6. 开展妇幼卫生宣传教育。”[①] 工作方法是：（1）就近就医，防治结合；（2）医务人员实行分片包干和专项工作专人负责相结合；（3）高、中、初三级人员相结合，以中级为主；（4）普及与提高相结合，在普及工作的基础上，通过开展各项实验、科研和观察，总结经验提高工作质量。

1957 年，市卫生局要求，城区各级医疗保健机构开展儿童保健服务范围由周岁内扩大到 2 岁儿童，并提出方案，报市人民委员会备案。全市统一使用儿童健康卡片，制定了定期健康检查、预防接种，对早产儿、虚弱儿、营养不良、佝偻病和慢性病儿实行专案管理等各项常规制度。同年，周恩来同志在党的八届三中全会上指出：要扩大预防，要以医院为中心指导地方和工矿的卫生预防工作。遵照这一指示精神，一些先进的儿科工作者走出医院大门，到农村和工矿开展儿童保健工作。

第二，集体儿童保健。

1950 年，北京市人民政府卫生局妇幼科内设有托儿所管理组，负责托幼机构卫生保健的业务指导。托儿所的行政管理单位是市民政局。同年，市妇幼保健实验院附设了实验托儿所，各区妇幼保健所设专职干部从事托儿机构的管理工作。1956 年，卫生部、教育部、民

① 王丽瑛主编：《北京卫生史料（妇幼卫生篇）》，北京科学技术出版社 1993 年版，第 22 页。

政部和财政部联合发出通知，明确划分收托三岁前儿童的是托儿所，收托三岁以上儿童的是幼儿园，将民政部门领导的托幼机构分别移交卫生部门和教育部门管理。

1957年2月22日，市人民委员会批转市公共卫生局“关于各类型托儿所领导分工试行办法”，明确规定市卫生局负责全市托儿所工作方针政策的贯彻和制定常规制度，保育人员培训及编造托儿所经费补助预算；区卫生科负责所在区托儿所的业务领导；群众自办和私人办的托儿组织由主办单位和主办人负责。1957年，市公共卫生局将接管的托儿所经费、人员分别交由所在区领导。

20世纪50年代，托幼机构发展很快。为了适应形势的需要，办好托幼机构，以市妇联为主要牵头单位，组成了有卫生局、教育局和工会等单位参加的“北京市保育工作者代表会”团结保育工作者共同协作，进行调查研究、经验交流、表彰先进等，促进保教事业的发展。“1959年，托幼机构已由1950年的66处发展到17222处，其中机关厂矿办的有847处，群众自办的有1213处，农村人民公社办的有15162处，收托儿童由0.34万人增加到96万人。”①

1958年以后，随着托幼机构的不断发展，在市、区、县妇幼保健专业机构内设有集体儿童保健科（组）或专职人员，负责托幼机构的卫生保健工作。城市各级医院保健科均设1~2人负责所辖地段内的托幼机构卫生保健工作，形成了分级分片负责的管理网。

四、农村儿童保健

我国农村由于幅员辽阔，居住分散，儿科力量薄弱，不可能按照城市儿童保健方式进行工作。一般都采取试点的方式开始工作。以妇

① 王丽瑛主编：《北京卫生史料（妇幼卫生篇）》，北京科学技术出版社1993年版，第129页。

幼保健机构为主，以某一乡或村为单位，培养成典范。由一点到多点，由多点到面逐步推广。在农村卫生院，一般指定一名医生担任儿保医生，承担全乡的儿童保健任务，开设儿保门诊，指导乡村医生开展儿童保健工作。

新中国成立初期，我市农村婴儿死亡中50%以上死于新生儿期感染，其中破伤风占相当比例，其次是传染病。当时儿童保健的首要任务是通过改造旧产婆和实行新法接生，降低新生儿破伤风的发病率和死亡率，同时，预防传染病，宣传新法育儿，培训妇幼卫生人员。

1951年，市卫生局郊区妇幼卫生工作组与市、区妇联配合，到东郊和丰台两区举办农忙托儿组织，解放妇女劳动力。妇联负责组织，卫生部门负责培训保育员，为儿童看病，指导做好儿童保健及护理。1956年，各郊区妇幼保健机构相继建立，在秋收季节组织农忙托儿组织1800多个，收托儿童2万多名。1958年，郊区各公社先后建立26000多个农忙托儿组织，收托儿童40多万人。农忙托儿组织多为互助组或娃娃组的形式，由老年妇女照顾。这些老年妇女身体弱、文化程度不高，卫生观念不强，看护质量有限。

1958年10月至1959年1月，市公共卫生局妇幼科抽调医护人员和护校毕业生101人，组成10个工作组，分赴10个地区培训和指导保育人员，传授科学育儿方法，取得了较好的效果。

从20世纪50年代整体来看北京市的儿童保健工作，各级妇幼保健机构建成，形成了覆盖全市的妇幼保健网，培训了一批妇幼保健工作者。妇幼保健工作进展很快，但由于北京市人口众多，专业人员培训周期长，人民群众思想观念转变需要一定时间，因而到20世纪50年代末，城区的儿童保健工作要好于农村的儿童保健工作，这种城乡之间的差别一直存在。

第四节
治理成效及其评价

在党和卫生部门的领导下，妇幼保健工作人员兢兢业业工作，各类群众团体密切配合，北京市 20 世纪 50 年代的妇幼保健治理工作取得了卓越的成效。

一、治理成效

（一）母婴保健方面

通过改造旧产婆，推行新法接生、新法育儿，孕产妇和婴儿的死亡率快速下降，威胁母婴健康最大的产褥热和破伤风得到根本治理。随着新法接生的推广，产妇和新生儿的死亡率在 1950 年就有明显的下降。“在妇婴卫生方面，全年用科学方法接生的 20884 人。1949 年科学接生数占出生总数的 58.2%，1950 年则增为 72.6%，因而婴儿的破伤风由占总出生数的 7.2‰降为 5.7‰。加之产前产后检查的加强，产妇死亡率由 1949 年的 7‰，降为 2.4‰。由于注意了婴儿的保健，婴儿死亡率也由 117.6‰，降为 95.5‰。”[①] 新法接生的推广一直持续了整个 20 世纪 50 年代，接受新法接生的比例逐年升高，产妇和婴儿的死亡率逐年下降。到 1951 年，新法接生人数上升到 87.9%，1952 年前四个月又上升到 94.9%。产妇和婴儿破伤风的死亡率降低了，新生儿破伤风死亡率，1951 年降为 2.6‰，产妇的死亡率减至 1.3‰。到 1954 年，北京市市区的产妇死亡率已从 7‰下降到 0.7‰，为 1949 年的 1/10，并且基本消灭了新生儿破伤风，（已下降到 0.55‰）和产褥

① 北京市档案馆、中共北京市委党史研究室:《北京市重要文献选编（1951）》，中国档案出版社 2001 年版，第 156 页。

热。由于破伤风得到控制，婴儿死亡率下降了近50%。

产妇和婴儿死亡率的下降，使北京市的人口自然增长率连年增加。1952年、1955年、1957年人口的自然增长率分别为23.5‰、31.45‰和33.91‰。1957年北京市人口比北平解放时的人口增加将近一倍，这里除了人口流动，整体医疗水平提高、妇幼卫生保健治理带来的产妇和幼儿死亡率下降是人口增加的重要因素。

（二）妇女保健方面

北京市政府采取果断措施封闭了妓院，集中的对妓女进行了性病治疗。性病在一段时间内被消灭，这是历史上前所未有的。对妓女性病的治疗和思想上的改造同时进行，使她们不仅在身体上获得解放，在思想上也理解了党的政策，自觉地接受改造。她们大部分回归家庭和社会，成为自食其力的劳动者。对妓女的改造不仅在卫生方面取得了消灭性病的成就，在社会风气方面也洗涤了旧社会的腐朽思想残余，树立了社会主义新风尚。

妇女常见病中对妇女健康危害最大的是子宫颈癌，据统计“在有些综合性医院中，子宫颈癌占妇科门诊的6%~10%”。[①] 在基本控制了生育过程的产褥热和破伤风后，子宫颈癌对妇女健康的危害更凸显出来。在党和政府的领导下，医务工作者开展了子宫颈癌的防治和研究。在这一过程中，根据子宫颈癌的发病特点，逐渐摸索出有效的防治方法。如根据子宫糜烂患者更易引起子宫颈癌的调查，北京市在1958年开展了子宫颈癌的普查普治，使更多的子宫颈癌患者能早发现早诊断早治疗。

① 俞蔼峰等整理：《十年来我国在防治子宫颈癌瘤的成就》，《中华妇产科杂志》1959年第5期，第374页。

（三）儿童保健方面

北京市的儿童保健工作，在20世纪50年代得到了快速的发展。北京市儿童医院诸福棠院长满怀兴奋之情总结了新中国成立后北京市儿童保健工作的十年进展。① 十年间儿童保健事业取得的成绩主要有以下几个方面：

（1）儿童保健机构快速增加，形成妇幼保健网。据北京市卫生局统计，到1959年，全市儿科床位为1937张，为解放时儿科床位的10倍，儿科医生548名，为解放前数量的8倍，在质量上也有了明显的提高。北京市设立了妇幼保健网，开展儿童地段保健，减少了儿童的死亡，提高了他们的健康水平。1956年麻疹流行时共发生麻疹病人1107名，无一例死亡。北京市在1950年只有67处托儿所，1959年全市已有机关托儿所362处，群众办理的托儿所11929处。托儿工作者通过学习后，大大提高了城市托儿所的质量。

（2）婴儿死亡率下降。婴儿死亡率的高低是衡量一个国家保健水平的标准。北京市通过改造旧产婆，推行新法接生、新法育儿等行动，婴儿死亡率从1949年的117.6‰降到了1958年的37.9‰。

（3）儿童疾病防治成绩显著。经过十年的防治工作，儿童时期常见的传染病，如天花、白喉，在北京市已经消灭或者基本消灭了。新生儿破伤风得到控制，死亡率由1949年的7.2‰降到1958年的0.4‰，麻疹的病死率在1952—1957年的五年期间，降低到原有病死率的二十分之一。其他疾病如乙型脑炎、小儿麻痹等的治疗也取得了卓越的疗效。

从妇幼保健治理的工作中，我们能够看出在新中国成立之初，百

① 诸福棠：《北京市儿童保健工作的十年进展》，《前线》1959年第19期，第20—22页。

废待兴的情况下，北京市委市政府始终坚持卫生工作面向工农兵群众，预防为主的原则，解决危害妇幼健康的最紧要问题。医务工作者始终坚持为人民服务的思想，视维护人民健康为己任，在任务非常繁重的情况下，克服种种困难，取得了辉煌的成就。

二、治理评价

新中国成立后的十年间，北京市的妇幼保健治理工作从最急切需要解决的母婴健康和儿童急性传染病开始，在改造封建残余的同时，建设新中国政权领导下的妇幼保健组织，培训妇幼保健人员，同危害妇幼健康的疾病和思想进行斗争，为新中国的妇幼保健事业奠定了良好的基础。

（1）这个时期党和卫生部门确定的妇幼保健治理方向是正确的。坚决贯彻党的方针政策，坚持党和人民政府的正确领导，是20世纪50年代妇幼保健治理工作沿着正确方向发展的根本保证。

新中国成立后，中国人民面对长期战争遗留下来的创伤没有退缩，以国家主人的勇气和决心开始了各项建设。“中国已归人民，一草一木都是人民的，任何事情我们都要负责并且管理好，不能像踢皮球那样送给别人去。”[①] 妇幼保健工作也是我们自己的事，虽然基础很薄弱，但在党和人民政府的领导下，经过20世纪50年代的治理取得了明显的成绩。

卫生部成立后召开了全国卫生会议，确立了“面向工农兵”“预防为主”“团结中西医”和“卫生工作与群众运动相结合”的方针。北京市的妇幼保健工作始终贯彻了这四项卫生方针。在治理工作中把妇女儿童的健康放在第一位，解决了很多在新中国成立前无法解决的

① 《毛泽东文集》第6卷，人民出版社1999年版，第14页。

问题。北京市的妇幼保健网普遍覆盖了城乡妇女儿童居住地区，解决了医疗资源分布不平衡，妇女儿童大多数没有医疗保健，一旦陷入困境只能自生自灭的状况。北京市政府贯彻预防为主的方针，在人群，尤其是儿童中广泛接种疫苗，解决了北京市年年有传染病暴发流行的顽疾，保护了大批儿童的生命和健康。国民经济恢复时期，医疗机构、医务人员和经费都很有限，在这样的情况下，为了满足妇幼保健工作的需要，北京市妇幼保健工作采取了公私兼顾的方式，一方面改造旧有的机构和人员，另一方面建立公立的医疗机构，培养妇幼保健人员，弥补了妇幼保健机构和人员的缺乏。

党中央和卫生部门经常审视卫生工作，一旦出现偏差及时纠正。如 1951 年 9 月 7 日，卫生部副部长贺诚在关于全国防疫工作给中共中央的报告中提出要使防疫工作收到应有的效果，各级党、政领导同志必须给予适当的重视，但不少地方干部只把不饿死人认为是政府的责任，对卫生重视不够。对此，毛泽东主席指出："今后必须把卫生、防疫和一般医疗工作看作一项重大的政治任务，极力发展这项工作。""必须教育干部，使他们懂得，就现状来说，每年全国人民因为缺乏卫生知识和卫生工作引起疾病和死亡所受人力、畜力和经济上的损失，可能超过每年全国人民所受水、旱、风、虫各项灾荒所受的损失，因此至少要将卫生工作和救灾防灾工作同等看待，而决不应该轻视卫生工作。"[①] 及时纠正了地方存在的对卫生工作重视不够的错误。又如新中国成立初在妇幼保健工作中，及时纠正了注重"妇"的保健治理而忽视"幼"的倾向。这些对卫生工作中偏差的纠正，使 20 世纪 50 年代北京市的妇幼保健治理工作始终沿着正确的方向发展。

① 《毛泽东文集》第 6 卷，人民出版社 1999 年版，第 176 页。

（2）北京市的妇幼保健治理工作是在妇幼保健工作者和人民群众的密切配合下完成的。

妇幼保健工作者包括妇幼保健机构的管理人员、技术人员和群众团体中的妇幼保健工作人员。在20世纪50年代的妇幼保健治理工作中，站在第一线的是妇幼保健工作者。妇幼保健工作的实施和群众思想的转变都需要他们来完成。妇幼保健机构和以妇联为代表的群众团体密切配合，共同进行工作。在人员上二者有“互通干部”的情况，有的妇幼保健干部在妇联任职，也有妇联干部到妇幼保健机构任职，更加密切了合作。

新中国的成立，为妇幼保健工作者从事保健、医疗研究开辟了广阔的天地，他们的努力工作为妇幼保健工作质量的提高做出了突出的贡献。其中有“万婴之母”之称的林巧稚大夫和儿科专家诸福棠教授是妇幼保健工作者的杰出代表。他们都倾尽了毕生心血，在各自的领域内为妇女儿童服务，并培养了大批妇幼工作者。林巧稚大夫一生没有结婚，却亲自接生了5万多名婴儿。她从事的多项研究都填补了我国妇产科研究的空白。诸福棠教授毕生致力于儿童保健、儿童营养和儿科医疗工作。20世纪50年代，他将与同事创建的儿童医院献给国家，主持创建北京儿童医院。他所编著的《实用儿科学》成为数万名医生的儿科教材。他们都以极大的热情和忘我的工作精神奋战在妇幼保健工作和研究的最前端。他们代表了这批妇幼保健工作者，不计较个人得失，心系人民的健康，为祖国的妇幼保健事业奉献了一生。

在妇幼保健治理工作中，人民群众团体配合卫生部门积极开展工作。北京市卫生局每次采取大的妇幼保健行动，都得到了妇联和其他群众团体的支持。动员群众，宣传教育更离不开群众团体，他们是连接群众和国家政权的纽带，在妇幼保健治理工作中起着不可替代的作用。

（3）北京市 20 世纪 50 年代的妇幼保健治理工作，改造旧思想与树立新风尚相结合，改造旧社会人员与培养新技术人员相结合，是一项综合性的治理。

20 世纪 50 年代的妇幼保健治理工作，除旧布新同时进行，旧观念与新思想的碰撞表现在各个方面，治理工作十分复杂，因此很多地方都需要进行细致的思想政治工作。如在对妓女和旧产婆的改造中，不是单纯地取消她们的旧业，而是在取消旧业的同时，引导她们寻找新的生活方式，或重归家庭，或接受培训获得谋生的能力，更重要的是使她们在政治上进步，从思想上根本转变。思想的转变是个长期的过程，正像毛主席讲的那样，不能用粗暴的方法，“不能下大雨，要像下小雨一样才能渗透进去。要按照他们的具体情况和能够接受的程度进行思想政治教育，不能强迫灌输”。[①] 新中国成立初期，由于历史的、社会的、家庭的、本身的原因，妇女思想工作是一件比较艰苦复杂的工作。“不疲倦地向别人做宣传解释工作，埋头努力，不急于求功，不怕困难、碰钉子、受挫折、不泄气、不灰心”，[②] 这正是 20 世纪 50 年代很多妇幼保健工作者耐心细致工作的真实写照。他们勤勤恳恳地认真工作，把党和卫生部门的方针政策贯彻下去。为此他们采取了多种方式，对心有疑虑的旧社会人员进行宣传教育，如采取上政治课、看戏剧电影、开诉苦会和斗争会、小组讨论结合个别谈话、用文化学习和娱乐活动来配合学员的思想教育、配合劳动人民的各个节日进行阶级教育和鼓励学习、用集体生活与实际劳动来进行思想改造等方式，达到了对她们进行思想改造的目的。改造后的妓女绝大多数成

① 《毛泽东文集》第 6 卷，人民出版社 1999 年版，第 11 页

② 中国妇女管理干部学院：《中国妇女运动文献资料汇编》第二册，中国妇女出版社 1988 年版，第 43 页。

为自食其力的劳动者，旧产婆接受并采用新的接生方法，成为对社会主义建设有用的人。

北京市20世纪50年代的妇幼保健治理工作同新中国一样，从一副烂摊子起步。在党和政府的正确领导下，妇幼保健工作者和人民群众在当时极其困难的条件下不畏艰苦，怀着建设自己家园的热情和勇气，努力工作。到20世纪50年代末，北京市设立了各级妇幼保健机构，改造了旧社会人员，培养了大批新中国的妇幼保健人员。各种疾病对妇幼健康的威胁逐年降低，妇幼保健治理工作取得了预期的成效。

第五章

20 世纪 50 年代北京市的劳动卫生治理

劳动卫生亦称“生产卫生”“工业卫生”，是指在工农业生产中讲求卫生，既不危害劳动者的健康，也不危害环境。劳动卫生治理，就是通过鉴别、评定、控制和消除生产过程和劳动环境中有害因素，使职工的劳动条件符合卫生要求，以保护劳动者的身体健康。[①]

1949年1月1日的北京市（原北平市）下辖20个区（12个城区——前三门以北称内七区、以南称外五区，8个郊区），有420万人口，面积不足百平方公里。[②]和平解放后，为保卫人民政权，维护社会秩序，经上级批准（1949—1954年，北京市由华北行政委员会领导，1954年改由中央直辖）北京市在1952年、1956年和1958年，经过四次扩界，常住人口增加到684万人，行政辖区增加到16400平方公里。

1949年前北京是个消费城市，工业寥寥无几。工厂仅有200家左右，产业工人仅万余人。[③]从经济上讲，是一个地地道道的消费城市，是个烂摊子，很少有像样的工矿企业。一、钢铁工业，只有石景山钢铁厂，当时已有60年的历史，但60年累计才生产28万吨生铁。二、纺织工业，有北郊的清河制呢厂、东郊被服厂，可以算是比较现代化的工厂。另外，还有800多户私营纺织业作坊，其中有200多户只有一部手拉脚踏式人力织布机，从业人员5400人。还有200多家

① 何盛明主编：《财经大辞典》上卷，中国财政经济出版社1990年版，第236页。

② 这种区是从清末至民国沿袭下来的——“庚子之变”后，京城一片混乱，为维护自身利益，京内绅商曾分路段自设公所，“雇觅巡捕，协缉盗贼”。后又有工巡局，分区管理京城地方司法、内务、公安，最后改为警务设区巡查防治。故，此“区”实为警政性质，不属于正式行政建制。

③ 张殿余主编：《北京卫生史料（卫生防疫篇）》，北京科学技术出版社1993年版，第249页。

织袜子的前店后厂式家庭手工业作坊。三、铁路、交通、公用事业，有长辛店铁路机车车辆修理厂、南口车辆修配厂，可算较现代化的生产厂，从业人员2000人到3000人。公共汽车公司有10辆车，还是烧柴油、煤气的车。电车公司有40辆电车，只能在铁轨上行驶。四、机械工业，只有一些修理厂。五、轻工业，有燕京造纸厂、玻璃厂、大华陶瓷厂、丹华火柴厂、厚生火柴厂，由于设备破旧，原料、资金不足，处于半停工状态。六、食品工业，有面粉厂、糕点厂、糖果厂、酱油厂、制油厂、制冰厂，有200多户，都是手工业作坊。七、建筑材料工业，有窑业厂、东郊砖瓦厂、南郊砖瓦厂，从业人员约400人。八、金属工艺制品厂，以特种工艺、手工作坊较多。九、金属加工厂，有度量衡厂、暖气片厂、证章厂。小型的20人到30人，中大型的工厂100人到200人。半数也处在半停工状态。①

在国民党统治时期，工人的劳动条件极为恶劣。不论是在公营企业还是在私营企业，可以说，都是只管让工人干活，而根本不顾工人死活的。工人劳动，缺乏起码的防护设备和必要的规章制度。机械工厂、纺织厂和其他一些轻工业工厂，皮带轮、齿轮外露，没有防护罩，工人被卷进齿轮而伤亡的事件时有发生。高温、有毒气体、粉尘等，严重危害工人的健康。企业主们曾扬言："三条腿的蛤蟆没处找，两条腿的人有的是。"工人死了，用麻袋片一裹，拉出去一扔了事。②

概而言之，1949年以前，北京市的劳动卫生治理是一片空白，既没有相关的法律法规，也没有专门负责的政府机构，更没有专业的

① 中国人民政治协商会议北京市委员会文史资料委员会：《文史资料选编》第36辑，北京出版社1988年版，第45—46页。

② 中国人民政治协商会议北京市委员会文史资料委员会：《文史资料选编》第36辑，北京出版社1988年版，第22页。

人才队伍。与落后、混乱的工农业生产相对应的，是生产安全、劳动卫生安全等事故频发。和平解放以后，党中央和人民政府在积极恢复发展工农业生产的同时，特别重视保护劳动人民的健康。北京市的劳动卫生工作，在党和政府的领导下，密切配合生产建设，有目的、有计划地逐步开展起来，成为新首都建设的重要内容。

第一节 劳动卫生治理的主体

20世纪50年代北京市劳动卫生治理的主体，既包括党中央、中央人民政府和政务院及相关部、委，也包括北京市委、市政府及相关委、办、局，涉及中央和北京市多个部门。其相互关系，一般而言，是党中央和中央人民政府提出劳动卫生治理任务，并经由政务院及其所辖相关部委，制定完成任务的实施步骤、计划，再下达给北京市委、市政府，由相关局委办落实、推进。

一、党中央和中央人民政府的领导作用

（一）党和国家提出劳动卫生治理任务、基本原则、指导思想、基本政策

20世纪50年代的北京市劳动卫生治理，党中央和中央人民政府是不可或缺的领导力量。

党和国家领导人历来重视卫生防疫工作。他们在领导新中国建设的同时，始终牵挂人民卫生事业的发展、进步，特别是关心广大劳动者的健康。1951年9月9日，毛泽东在关于加强卫生防疫和医疗工作的指示中说："今后必须把卫生、防疫和一般医疗工作看作一项重大的政治任务，极力发展这项工作。"不仅要加强党对卫生工作的领导，"对卫生工作人员必须加以领导和帮助，对卫生工作必须及时加以检查"，领导干部更必须要重视卫生工作，"必须教育干部，使他们

懂得，就现状来说，每年全国人民因为缺乏卫生知识和卫生工作引起疾病和死亡所受人力畜力和经济上的损失，可能超过每年全国人民所受水旱风虫各项灾荒所受的损失，因此至少要将卫生工作和救灾防灾工作同等看待，而决不应该轻视卫生工作”。[①]1952年 8 月 12 日，朱德在北京市第四届人民代表大会上讲话：“改善人民的卫生条件。”[②] 9 月又在第一届全国卫生会议上指出：“当前卫生工作的任务，是保卫经济建设与国防建设的顺利进行，贯彻为群众服务的方针。为此，就要加强对疾病的预防工作。中西医务人员要加强团结，互相学习，发挥所长，为保障全国五亿人民健康的伟大艰巨事业而奋斗。”[③] 刘少奇也曾亲自参与劳动保险条例的修改工作。1956 年 1 月 8 日，在听取全国总工会赖若愚主席、刘一宁副主席的汇报后提出：“工人得了职业病应积极治疗，可先由工会出钱办。”[④]

密切配合全国的工农业生产建设、劳动安全保护、人民卫生健康等方面工作的推进，党中央和中央人民政府从全国工作的整体与大局出发，提出劳动安全、劳动卫生治理目标、指导思想、基本原则。

1949 年建立新中国时，具有临时宪法性质的《中国人民政治协商会议共同纲领》在“第一章总纲”中就规定：公私企业目前一般应实行八小时至十小时的工作制，特殊情况得斟酌办理。人民政府应按照各地各业情况规定最低工资。逐步实行劳动保险制度。保护青工女

① 《建国以来毛泽东文稿》第 2 册，中央文献出版社 1987 年版，第 446 页。

② 中共中央文献研究室:《朱德年谱（1886—1976）》下卷，中央文献出版社 2006 年版，第 1434 页。

③ 中共中央文献研究室:《朱德年谱（1886—1976）》下卷，中央文献出版社 2006 年版，第 1386 页。

④ 中共中央文献研究室:《刘少奇年谱（1898—1969）》下卷，中央文献出版社 1998 年版，第 357 页。

工的特殊利益。实行工矿检查制度，以改进工矿的安全和卫生设备。

1950 年 8 月 7 日，卫生部组织的第一届全国卫生工作会议在北京召开。会议通过“面向工农兵”“预防为主”“团结中西医”三大原则为卫生工作的总方针。①

中央人民政府卫生部为研究改进工矿卫生工作，保证职工身体健康，1953 年 11 月决定，在天津建立中央卫生研究院劳动卫生研究所……除先研究一般的职业病外，将继续对生产过程的温度、湿度、尘埃、通风、照明、噪音、工业废水、产业疲劳、工人营养、有害气体等问题，特别是对有关工厂卫生工程的设计等问题进行研究。②

1954 年制定的《中华人民共和国宪法》在“总纲”中规定：“第九十一条……国家通过国民经济有计划的发展，逐步扩大劳动就业，改善劳动条件和工资待遇，以保证公民享受这种权利。”“第九十二条　中华人民共和国劳动者有休息的权利。国家规定工人和职员的工作时间和休假制度，逐步扩充劳动者休息和休养的物质条件，以保证劳动者享受这种权利。”“第九十三条　中华人民共和国劳动者在年老、疾病或者丧失劳动能力的时候，有获得物质帮助的权利。国家举办社会保险、社会救济和群众卫生事业，并且逐步扩大这些设施，以保证劳动者享受这种权利。”

1954 年第一届全国工业卫生会议召开，确定了工业卫生为国民经济建设、为工人健康服务，积极地开展职业病的防治工作，对卫生工作为工业建设服务起了很大的推动作用。

---

① 王康久主编：《1949—1990 北京卫生大事记》第 2 卷，北京科学技术出版社 1992 年版，第 7 页。

② 《中央人民政府卫生部在天津筹建劳动卫生研究所》，《药学通报》（后改为《中国药学杂志》）1953 年第 11 期，第 472 页。

1956年召开的党的“八大”也指出：“应该切实加强劳动保护、工矿卫生和技术安全的设施，保障工人生产的安全，积极采取措施，减少和消除几种危害比较严重的职业病。”

1958年，党的八届六中全会文件中指出：“必须着重注意安全生产，尽可能改善劳动条件，力求减少和避免工伤事故。”

（二）在中央政府层面不断完善行政设置，明确劳动卫生治理的相关机构

为了更好地发挥对北京市和全国劳动卫生工作的领导作用，中央人民政府的另一个重要工作内容就是完善行政设置，明确劳动卫生治理的机关。

新中国成立后，劳动卫生治理归卫生部下设的公共卫生局（主管传染病和卫生保健方面的工作）。1950年，公共卫生局改称保健防疫局。1953年，保健防疫局又改称卫生防疫司，负责新建和改建的工业企业中各种建筑工程及城市规划等预防性卫生监督、产业工人疾病调查研究和预防等工作。卫生防疫司专门设立了劳动卫生科(1958年改名为工业卫生处)，负责劳动卫生监管工作。1960年，卫生部成立工业卫生局，负责有关厂、矿卫生防护等工作。

劳动安全与劳动卫生，特别是工业卫生，还是政务院之中央财政经济委员会的工作内容，[①]为此，政务院（后改为国务院）在第二办公室设立工业卫生工作组，[②]负责检查、督导各企业工业卫生、劳动卫生工作。

---

① 中央财政经济委员会是当时政务院所属的三个指导委员会之一，对政府下属的财政部、贸易部、重工业部、燃料工业部、纺织工业部、食品工业部、轻工业部、铁道部、交通部、农业部、林垦部、水利部、劳动部、人民银行和海关总署等16个部门工作进行经常领导，委员会主任由政务院副总理担任。

② 卫生部卫生防疫司、中华医学会：《全国劳动卫生和职业病学术会议资料汇编（内部发行）》，人民卫生出版社1960年版，第6页。

根据政务院 167 次政务会议决定，1953 年开始在全国建立起各级卫生防疫站，卫生防疫站内设劳动卫生科，承担职业卫生工作。1954 年在北京成立中央卫生研究院劳动卫生研究所，随后各地也纷纷成立劳动卫生和职业病防治院（所），配备了一定数量的专业人员和必要的仪器设备，负责本地区的劳动卫生工作。

（三）对（首都）北京市劳动卫生治理的直接领导

虽然治理北京市的劳动卫生应该以北京市委、市政府为主体，但是，因为新中国刚刚建立，北京市又是首都，因此，和其他很多方面的工作一样，北京市的劳动卫生治理实践，不可能不受到党中央和中央人民政府的高度关注；再考虑到为全国范围工作的开展与推进打造样板、树立标杆的意图，所以，很多时候，北京市的劳动卫生治理实践是在党中央、中央人民政府的直接领导下开展的。

1950 年 9 月，中央卫生部在劳动人民文化宫举办“全国医药卫生成就展览会”。北京市参加的项目有：卫生防疫、消灭性病、妇幼卫生、学校卫生、工矿卫生、环境卫生和防治结核病等。1952 年 8 月 12 日，朱德参加北京市第四届人民代表大会会议，并在讲话中强调要“改善人民的卫生条件”。1952 年 12 月，中央卫生部在劳动人民文化宫举办了《全国爱国卫生运动展览会》。北京市参加的有：全市爱国卫生运动的成绩和卫生先进单位的经验等内容。1955 年 4 月 23 日市卫生局与中国防痨协会北京分会、北京市工会联合举办了北京市工矿企业防痨展览会。有 35000 多人次参观了展览。1958 年 12 月 20 日至 1959 年 2 月 28 日，中央爱国卫生运动委员会在北京劳动人民文化宫和中山公园卫生教育观馆举办了《第二次全国爱国卫生运动成就展览会》。北京市参加展出的主要内容有：除四害和“变水害为水利”改善环境卫生等。[①]

党中央、中央人民政府对北京市卫生治理的大力支持，极大地促进了北京市劳动卫生治理的进程。

二、北京市委、市政府的工作主体作用

北京市坚决贯彻执行党中央和中央人民政府的指示、决定、任务。北京市委书记彭真在向毛泽东和中共中央、华北局报告北京市第二次各界人民代表会议以来解决市政建设方针和财政收支概算两个问题的电文中说，“先扩充传染病医院、诊疗所及郊区巡回医疗队”，还提出要改造一些臭水沟，如龙须沟，并且要修建公共厕所和污水池以改善城市卫生状况。针对当时不少学生和工人患有慢性病的情况，还提出要修建疗养所以方便病人养病。[②]1950年9月再次提出要在北京市继续“修建于扩充传染病医院，增设医疗所，扩充修理精神病医院”，[③] 1951年2月26日彭真在北京市三届一次各界人民代表会议上说：“政府继续为劳动人民设诊疗所，并指导帮助三十人以上的工厂、作坊，特别是大工厂，单独或联合设立卫生所或小型医院，以解决工人治病的问题。”1952年8月8日他说，“现在工人、学生健康不好，可在温泉修容纳三四千人的疗养所”，“劳动局、卫生局、文教局应组织检查组，彻底检查工厂、学位的卫生状况”。彭真还提出，要在工厂设立单独的医院、诊疗所等卫生机构，要“集中力量在与工人日常生活直接有关的方面进行一些建设”。在1952年北京市第四届第一次各界人民代表大会上，彭真又提出：“北京有些大医院的医生每周可

---

① 张殿余主编：《北京卫生史料（卫生防疫篇）》，北京科学技术出版社1993年版，第398—400页。

② 《彭真传》编写组：《彭真年谱》第二卷，中央文献出版社2012年版，第107页。

③ 《彭真传》编写组：《彭真年谱》第二卷，中央文献出版社2012年版，第137页。

以有两天出诊到门头沟、石景山、长辛店去给工人看病，此外我们还要搞三千人左右的工人、学生、教职员疗养所。”[①]

1951年1月26日，北京市第一届卫生行政会议召开，传达贯彻1949年9月召开的全国卫生会议和1950年8月召开的全国卫生会议精神，交流和总结经验，部署贯彻执行“面向工农兵”“预防为主”“团结中西医”卫生工作方针的具体措施。[②]

坚决贯彻落实党中央和中央人民政府关于改善劳动卫生状况，保障工农业劳动者健康的指示精神，北京市委、市政府在借鉴、学习苏联先进经验的基础上，开启劳动卫生治理实践。

第二节 劳动卫生治理的内容

劳动卫生治理的内容主要包括生产场所的劳动卫生治理、职业病防治和“三废”治理、工业设计卫生治理、职工多发病和慢性病防治，以及妇幼保健卫生等。[③]20世纪50年代国家有关劳动卫生治理的一系列指示、法规的颁行，为北京市的治理实践指明了工作目标。结合本市的实际情况，北京市主要从以下几个方面推进劳动卫生治理实践。

一、城市工业方面的劳动卫生治理

这方面属于大卫生治理范畴，既包括城市环境的劳动卫生治理，也包括工业设计的劳动卫生治理。

---

① 《彭真传》编写组：《彭真年谱》第二卷，中央文献出版社2012年版，第301—303页。

② 王康久主编：《1949—1990北京卫生大事记》第2卷，北京科学技术出版社1992年版，第10页。

③ 何盛明主编：《财经大辞典》上卷，中国财政经济出版社1990年版，第236页。

新中国成立前的北京市少有现代化的工业，几家比较现代化的工厂和大量作坊式的工业分散在京城各处，根本没有任何规划、设计，不仅污染环境，还严重破坏人民生活和身体健康。新中国成立后，北京市积极响应党在七届二中全会上提出的，关于把包括北京在内的消费城市变为生产城市的号召，在新编制的首都城市总体规划中，把北京的城市性质定为“首都应该成为我国政治、经济和文化的中心，特别要把它建设成为我国强大的工业基地和科学技术的中心”，“我们在进行首都规划时首先就是从把北京建设成为一个大工业城市的前提出发的”。虽然该方案由于与国家计委在工业发展、城市规模、建设标准、高校布局等方面意见不一致而未获批，但是北京在国民经济和社会发展第一个五年计划期间的建设基本上是在这个方案指导下进行的。①

以大力推动工业发展打造北京的经济中心地位，这种观点现在看来不尽科学。但是，在20世纪50年代领导北京兴办工业的过程中，北京市作了一件特别重要的工作，就是在规划城市工业布局时重视工业设计卫生，把工业新区规划到北京的郊区，使之与城市中心区分开，既有效控制工业“三废”造成的环境破坏，又努力把对市民生活与健康的影响降到最低。在苏联专家的帮助下，按照当时最先进的环境卫生（工业设计卫生）理论要求，②在北京城外的郊区，挑选用水条件最好、土地最平整、交通最便捷的地方规划了几个工业区，各工厂

① 董光器：《从北京城市性质提法的演变看首都60年的发展》，《北京规划建设》2009年第5期，第12页。

② 在一系列的苏联城市规划理论中，以“地域生产综合体”和“社会聚合体”等理论最具代表性。《苏联工厂设计卫生条例》是苏联1947年的国家标准，要求一切新建、重建和恢复的工厂，从选址到建设所有建筑物，既要有追求效率的经济、技术和社会等方面的科学考察，还要有保护劳动者安全的健康与卫生考察，集中体现了他们在工业化过程中摸索的劳动卫生治理经验。

依性质与规模的不同入驻不同的工业区。1950年4月22日，北京市政府发出布告，规定新建工厂一般应设在东郊工业区的原则。最初工业被规划于北京郊区，并在规划的引导下有序建设，新中国成立初期城内的小型工业逐步改造迁并。[①]东郊工业区最初设计是建立棉纺织区，后又在通惠河两岸增加一批机械、制药、食品、建材等行业而变成综合工业区；在东北郊建设了酒仙桥电子工业区；在东南郊建设了机械、化工区；在西郊扩建了石景山钢铁厂、清河制呢厂、琉璃河水泥厂等的基础上建设了冶金、重工业区。在这几个工业区内，北京市“一五”期间就建设了50多家工厂。

厂区规划也要求符合劳动卫生标准，不仅设计平面图上要体现，实际建设时，厂区的给水和排水、各类建筑物都必须符合劳动卫生标准。厂区规划的基本原则是：厂区除建设满足生产需要的生产建筑物外，还必须规划满足职工卫生与健康需要的辅助建筑物，以设立挂衣室、衣服消毒与除尘室、洗衣室、厕所、盥洗室、淋浴室、吸烟室、哺乳室（乳儿托儿所）、妇女卫生室、食堂、饮水供给室、取暖室等。厂区与生活区的规划，必须保证生活区与厂区的有机联系，即在保持合理通勤距离的前提下，在厂区的上风向或河流的上游建设生活区，之间以绿地隔开，以避免生活区环境被工厂污染。生活区规划的文化宫、学校、食堂等公共设施的设置在满足标准的前提下，尽可能地节约投资。[②]

在具体的劳动卫生治理实践中，生产场所的劳动卫生状况与对劳动者的危害（包括显性的与隐性的）及其预防、治疗是紧密地联系在

---

① 2016年城市规划年会：《规划60年：成就与挑战——2016中国城市规划年会论文集》(03城市规划历史与理论)，2016年9月24日，第317页。

② 李扬：《苏联环境卫生理论的引入及其实践》，《城市发展研究》2019年第7期，第12页。

一起的，所以，为叙述连贯、便捷，以下按工业生产中不同职业病的预防、治疗为线索，阐述 20 世纪 50 年代北京市劳动卫生治理情况。

（一）防治高温中暑

在工农业生产过程中，劳动者在高温条件下作业，就可能使劳动者中暑。高温可能来自受气象条件影响的高气温，也可能是受厂房建筑、通风设备、工艺过程高温度热源等的综合影响。劳动者在高气温（若同时存在高气温或强热辐射等不良气象条件就更加危险）下进行生产劳动，就可能导致急性热致疾病（如刺热、痱子、中暑）和慢性热致疾病（慢性热衰竭、高血压、心肌损害、消化系统疾病、皮肤疾病、热带性嗜睡、肾结石、缺水性热衰竭等）。

20 世纪 50 年代，在冶金、铸造、锻造、热处理、印染、缫丝、造纸、潮湿的深矿井、砖瓦窑车间和锅炉间等场所作业的劳动者，在炎热夏季从事农田劳动、建筑、搬运等露天作业的劳动者，都极易发生高温中暑。

为了更好地解决危害工人健康、严重影响生产的高温中暑问题，北京市在 1953 年就对 21 个高温严重的企业进行了调查，同时收集各地降温资料，组织观摩，对重点工厂加强督促检查。到 1955 年止，共调查研究了全市各工厂所有的高温车间。调查结果表明：在 202 个工厂中，高温作业工人有 8277 名，221 个车间存在着程度不等的高温辐射热问题，其中以砖瓦窑业高温问题最为严重，窑内工人摘砖处温度高达 60℃至 80℃；印刷业化铅铸字车间温度较低，平均也在 30℃至 35℃。1959 年全市有高温车间的工厂增加到约 400 个，工人将近 60000 人，加上城、郊区各个建筑工地的工人，都是防暑工作的重要对象。[①]

在市防暑工作组的统一领导下，各有关单位积极配合，开展了综合性的预防措施。

第一，广泛进行宣传，促使各企业、工人都注意解决高温中暑问题。不仅编印了《防暑降温资料汇编》《含盐清凉饮料卫生管理须知》《中暑报告办法》等专门资料分发各厂参照实施，还要求各企业对高温作业工人及其主管人员进行培训，在认清高温危害的基础上，掌握辨认、处理中暑症状的正确方法。

第二，发动群众、集思广益、控制高温危害、积极改善劳动卫生环境。劳动场所控制高温危害的技术性措施包括采用合理设计生产工艺、隔热措施、通风降温措施和温湿度调节系统等。

1954年有21个厂推行了降温措施508件；1956年有66个厂采取了通风、隔热措施1707件；1957年有169个工厂安装了降温设备2653件。此外，还根据不同作业条件，采取各种相应措施，例如钢铁工业主要采取自然通风、喷雾风扇、水冷却等措施，使空气温度由原来50℃~60℃降至40℃~50℃；机器工业主要采取自然通风、挡风板隔热设备和风防等措施，使空气温度由原来40℃~50℃降至35℃~40℃；砖瓦窑业主要采取水冷却、拔火筒、吹风机等措施，使窑温由50℃~80℃降至35℃~55℃。[②]

20世纪50年代初期，钮式如、田桂钮等从事卫生工程的专家，看到大型钢铁厂热车间工作的工人不时发生中暑，便与于永中、张国

---

① 北京医学院医史学、保健组织学教研组：《北京医药卫生史料》，北京出版社1964年版，第18页。

② 北京医学院医史学、保健组织学教研组：《北京医药卫生史料》，北京出版社1964年版，第18—19页。

高等生理卫生专家共同着手研究防暑降温技术措施。经过努力，他们研制了集中空调系统空气淋浴、喷雾风扇等。这些成果在鞍山钢铁厂、石景山钢铁厂、武汉钢铁厂等钢铁基地热车间得到应用，确实保护了战高温、夺高产工人的身体健康。

北京劳动卫生研究所的专家们自制测定车间气象仪器如单向辐射仪，为短时间内控制高温中暑提供了监测手段。这项成果在1958年的“防暑降温经验交流会”①上作为中心发言。

从加拿大归国的我国著名热工专家、劳动保护监测仪器的奠基人张希仲先生，率领青年科技人员引进国外先进技术，研制了热电风速计、辐射热计、温度计等仪器。

第三，对高温作业工人还普遍进行体格检查。工人上岗前进行职业健康检查和入暑前健康检查，凡有不宜从事高温作业的，如高血压、甲状腺功能亢进、糖尿病、慢性肾炎、癫痫病等症者，均调离高温作业工作。在孕期的女职工也不得安排从事高温作业。

第四，配置适宜高温作业的工作服。对于从事特殊高温作业工人，如从事炉衬热修和清理钢包等工种，不但要穿着隔热、阻燃、通风透气的防热服，还必须佩戴隔热面罩。

第五，改善高温作业工人的饮食。充分供应含盐饮料及保健膳食，并适当补充维生素等。

第六，调整作息时间，适当调整劳动组织和缩短工作时间，延长午休时间。对建筑工地和露天作业的工人，增搭凉棚、休息场所，发给草帽等。

1958年，在全市工业生产“大跃进”中，除了加强一般降温防

---

① 由国家卫生部、劳动部、总工会联合在上海召开。

暑措施外，还改善了配制含盐清凉饮料的方法，印发《关于搞好钢铁工地卫生工作的注意事项》，并且在钢铁工地开展以“六防”为中心的爱国卫生运动，进行安全卫生大检查。此外，为了配合全国高温普查工作，市卫生防疫站与北京医学院协同进行了高温作业工人的生理测定和作业环境气象测定工作，并对高温上限问题及工人水盐代谢后的情况进行研究，给今后进一步开展降温防暑工作打下了良好的基础。①

事实证明，有计划、有组织地开展防暑降温工作，使劳动条件大为改善，高温中暑事故逐年下降，1958年以后基本上杜绝了重症中暑事故的发生。②

（二）消灭铅中毒

铅作为一种金属，在工业上应用广泛。可是，铅的熔点比较低（327℃），加热至400℃~500℃时，即有铅蒸气逸出，在空气中可迅速氧化为氧化亚铅，并凝集成铅烟。若温度进一步升高，铅还可氧化生成氧化铅、三氧化二铅、四氧化三铅。铅的氧化物易溶于稀酸。

人体虽然需要铅，但高含量的铅对人类机体的损害是致命的。人若长时间接触铅（或含铅氧化物）的烟、雾、尘、水、食物，会引起慢性铅中毒。研究表明，铅能够造成人体一系列生理、生化指标的变化，影响中枢和外周神经系统、心血管系统、生殖系统、免疫系统的功能，引起胃肠道、肝肾和脑的疾病。

接触铅的工业有铅矿的开采及冶炼，印刷铸字，制造电缆，浇铅

① 北京医学院医史学、保健组织学教研组：《北京医药卫生史料》，北京出版社1964年版，第19页。

② 北京医学院医史学、保健组织学教研组：《北京医药卫生史料》，北京出版社1964年版，第19页。

管（板），生产保险丝，（使用含铅焊锡）焊接，生产含铅的玻璃、枪弹、医药、蓄电池，工业颜料的熔铅和制粉，含铅油漆、釉料的生产与使用，用含铅稳定剂生产塑料、用含铅促进剂生产橡胶等。

20 世纪 50 年代，北京市印刷工业较多，铅中毒非常普遍，严重危害工人健康。为早日解决铅中毒问题，本市 1955 年就开始进行铅中毒的调查工作，当时调查了二十八个工厂，有 66% 缺乏防铅设备，有些厂只有简陋设备，预防效果也不好。其中十个厂的测定结果，铸字车间空气中含铅浓度都超过国家标准。1956 年以北京市印刷仪厂为试点，采取密闭抽烟设备、加强车间自然通风、增添洗手设备、加强车间卫生清扫以及预防铅中毒的宣传教育工作等措施后，效果显著，铸字车间的空气含铅浓度由原来超过国家标准十九倍，下降到 0.3 倍到 2.6 倍。同年在本市印刷业中进行推广，到 1957 年，全市 98% 的印刷厂的大部分车间都装置了防铅设备。[①]

1958 年，防铅工作有了进一步开展，市公共卫生局提出“在有铅作业的工厂基本消灭铅中毒”的计划，并组成防治铅中毒科学研究小组。[②]一方面采取综合性措施，土洋并举，效果很大。如北京市印刷一厂在全部生产过程中，采用各种防护设备后，既便于生产，又能防止铅的烟尘向空气中扩散。另一方面则加强车间环境卫生和清洁制度。测定结果，有铅作业车间的空气含铅浓度都达到或极其接近国家标准。同时还对接触铅作业的工人进行了体格检查，对有铅中毒症状的工人及时治疗。到 1959 年，绝大部分病人已痊愈，基本上控制了

① 北京医学院医史学、保健组织学教研组：《北京医药卫生史料》，北京出版社 1964 年版，第 19—20 页。

② 王康久主编：《1949—1990 北京卫生大事记》第 2 卷，北京科学技术出版社 1992 年版，第 47 页。

铅中毒的发生。1959 年 5 月，北京市公共卫生局、市劳动局联合在北京市印刷一厂召开了现场会议，介绍预防铅中毒的经验。全市的铅中毒普查和治疗工作也同时开始，大部分工厂的铅浓度已达到或接近国家标准，为全市早日彻底消灭铅中毒，创造了极为有利的条件。①

（三）防止矽尘危害

矽尘又称硅尘，是指游离二氧化硅含量超过 10% 的无机性粉尘。矽尘是一种十分常见的对人体产生危害的物质。人体吸入矽尘常常会咳嗽、呼吸困难。若长期吸入高浓度矽尘可使人出现气短、胸闷、胸痛、咳嗽、通气功能减退等症状，造成矽肺、肺气肿和肺结核等以肺组织纤维化为主的疾病，严重者还有可能导致肺癌、胃癌和肾病。

因吸入矽尘而造成的矽肺病有三种：一是在短期内吸入大量矽尘，患者会在几周到五年时间内发展成急性矽肺病；二是虽吸入大量矽尘，但患者在 5~10 年的时间内发展为加快矽肺病；三是大多数矽肺病患者是慢性的，会在吸入矽尘 10~40 年内致病。

20 世纪 50 年代，北京市有矽尘作业的主要行业为玻璃石粉、耐火材料、煤矿、电信器材、机器制造等。这些行业，工人的劳动环境极为恶劣，没有任何通风、防尘设备，到处粉尘飞扬，有的车间内面对面不见人。受矽尘危害最严重的是煤矿的矿工。他们在没有任何卫生防护的条件下劳动，大煤矿都是乾式凿岩法采煤，小煤窑都是手工打锤挖煤，连最基本的安全设备都没有，更别提用什么卫生设施保护健康了。矿工们每天下井挖煤都是在赌命，得了肺病根本没人管。

为贯彻落实 1954 年第一届全国工业卫生会议精神，北京市采取

---

① 北京医学院医史学、保健组织学教研组：《北京医药卫生史料》，北京出版社 1964 年版，第 19—20 页。

了一系列改善劳动条件和医疗预防的措施，降尘、降粉，防止矽尘危害工人健康。市劳动局首先就严重危害工人身体健康的石英粉尘状况进行了普查。通过普查发现，全市国营、公私合营和私营企业有粉尘危害的 33 家，石英粉尘浓度最高的达到 2652 毫克 / 立方米。在这 33 家工厂中，共有矽肺病工人 25 人，疑似病例 20 人，因矽肺病死亡 1 人。①

为了摸清本市尘肺病发病状况及分布规律，科学制定尘肺病防治对策，北京市自 1956 年至 1958 年三年间，共检查矽尘作业工人 19550 名，矽肺发病率为 5.7%，其中以玻璃石粉业和煤矿业的工人较为严重。② 整个 20 世纪 50 年代，北京市出现的 110 个尘肺新病例都发生在工业系统，死亡 64 人，到 1959 年，还有各种尘肺病 112 人。③

1957 年 2 月召开了市防尘工作会议，要求把企业中生产岗位的二氧化矽粉尘浓度降到 2 毫克 / 立方米以下。暂时有困难的，发给工人油、肉等保健食品，以滋补身体。④

1956 年，北京市以宣武区义成石粉厂（现在的宣武玻璃厂）为试点，在石碾、电动筛等产生大量粉尘的操作中，安装密闭及吸尘通风装置；加料时改用湿式喷水操作；制定湿式清扫及防尘设备的维护

---

① 中国人民政治协商会议北京市委员会文史资料委员会：《文史资料选编》第 36 辑，北京出版社 1988 年版，第 24—26 页。另：北京市劳动局提出了五项解决办法，即：（1）尽量用自然沙代替石英沙；（2）尽量进行湿式作业；（3）作业尽量机械化、密闭化；（4）供给工人必要的保健食品和防护用品；（5）实行 6 小时工作制。

② 北京医学院医史学、保健组织学教研组：《北京医药卫生史料》，北京出版社 1964 年版，第 22 页。

③ 张殿余主编：《北京卫生史料（卫生防疫篇）》，北京科学技术出版社 1993 年版，第 260—264 页。

④ 中国人民政治协商会议北京市委员会文史资料委员会：《文史资料选编》第 36 辑，北京出版社 1988 年版，第 26 页。

检修制度。治理效果非常明显，空气中含粉尘浓度由原来超过国家标准二千多倍，下降到国家标准以下，成为全国防尘红旗单位之一。[①]

在机器制造业和无线电器材中，1958 年也创造了一系列“土洋”结合的防尘措施，有效地降低了粉尘浓度，基本上接近或达到国家标准。

在煤矿的矽尘治理方面，按照《关于防止厂矿企业中矽尘危害的决定》要求，[②]北京市于 1958 年在全市煤矿企业推广了湿式凿岩法，使矿工作业环境中粉尘浓度由原来 600 毫克 / 立方米，下降到 30~40 毫克 / 立方米。1959 年春总结了三项降尘措施，即：（1）采用湿式凿岩标准化；（2）每个作业班在凿岩前，放炮后用水冲洗巷道壁；（3）改善巷道通风。京西矿务局在实施这些办法后，所属各矿二十六个掌子面的矽尘浓度全部降到国家标准以下，大大鼓舞了工人的生产情绪。门头沟矿工写了这样一首诗：“旧社会里真可恨，拿我矿工不当人；矿工得上矽肺病，死了不知啥原因。新社会里真幸福，矿工生活党关心；综合措施降粉尘，矽肺从此除了根。”[③]

总结起来，20 世纪 50 年代北京市综合防治矽尘危害的办法有如下几个方面：

第一，建立通风分区系统。因地制宜，增设局扇、风扇、风筒等通风设备或进一步完善通风系统，合理提高平港、天井、切割、采矿

① 北京医学院医史学、保健组织学教研组：《北京医药卫生史料》，北京出版社 1964 年版，第 21 页。

② 1956 年 5 月 25 日，国务院通过的《关于防止厂矿企业中矽尘危害的决定》要求，“厂矿企业的车间或工作地点每立方公尺所含游离二氧化矽 10% 以上的粉尘，在 1956 年内基本上应降低到 2 毫克，在 1957 年内必须降低到 2 毫克以下。”

③ 北京医学院医史学、保健组织学教研组：《北京医药卫生史料》，北京出版社 1964 年版，第 21 页。

等作业面排尘风速，改善劳动条件，排尘降害。如煤矿矿井，采用通风系统相互交替设计的方式，各中段采用对角式抽出式通风，扩大新鲜风流进入井下工作面，高效降低掌子面的粉尘浓度。

第二，采用湿式作业法，抑制粉尘飞扬。在生产条件允许时，加装喷水设施，改用湿式作业方法，防止矽尘危害。如把石英沙粉的生产工艺改为湿式作业；玻璃厂在对石英原料的粉碎、过筛、运输过程中，适当地用水进行湿润；在耐火材料厂使用含游离二氧化硅的物料时，最好在对其进行破碎前提前用水洗涤一遍，在开展之后的加工工艺，根据具体工艺的操作状况不同，需要的用水量也不相同；中小型的玻璃厂、陶瓷、电瓷等厂用矽尘应该尽量先用水对其进行喷洒，尤其是干粉，更应该在对其进行湿润后再使用。

第三，加强对劳动者的保护。一是生产过程严格管理，标准化施工，文明生产；二是制定并监督实行科学的清洁卫生制度；三是配备防尘和透气效果良好的口罩、工作服、工作帽等用品。

因为北京市委、市政府的高度重视，全市上下特别是卫生与工业系统的切实推进，20 世纪 50 年代北京市的矽尘治理成果显著，当时一些石粉厂和北京矿务局的岩石作业面的粉尘浓度已达到或接近国家卫生标准。

在努力降粉尘的同时，北京市还不断加强矽肺病人排查、检测工作，力争早期发现、早期治疗。根据患者病情的轻重程度的不同，对患者进行不同处理，该治疗的及时给以治疗，需要调理以尽早恢复健康的合理安排休养，不能继续在原岗位工作的及时调动工作。

（四）预防汞中毒、苯中毒、汽油中毒、电光性眼炎和白内障等

受技术手段限制，20 世纪 50 年代初，仅能测定高温、粉尘，还不能监测检查其他危害劳动者健康的有毒有害物。到 20 世纪 50 年代

末，就能用化学方法测定铅、苯、汞等十余种毒物了，[①]所以，北京市的劳动卫生工作，除了防治高温、消灭铅中毒、防止矽尘危害外，还包括积极防治汞中毒、苯中毒、汽油中毒、电光性眼炎和白内障等内容。

汞为银白色的液态金属，常温中即有蒸发。大剂量或长期吸入汞蒸气和汞化合物粉尘，将导致汞中毒。汞中毒以慢性为多见，在生产活动中接触汞机会较多的有汞矿开采、汞合金冶炼、金和银提取、生产汞整流器，以及真空泵、照明灯、仪表、温度计、补牙汞合金、雷汞、颜料、制药等行业。为防止汞中毒，在工业生产过程中制定了综合性防护措施，如采取改进工艺过程的办法——用无毒或低毒原料代替汞、用油泵代替汞泵、用酒精温度计代替金属汞温度计等；减少劳动环境中汞的浓度——用干冰为汞降温、冶炼或灌注汞时增设排气罩或密闭装置以免汞蒸气逸出；订立科学的清洁制度——用碘液喷雾法清除墙壁或地面（工作台面）附着的汞，含汞废气（水、渣）用锰矿石过滤器处理后排放；明确专人分管——工作台面、车间地面不但要光滑，还要有斜坡，并在低洼处设有汞收集器，设立专人负责清理；加强个人防护——使用含碘活性炭口罩、定期监测劳动场所空气中汞浓度、定期为汞作业工人体检。

预防苯中毒、汽油中毒、电光性眼炎和白内障等，也是严格执行卫生法规和工业卫生标准，从改进生产工艺、增添防护设备、加强个人防护、完善管理制度等方面入手，展开劳动卫生治理实践的。

二、农业劳动卫生治理

随着北京市行政区域的扩大，农民数量越来越多，在农业生产方

---

① 张殿余主编:《北京卫生史料（卫生防疫篇）》，北京科学技术出版社1993年版，第255页。

面发生的卫生安全事故逐年增加，农业劳动卫生治理也日益成为北京市委、市政府工作的重要内容。

农业劳动卫生治理主要包括两部分，一是夏季预防高温中暑，二是预防农药中毒。

农民劳动大部分是在野外、露天进行的，易受自然界气温、气流、太阳辐射等气象条件的影响，特别是夏季中午前后，太阳光线照射强烈，不做适当防护易得光照性皮炎、光照性眼炎、日射病等。如果农民在气温很高，透风又不好的条件下劳动，特别容易中暑和发生热痉挛，严重者可能昏迷以致死亡。所以，必须加强对农民的宣传教育，提高劳动保护意识，牢记两点：一是下地一定要戴草帽或其他能够遮挡阳光的帽子，二是调整下地劳动时间——早晚天气凉爽时可以多劳动些时间，中午炎热时则延长午休的时间。

农药中毒是指在接触农药过程中，农药进入机体的量超过了正常人的最大耐受量，使人的正常生理功能受到影响，引起机体生理失调和病理改变，表现出一系列的中毒症状。

1949 年初，北京市农药的使用量为每年几十吨。[①] 伴随农业生产的迅速发展，特别是在人民公社运动开始后，农药在农业生产中使用范围的不断扩大、使用量的逐年递增，农药中毒事件迅速增多。

20 世纪 50 年代，北京市农药使用最多的是 1605、[②] 六六六、[③]

---

① 张殿余主编：《北京卫生史料（卫生防疫篇）》，北京科学技术出版社 1993 年版，第 228 页。

② 农药 1605 学名硫代磷酸，中文名称是对硫磷，用于防治棉蚜虫、红蜘蛛以及果树、蔬菜上的蚜虫、螨类、蓟马、介壳虫、叶跳虫等。

③ 六六六（包括林丹）成分是六氯环己烷，主要用于防治蝗虫、稻螟虫、小麦吸浆虫和蚊、蝇、臭虫等。

DDT。[①]这些化学农药在运输、储存、使用中，由于设备或工艺落后，或缺乏个人防护、违反安全操作规程，都可能使出现跑、冒、滴、漏等现象，造成农药中毒。

农药进入人体导致中毒的途径有口、鼻、皮三种，即：经过口腔，通过消化道进入；吸入鼻腔，通过呼吸道进入；经过皮肤，通过皮肤吸收进入。因此，为防止农药中毒事故发生，北京市卫生部门、农业部门、各郊区县和供销合作社密切配合，积极进行宣传教育和制订一系列简单可行的有效措施：（1）加强对运输、保管、使用等人员预防农药中毒知识的宣传，了解使用方法和注意事项，提高重点人员的防护意识和防护水平。（2）加强个人防护：配药时，药瓶或药包应该离脸远一点；倒药要稳当，不要使药水、药粉飞扬或者溅出来——配毒性大的农药，最好戴上橡皮手套，不能直接用手抓药或搅拌药水。（3）喷洒农药前，要检查喷洒的用具有无堵塞或漏药；喷洒毒性大的农药，要穿长袖、长裤的衣服，穿上长袜，戴上口罩、手套、宽边帽子和防护眼镜，不使皮肤暴露在外边。（4）喷洒农药的时候，要站在上风头，背着风向后倒退着喷洒，以免风把药吹到身上。（5）农药沾到身体上，应当马上用碱水、肥皂水或清水彻底洗干净。（6）喷洒农药者劳动时间不能太长，以免从周围空气中吸入太多农药蒸气中毒。（7）误吃了农药，要马上用手指或筷子搔他的喉咙，或者大量喝温盐水，让他把吃下去的东西吐出来；吐出来后，再喝些绿豆汤或豆浆，能帮助解毒。中毒重的，催吐以后，要马上送医院急救。

---

① DDT也称滴滴涕，化学名称为双对氯苯基三氯乙烷，是一种广谱性的杀虫剂，不仅能够防止农业病虫害，还可以用来减轻疟疾伤寒等蚊蝇传播的疾病危害。

第三节
劳动卫生治理的措施

在坚决贯彻落实党中央、中央人民政府关于治理劳动卫生的指示精神和法律法规的基础上，北京市还结合具体实际，主要采取了组织、技术和医疗预防三大类措施，高效地推进劳动卫生治理实践。

一、组织措施

（一）在市局级政府机构中建立负责劳动卫生治理的机关

20世纪50年代北京市的劳动卫生治理，主要通过工会、卫生、工农业生产及劳动保障几大系统推进。为不断改进工作，逐渐在这些部门建立了主管劳动卫生治理的职能部门。

第一是北平市劳动局系统。

1949年初，北平市人民政府还没有劳动工作管理部门。随着私营企业劳资正义与公营企业中公私矛盾的增多，于1949年6月成立了市劳动局。当时给劳动局规定的主要任务，是调解私营企业劳资争议，调整公私营企业公私关系；掌握审查登记和批准私营企业的劳资集体合同、劳动契约、公私营企业的厂规；掌管企业的劳动保险、劳动保护的筹划、检查、督导；掌管失业工人的登记、安置、救济等工作。①

劳动局成立后，在调查处理劳资关系的同时，对工人的劳动条件也进行了调查。工人的劳动条件恶劣，不安全因素严重，急需抓紧解决。②

---

① 中国人民政治协商会议北京市委员会文史资料委员会:《文史资料选编》第36辑，北京出版社1988年版，第1页。

② 中国人民政治协商会议北京市委员会文史资料委员会:《文史资料选编》第36辑，北京出版社1988年版，第22—23页。

为了加强劳动保护工作，1949年9月底，劳动局内成立了第三科——劳保科，专门负责这项工作。工作重点放在公营企业，对私营企业则通过订立劳资集体合同，个别问题予以协商的方法逐步开展。同时，为了掌握各工矿企业职工伤亡情况，及时调查处理，总结教训，采取预防措施，1950年4月5日，以市政府名义颁布了《伤亡事故呈报制度》，规定企业发生事故，必须报市劳动局，最迟不得超过两天。5月份又根据中央劳动部颁发的《全国公私营厂矿职工伤亡报告办法》，规定重伤、死亡立即报告市劳动局，轻伤于月底汇报的制度。①

由于此前积累的问题太多，新中国成立后的劳动治理又刚刚起步，因而1949年和1950年这两年，北京市连续发生了几起重大事故，财物损失巨大、人员伤亡严重。汲取事故教训，北京市政府组织有关单位，对全市63家有易燃易爆和有毒气体的工厂，进行了检查整顿，勒令34家停产整顿。根据这次工矿企业安全卫生状况的检查和总结发生事故的教训，北京市劳动局在劳动保护方面，相继采取了以下几项措施：（1）根据不同季节、不同作业情况进行安全卫生大检查，防患于未然。在夏季，就组织以防触电、防高温为中心的安全卫生大检查；在冬季就组织以防滑、防冻为主要内容的安全卫生大检查；对建筑业，则着重组织以电气、架子为主的安全卫生大检查，以及石英粉尘危害大检查等。（2）制定安全卫生法规，使卫生安全工作制度化、法律化。如1951年5月，永茂建筑公司第二机制砖瓦厂新建工棚，由于质量低劣，倒塌了20多间，砸死5人，重伤6人，轻

① 中国人民政治协商会议北京市委员会文史资料委员会：《文史资料选编》第36辑，北京出版社1988年版，第23页。

伤17人。针对这一事故，市政府于1952年8月颁发了《北京市关于建筑工程工地支搭工棚的规定》。之后又相继颁发了《北京市搬运危险性物品暂行办法》《北京市建筑业安全卫生暂行办法》《防止沥青中毒的办法》《冬季施工防护用品发放办法》《北京市建筑工地电气暂设工程安装标准》《严禁在高压输电线路下构建建筑物的规定》《北京市厂矿、交通运输业使用电钻、手灯暂行办法》《北京市气焊安全设备标准》《气焊工安全操作规程》《北京市各产业防护用品发放试行标准》等。（3）举办劳动保护培训班，对企业厂长、经理、中层干部和劳动保护技术安全干部进行劳动保护政策和安全技术教育。促使企业领导干部在抓生产的同时也抓卫生安全，并逐步地在各企业中建立起一支劳动保护工作的骨干力量。（4）把安全生产工作纳入企业的生产工作中去。通过建立安全生产责任制、安全教育制和在生产技术措施中列入安全措施计划等措施，在改造技术设备中解决安全问题。（5）严肃处理事故有关责任人员。如使各级生产管理人员切实重视安全生产，减少工人伤亡，对发生的安全事故进行了调查统计，确定事故原因，处理有关责任人员……（6）抓防尘防毒工作，减少尘、毒对工人的危害。（7）及时根据形势的发展变化，督促企业注意安全、减少事故。1958年“大跃进”后，生产呈现“跃进”形势，职工“赶”“超”势头猛起，事故数量明显上升。7月17日至20日4天中，就发生因公死亡6起，伤6人，是新中国成立以来没有过的新情况。9月12日，市劳动局发出《防止各企业在生产新形势下发生伤亡事故的紧急通知》，通知要求：（一）在新设备投入使用前，必须有可靠的安全措施；（二）宣传要注意分寸；（三）提所谓“打破陈规旧律”要慎重，破旧规，要立有新律才行。[1]

第二是北京市工会联合会系统。

1949年后，市工会联合会为解决工人劳动健康问题，组织力量在前门、北城、东单等区成立了工人医院，在宣武、西四、崇文等区成立工人门诊部。[2] 这些工人医院和门诊部的建立，对治理劳动卫生、维护工人健康、保障生产都发挥了重要作用。

第三是北京市公共卫生局（卫生局）系统。

市局劳动卫生治理机构的设立：

北京市人民政府卫生局是1949年10月17日由北平市人民政府卫生局改称而来。[3]1950年1月6日，市人民政府任命严镜清[4]为市卫生局局长、张文奇为副局长时，局机关设一、二、三、四科及秘书室、计划室、统计室。[5]1950年3月24日又改称北京市人民政府公共卫生局。原卫生局所属之环境卫生处，自1月1日起扩大改组成立卫生工程局，直属市府，专门主管下水道工程和河道工程的设计、施工与管理，以及垃圾、粪便的处理工作，公共卫生局专门主管医政、药政及医疗、防疫等工作。自分别改组以后，市府为了工作的改进，组织了

① 中国人民政治协商会议北京市委员会文史资料委员会:《文史资料选编》第36辑，北京出版社1988年版，第24—26页。

② 王康久主编:《1949—1990北京卫生大事记》第2卷，北京科学技术出版社1992年版，第28页。

③ 王康久主编:《1949—1990北京卫生大事记》第2卷，北京科学技术出版社1992年版，第1—2页。

④ 严镜清(1905—2005.9.6)，浙江宁波人。公共卫生学家。国内遗体捐献项目发起人之一。1949年2月参加革命，历任北京市卫生局首任局长、中央医药卫生委员会副主任、中国红十字总会理事、农工党第九届中央常委。是第五、六届全国政协委员。早年从事公共卫生学的教学和研究工作，对城市卫生管理经验尤其丰富。著有《工业卫生学》。

⑤ 王康久主编:《1949—1990北京卫生大事记》第2卷，北京科学技术出版社1992年版，第4页。

工作检查委员会，分别组成医院工作、公共卫生及环境卫生三个检查组，检查范围包括业务、财务、人事、机构编制等各方面。①

1953年10月14日，北京市公共卫生局在防疫科、防疫队、环境卫生科、环境卫生队、保健科的基础上成立北京市卫生防疫站。建站初期有133人，站内设卫生科、防疫科、消毒队和秘书科。②此时的卫生防疫站在卫生科内设工业卫生组，仅两个城区在卫生科内有人抓劳动卫生工作。全市劳动卫生工作人员仅8人。（其中大专毕业仅4人。）③

各区（县）劳动卫生机构的设立：

崇文区卫生防疫站始建于1953年7月，有职工33人，设防疫、消毒等6个股。宣武区卫生防疫站始建于1953年9月，其前身是北京市第八卫生所，成立初期有职工43人。平谷县卫生防疫站是1956年4月在现卫生局卫生股基础上成立的，有工作人员9名，设防疫和卫生组。延庆县卫生防疫站是1956年在延庆县卫生院公共卫生股的基础上成立的，当时有工作人员5名，承担防病、消毒和卫生宣传工作，1959年增加到8人。大兴县卫生防疫站始建于1956年7月，初期有职工4人，1958年3月与南苑区卫生防疫机构合并，人员增至11人。顺义县卫生防疫站始建于1956年9月，初期有职工10人，1958年合并到县卫生局办公室。密云县卫生防疫站始建于1956年，有职工3人。怀柔县卫生防疫站是1957年在县第一医院防疫科的基础上成立的。朝阳区卫生防疫站始建于1957年4月，名为东郊区卫

① 中央人民政府卫生部：《全国卫生情况参考资料（1950.7）》，中央人民政府卫生部1950年版，第1页。

② 张殿余主编：《北京卫生史料（卫生防疫篇）》，北京科学技术出版社1993年版，第1页。

③ 张殿余主编：《北京卫生史料（卫生防疫篇）》，北京科学技术出版社1993年版，第249页。

生防疫站，1958年8月更名为朝阳区卫生防疫站，有职工31人，设防疫、工厂、环卫、消毒、化验等组室。昌平县卫生防疫站始建于1958年，有职工11人，设防疫、卫生两组。房山县卫生防疫站始建于1958年春，原河北省房山县、良乡县划归北京市，两县的卫生防疫站合并成立了房山县卫生防疫站，初期有职工15人。东城区卫生防疫站始建于1958年，由原东四区卫生防疫站和东单卫生防疫站合并成立，有人员79人，设防疫、消毒、劳动卫生、检验等组室。西城区卫生防疫站成立于1958年6月，由原西四区卫生防疫站和西单区卫生防疫站合并成立，有人员60人，设工厂、学校、行业卫生、防疫、消毒、化验等组室。门头沟区卫生防疫站始建于1958年6月，初期有职工38人，设防疫、工业卫生、检验等组室。海淀区卫生防疫站始建于1958年7月，当时全站16人，设防疫、消毒、食品卫生、工业卫生、检验等6个组室。丰台区卫生防疫站始建于1958年，与区人委卫生建设科合署办公，有职工46人，设防疫、消毒、卫生、化验等组室。通县卫生防疫站是1960年2月在通县卫生院与通州卫生院的基础上成立的，初期有职工28人，设防疫、卫生、劳动、学校、食品卫生、检验等组室。[①]

到20世纪50年代末，北京市的各区县基本上都建立了防疫站，并且配置专职或兼职人员负责劳动卫生工作。

（二）市级其他劳动卫生组织的建立

北京市工矿安全卫生委员会。根据中央关于《省市劳动局暂行组织通则》的规定，经市政府批准，1950年6月8日，由劳动局、公

① 张殿余主编:《北京卫生史料（卫生防疫篇）》，北京科学技术出版社1993年版，第10—15页。

共卫生局、卫生工程局、工业局、建设局、企业公司、市总工会、市工商联等单位组成了北京市工矿安全卫生委员会。[1]

北京市工矿安全卫生委员会的任务是负责关于工矿建筑，工业机械及其他设备的安全问题；关于职业病及工业灾害的调查统计及预防问题；关于工矿卫生及劳动保健问题；关于一般安全卫生教育及宣传问题；关于工矿消防设备及其他有关安全卫生问题。[2]

北京市工矿安全卫生委员会一成立，即对本市 56 个大型厂矿企业进行安全卫生大检查。除对不安全、不卫生的问题提出整改措施外，还广泛宣传了政府关于“努力恢复生产、不忘安全卫生”的劳动保护政策，批判了“只重机器不重人”“只重生产，不重安全卫生”的错误倾向，使国营企业行政领导和私营企业的资方以及工人认识到生产中安全卫生工作的重要意义。[3]

北京市防疫委员会。1949 年 10 月下旬，察北发现鼠疫。27 日，北京市防疫委员会成立。主任委员聂荣臻，副主任委员张友渔、张文奇。常务委员会设防疫、宣传、封锁、总务 4 个科，[4] 各区分别成立分会，区以下按行政单位成立支会，各机关、学校、工厂、街道也分别建立了防疫组织。在市防疫委员会领导下，建立了防疫封锁线，设立检疫站和隔离所。同时组织医务人员进行预防注射、检疫和卫生宣传

① 王康久主编：《1949—1990 北京卫生大事记》第 2 卷，北京科学技术出版社 1992 年版，第 6 页。

② 中央人民政府卫生部：《全国卫生情况参考资料（1950.7）》，中央人民政府卫生部 1950 年版，第 53 页。

③ 中国人民政治协商会议北京市委员会文史资料委员会：《文史资料选编》第 36 辑，北京出版社 1988 年版，第 2—3 页。

④ 王康久主编：《1949—1990 北京卫生大事记》第 2 卷，北京科学技术出版社 1992 年版，第 2 页。

工作；发动群众开展捕鼠灭蚤运动。[①]这次卫生防疫运动的前后91天，共清运市区沉积垃圾25万多立方米，对本市工农业劳动卫生治理也起到主要的促进作用。因为聂荣臻等人已经不再负责北京市的工作，所以，1952年3月，新一届北京市防疫委员会成立。[②]1952年9月，北京市防疫委员会在石景山钢铁厂成立结核病防治站，并附设疗养院和夜间休养所。[③]

北京市卫生委员会。1950年6月15日，北京市卫生委员会成立，吴晗副市长任主任委员，委员由市公共卫生局、卫生工程局、公安局、民政局、文教局、新闻出版处负责人担任。城郊区以派出所为单位，建立336个分会；分会下设卫生小组29110个。其任务是，贯彻预防为主的方针，动员全市人民消灭蚊蝇，搞好环境卫生和饮食卫生，严格给井水消毒，清除垃圾粪便和抓好街道清扫保洁。[④]

北京市爱国卫生委员会。为配合朝鲜战争，1952年初，美帝发动大规模细菌战。3月14日，我国中央人民政府政务院决定成立中央防疫委员会，即中央爱国卫生运动委员会前身，任务是领导反细菌战，开展爱国卫生运动，周恩来总理亲自担任委员会主任，彭真任委员会委员。作为首都的北京市，积极响应中央防疫委员会的号召，也成立了相应的组织——北京市爱国卫生委员会，刘仁为主任委员，程宏毅为副主任委员，贾庭三、彭成、陆禹等14人为委员。北京市爱

① 张殿余主编：《北京卫生史料（卫生防疫篇）》，北京科学技术出版社1993年版，第22页。
② 王康久主编：《1949—1990北京卫生大事记》第2卷，北京科学技术出版社1992年版，第13页。
③ 王康久主编：《1949—1990北京卫生大事记》第2卷，北京科学技术出版社1992年版，第15页。
④ 王康久主编：《1949—1990北京卫生大事记》第2卷，北京科学技术出版社1992年版，第7页。

国卫生运动委员会成立后，动员全市人民开展了大规模的卫生宣传活动。据统计，当时北京市参加活动的群众宣传员4700余人，受过各种短期训练的卫生积极分子达40多万人。① 北京市卫生局首任局长严镜清在回忆录中说："当时苏联专家在各地参观后认为北京与大连最清洁，并能保持经常化。他们以此向周总理进言。周总理曾在一次会议上提到此事，认为大连物质条件较好，从工作上看，北京市在彭真市长领导下是做得好的。"② 后来在中央卫生部领导下，对全国大城市的爱国卫生运动进行了总结评比，北京与南京并列第一受到嘉奖。

为不断改进北京市的卫生工作，1957年5月，北京市爱国卫生委员会改组，增加在京的中央机关和驻京部队为委员。③

北京市防痨委员会。1951年6月，北京市防痨委员会在北池子成立，北京市推行卡介苗接种委员会同时并入。市防痨委员会一经成立就积极开展工作，以北京结核病医院、北京防痨协会、五四医院、北京红十字会结核病防治院、西单区卫生所5个防痨门诊部组成门诊网，确定以工厂、机关、企业、学校等单位为主要防治对象。④ 同年，本市在部分学校、工厂中重点试行自办休养室，解决结核病人的休养问题。⑤

---

① 王康久主编:《1949—1990北京卫生大事记》第2卷，北京科学技术出版社1992年版，第13页。

② 北京市政协文史资料委员会:《北京文史资料》第51辑，北京出版社1995年版，第145页。

③ 王康久主编:《1949—1990北京卫生大事记》第2卷，北京科学技术出版社1992年版，第37页。

④ 王康久主编:《1949—1990北京卫生大事记》第2卷，北京科学技术出版社1992年版，第11—12页。

⑤ 王康久主编:《1949—1990北京卫生大事记》第2卷，北京科学技术出版社1992年版，第18页。

北京市防暑工作组。1953年7月，市卫生局、市劳动局、市总工会、市卫生防疫站等部门组成防暑工作组，对存在高温作业的202个工厂中的221个车间进行调查，[①] 获得了第一手资料，为督促工厂合理改善劳动条件、落实防暑降温措施提供了依据。

二、技术措施

（一）贯彻落实国家有关劳动卫生治理的指示、法规

1951年2月26日，政务院颁布的《中华人民共和国劳动保险条例》规定：国营企业和县以上集体企业的人、职工享受劳保医疗，不但负责医治，而且发给工资补助金和救济金；因公负伤的，治疗期间的工资照发，医药费、住院费、膳食费和就医路费均由企业行政或资方负担；因公负伤致残不能工作的，终生发放抚恤金；丧失部分劳动能力的，除发给一定残废补助金，还将调配适当的工作。对于从事有害健康的劳动，工人可以提早退休。女工在养老和生育方面更是有特殊的照顾。

1952年，针对（沥青）搬运工人发生的集体中毒事件，周恩来总理亲自签发了《中央人民政府政务院关于防止沥青中毒事故的指示》，批准了《关于防止沥青中毒的办法》。

1956年，国务院发布《工厂安全卫生规程》《建筑安装工程安全技术规程》及《工人、职员伤亡事故报告规程》(简称“三大规程”)，使工业卫生管理工作有章可循。

1956年颁布的《工业企业设计暂行卫生标准》，是我国首次颁布的劳动卫生方面的国家标准。规定了作业地带空气中有毒气体，蒸气

---

① 北京医学院医史学、保健组织学教研组：《北京医药卫生史料》，北京出版社1964年版，第18页。

及粉尘共 51 种的最高容许浓度。经过积极防治，严重的急性中毒事故得到控制。

1956 年 5 月 25 日，国务院全体会议第二十九次会议上通过了《关于防止厂矿企业中矽尘危害的决定》(国议习字 39 号文件)。《决定》指示："厂矿企业的车间或工作地点每立方公尺所含游离二氧化矽 10% 以上的粉尘，在 1956 年内基本上应降低到 2 毫克，在 1957 年内必须降低到 2 毫克以下。""对接触矽尘工人进行定期健康检查、对患矽肺病的应予以治疗、调动工作或疗养。"《决定》要求："各级劳动部门和卫生部门对本决定的执行情况，应及时地进行监督和检查。"①

1956 年 7 月 11 日，卫生部、农业部、全国供销合作总社发出《关于严防农药中毒联合通知》(卫防徐字第 658 号)。《通知》要求："卫生部门应重视农业劳动卫生问题，作好农药中毒的预防和急救工作。"同时用附件的方式发布了农药中毒临时急救办法。②

1956 年 8 月 20 日，城建部、卫生部发布《关于城市规划和城市建设中有关卫生监督工作的联合指示》，③要求各级城建部门在制订城建规划时，应就有关卫生问题，与同级卫生部门取得书面协议文件。与此同时，卫生部及有关省市卫生监测监督机构，在城市规划、给排水、垃圾处理，大型工矿企业的选址、设计、施工、验收，以及大型水库的设计、清库与移民安置、工地卫生和民用建筑设计等方面，进行了大量的卫生检测、监督和科学研究工作。

1956 年 11 月，市公共卫生局转发卫生部、劳动部《关于职业

① 张殿余主编:《北京卫生史料 (卫生防疫篇)》，北京科学技术出版社 1993 年版，第 240 页。
② 张殿余主编:《北京卫生史料 (卫生防疫篇)》，北京科学技术出版社 1993 年版，第 240 页。
③ 张殿余主编:《北京卫生史料 (卫生防疫篇)》，北京科学技术出版社 1993 年版，第 273 页。

中毒和职业病报告试行办法》《接触矽尘工人健康检查实施办法》的通知。①

1957年2月28日，卫生部颁布了《关于试行〈职业病范围和职业病患者处理办法的规定〉的通知》。首次提出了职业病的范围及职业病患者处理办法，公布了14种职业病名单和致病的职业毒害、工作环境及患该种职业病的主要工种。通知要求："认真学习有关各种职业病的诊断、治疗预防方法……掌握职业病发生情况。""必要时成立职业病研究室。"②

1957年3月，市卫生局在厂矿和建筑单位推行车间医师制和保健合同制。③

1957年8月9日，卫生部、劳动部公布了《橡胶业汽油中毒预防暂行办法》。《办法》规定："对现职工人每年一次进行健康检查，发现中毒者及时处理。"④

1957年10月12日，国务院公布了《关于修改工厂安全卫生规程第二十一条的通知》，为了改善工厂条件，保证安全生产和工人健康，特决定将第二十一条原文修改为："室内工作地点的温度经常高于摄氏35度时，应采取降温措施，低于摄氏5度时，应设置取暖设备。"⑤

1957年11月，卫生部发布《关于领导工业卫生工作的分工办法》

---

① 王康久主编：《1949—1990北京卫生大事记》第2卷，北京科学技术出版社1992年版，第34页。

② 张殿余主编：《北京卫生史料（卫生防疫篇）》，北京科学技术出版社1993年版，第240页。

③ 王康久主编：《1949—1990北京卫生大事记》第2卷，北京科学技术出版社1992年版，第36页。

④ 张殿余主编：《北京卫生史料（卫生防疫篇）》，北京科学技术出版社1993年版，第241页。

⑤ 张殿余主编：《北京卫生史料（卫生防疫篇）》，北京科学技术出版社1993年版，第240—241页。

的通知，要求各省市卫生厅、局指定 1 名副厅、局长负责工业卫生工作，省市卫生防疫站设关于卫生科或劳动卫生科，负责劳动卫生和职业病预防业务。[①]

1958 年 3 月 19 日，卫生部、劳动部、全国总工会公布《有关防止矽尘危害工作的四个办法的通知》（卫防齐字第 169 号）。[②]《通知》中所指的四个办法是“矿山防止矽尘危害的至少每月测定两次”，“对矽尘危害重又无法采取防尘措施的企业，停止其生产”等。[③]

1958 年 8 月 16 日，卫生部、劳动部、全国总工会联合发布《关于加强生产场所矽尘测定工作的通知》（卫防齐字第 43 号）。《通知》要求：“为正确评价生产场所矽尘对工人健康的危害程度和防尘措施的效果，并作为改进的依据，矽尘浓度的测定，至少每季测定一次。”[④]

1958 年，市公共卫生局印发《关于搞好钢铁工地卫生工作的注意事项》，在钢铁工地开展以“六防”为中心的爱国卫生运动，并进行安全卫生大检查。[⑤]

（二）加强劳动保护科研，提升劳动卫生治理水平

随着北京市工业化的迅速发展，广大职工的劳动保护问题凸现，市委、市政府越来越重视劳动安全、劳动卫生，对于劳动保护方面的

---

① 王康久主编：《1949—1990 北京卫生大事记》第 2 卷，北京科学技术出版社 1992 年版，第 37—38 页。

② 1958 年卫生部、劳动部、全国总工会公布的《矿山防止矽尘危害技术措施暂行办法》《工厂防止矽尘危害技术措施暂行办法》《矽尘作业工人医疗预防措施暂行办法》和《产生矽尘的厂矿企业防痨工作暂行办法》，简称“四个办法”。

③ 张殿余主编：《北京卫生史料（卫生防疫篇）》，北京科学技术出版社 1993 年版，第 241 页。

④ 张殿余主编：《北京卫生史料（卫生防疫篇）》，北京科学技术出版社 1993 年版，第 242 页。

⑤ 王康久主编：《1949—1990 北京卫生大事记》第 2 卷，北京科学技术出版社 1992 年版，第 47 页。

科学研究开始起步。特别是到了20世纪50年代末，劳动保护科研工作还呈现出大干快上的局面。当时国家劳动部的科研人员与国家卫生部所属的中国预防医学科学院劳研所科研人员合并，形成了强有力的人才优势，在现场和实验室开展了多项劳保科研项目。北京市充分利用自己的优势条件，积极支持科研院所以及企业，开展科研攻关，以尽快提升本市的劳动卫生治理水平。北京的大华陶瓷厂、大理石厂、石棉厂、皮毛厂、印刷一厂、光明喷漆厂、蓄电池厂、金属结构厂等都开展了防尘、防毒研究；京西矿务局在所属门头沟、斋堂、城子、木城涧煤矿开展了井下防尘综合措施研究；北京金属结构厂、北京国棉三厂开展了职业性耳聋及防护措施研究。当时从加拿大归国的我国著名热工专家、劳动保护监测仪器的奠基人张希仲先生等研制的热电风速计、辐射热计、湿度计等仪器，填补了国内空白，为我国劳动保护事业做出了杰出贡献。之后，钮式如、刘光铨、邵强等科研人员在北京铝试验厂、湖南水口山铍冶炼厂现场从事有害气体净化试验研究，同时开展了冷、热过程吸尘罩实验研究，率先在国内从事对保护一线工人身体健康至关重要的尘毒源控制研究及通风除尘、排毒系统末端控制研究。①

1959年8月，卫生部和中华医学会联合在大连召开全国劳动卫生和职业病学术会议，中西医学专家、工程人员及各部门的代表250余人参加。通过学术上的百家争鸣，交流经验，总结了十年防治研究工作的成绩和确定了今后研究工作的方向。会议收到论文400余篇。会议经讨论拟定了防暑降温、防毒、防尘等十个防治方案。这些方案

① 邵强：《回顾历史：展望新世纪前十年劳动保护重任》，《劳动保护科学技术》1999年第5期，第15页。

总结了十年来各地的经验，结合当前的条件和水平，简要地叙述了劳动卫生与职业中毒的测定、诊断、治疗、卫生与保健措施以及研究方向等问题，是很好的业务性参考资料。各省市卫生部门应组织有关厂矿的医务卫生人员、安全技术人员进行讨论，加以补充修改，再制定适合当地情况的比较成熟的防治方案，供实际工作者在实践中应用参考，这对提高防治工作质量有一定价值。①

20 世纪 50 年代中后期，汲取了国外经验与教训，对劳动卫生的认识更加深刻，防暑降温，防止矽尘危害，防治铅、苯、中毒危害的力量普遍加强，从水盐代谢的调查到隔热、自然通风和机械通风的研究，都被作为重点来治理和研究，并取得了可喜的成绩。

三、医疗预防措施

（一）劳动卫生门诊部、诊疗所、医院（卫生所）的开设

为更好地预防和治理劳动卫生对工农业劳动者健康造成的危害，20 世纪 50 年代，在市委、市政府的领导下，经过相关部门的共同努力，北京市建立了一系列劳动卫生门诊部、诊疗所、医院（卫生所）。

1949 年，“公共卫生局在郊区建立了农民医药合作社，城区建立了工人诊疗所，并于劳动人民较多地区建立了卫生所和妇幼保健所，免费接生的妇婴保健部分已涉及外并规定了每月一区七十四名的各科免费住院和全年三十万人的门诊免费。无论卫生宣传还是预防注射保健工作，以及卫生工程的修建都把重点放在工厂、学校和劳动人民集中地区，对工矿卫生作过普遍检查和重点检查，在中央卫生部帮助下对矿工实行了灭虫工作，作了火柴厂工人的健康检查，并设了专人，

① 卫生部卫生防疫司、中华医学会编：《全国劳动卫生和职业病学术会议资料汇编（内部发行）》，人民卫生出版社 1960 年版，第 2 页、第 8 页。

开始进行工厂卫生工作……此外公共卫生局于一月份在旧五区建立了一个工人医院，并准备在其他医院特少的区建立三个工人诊疗所，在旧四区和丰台分别各设一个卫生事务所。”①

1950年本市卫生部门首先建立了工人医疗预防机构，在崇文、前门、朝阳、西单、西四、宣武等6个区筹设工人诊疗所13处，并且建立了东四工人医院、前门工厂联合医院、运输工人医院、石钢工人医院、门头沟矿区医院、地方工业局医院、建筑工程局职工医院等七处医院。有66处医疗机构与满一百人的工矿企业建立了嘱托关系；有23个小厂建立了两处联合工人保健站；有76个企业自办了慢性病休养所。此外，还动员了23名开业医师到工厂参加半天医疗预防工作。这些措施改变了1949年之前工人缺医、缺药的情况，使工人和他们的家属能够及时就近就医。②之后，各类劳动卫生机构先后建立。据《北京卫生大事记》记载，1950年，北京市新建的第一所医院——北京市立传染病医院，在安定门外地坛建成。1951年，北京市卫生部门根据工矿企业的需要，在大厂矿的协助下建立职工医院或卫生所；在女工较多的厂矿医疗机构中设立了妇产科、儿科。1951年5月《劳动保险条例》，在全市有100名以上职工的工矿企业中实行了劳动保险。1952年11月，北京试验结核病防治所成立。1952年，原平津防痨协会门诊部由北京市公共卫生局接管，改名为北京市公共卫生局防痨门诊部（后改名为北京市结核病防治所）。这是北京市第一个防痨机构。1953年12月10日，市政府批准，市公共卫生

① 中央人民政府卫生部：《全国卫生情况参考资料（1950.7）》，中央人民政府卫生部1950年版，第52—53页。

② 北京医学院医史学、保健组织学教研组：《北京医药卫生史料》，北京出版社1964年版，第17页。

局疗养院改为北京市第一疗养院，五四医院改为北京市第二疗养院。[①]

1955 年 11 月 30 日，北京市公共卫生局根据划区医疗的需要，为便于统筹规划，发挥潜力，经北京市工会联合会同意，将前门工人医院、北城工人医院、东单区工人医院及宣武、西四、崇文区门诊部共 6 个单位移交市公共卫生局接办。接办的医疗机构交由区人民委员会领导，作为区属医疗机构。[②]

1956 年 8 月 23 日，市人民委员会根据国务院国秘齐字第 194 号文件的批示，决定将卫生部直属第一、二、三、四、六、七医院，结核病院、结核病疗养院、结核病防治所、中南海门诊部、三里河门诊部、第一医院护士学校、北京医学院附属产院以及中共中央机关所属的各医务科，自 9 月 1 日起全部移交给北京市公共卫生局领导。原卫生部直属机关卫生处改为北京市公共卫生局卫生处。31 日，国务院批准，将中央直属机关结核病疗养院改为北京市第三疗养院，交给北京市领导。病床 200 张，专收患结核病需要离职休养的 21 级（行政）及其相应级别的干部。[③]

1958 年 2 月 1 日，卫生部卫厅秘字第 88 号文，北京结核病研究所及附属结核病医院划归北京市公共卫生局领导。1958 年 2 月 15 日，北京市朝阳医院开院，这是一所以职业病防治研究为重点的综合性医院，有床位 620 张。[④]5 月 24 日，同仁医院、积水潭医院、朝阳

---

① 王康久主编：《1949—1990 北京卫生大事记》第 2 卷，北京科学技术出版社 1992 年版，第 9—21 页。

② 王康久主编：《1949—1990 北京卫生大事记》第 2 卷，北京科学技术出版社 1992 年版，第 28 页。

③ 王康久主编：《1949—1990 北京卫生大事记》第 2 卷，北京科学技术出版社 1992 年版，第 32—33 页。

④ 王康久主编：《1949—1990 北京卫生大事记》第 2 卷，北京科学技术出版社 1992 年版，第 39 页。

医院成立职业病研究小组，并开设门诊和病房，作为贯彻以医院为主中心，扩大预防，指导地方工矿卫生工作的具体措施。[①]

1958年7月1日，市公共卫生局接管建筑工程局北京职工医院，交由北京医学院领导，作为第四附属医院，设病床250张。7月24日，市公共卫生局决定，积水潭医院担负全市创伤病人的抢救治疗任务，成为以创伤骨科为中心的综合性医院。[②]7月19日，三里河门诊部并入公安部直属医院，医院移交北京市领导，改名为北京复兴医院。8月，北京市防疫站、中国医学科学院、北京医学院、石景山钢铁公司医院、门头沟矿务局医院等单位组成了职业病研究委员会，在中国医学科学院设立劳动保护研究所，分设矽肺、职业中毒、防暑降温三个小组。他们密切配合，分工协作，有力地推动了劳动卫生工作的开展。1958年9月1日，中央军委、北京军区、卫生部、全国总工会领导的4个疗养院经国务院批准移交北京市公共卫生局领导，改名为北京市小汤山疗养院，分为4个疗养区，床位550张。

1959年1月10日，市公共卫生局根据防治结核病的需要，把市第一疗养院改为地坛结核病医院，第三疗养院改为温泉结核病医院。2月，北京酒仙桥职工医院建成开院。[③]

在建立劳动卫生组织的基础上，北京市根据实际情况，开展劳动卫生治理。1959年5月，市公共卫生局、市劳动局、市卫生防疫站联合召开现场会，向全市印刷厂介绍北京市印刷一厂消灭铅中毒的经

① 王康久主编:《1949—1990北京卫生大事记》第2卷，北京科学技术出版社1992年版，第41页。

② 王康久主编:《1949—1990北京卫生大事记》第2卷，北京科学技术出版社1992年版，第42页。

③ 王康久主编:《1949—1990北京卫生大事记》第2卷，北京科学技术出版社1992年版，第49页。

验。[①]7 月 3 日，市人民委员会行政会议决定，关于职业病问题，由市公共卫生局和各工业局作依次专门研究，订出制度，对已患职业病到一定程度需调换工作的，应及时调换，对女工生理特点有害（如妨碍生育机能）的工种，应该禁止使用女工。同日，市公共卫生局召开宣武区分级、分工医疗及训练工厂保健员经验交流会。[②]10 月，在中山公园卫生教育馆举办了《北京市卫生事业十年成就展览会》。展览会系统介绍了十年来全市医疗卫生事业的发展情况，包括：医药卫生机构、卫生防疫、中医、中药、工业卫生、学校卫生、妇幼卫生及爱国卫生运动的成绩等。[③]1959 年北京市卫生防疫站成立了射线防护组（1960 年成立射线防护科）……开始对 20 个新建放射工作场所进行预防性审查。[④]

（二）基层劳动卫生组织

北京市在积极发展医疗机构的同时，还为工矿企业培养人才，从 1950 年起陆续在工矿企业中建立了群众性卫生组织。1951 年 8 月 9 日，市卫生局开办初级防疫人员训练班。10 月 15 日，市卫生局开办中级防疫人员训练班。[⑤]1952 年“反细菌战”时，在满三十至一百人的工厂普遍建立了防疫小组，一百人以上的工厂建立了防疫委员会。

---

① 王康久主编：《1949—1990 北京卫生大事记》第 2 卷，北京科学技术出版社 1992 年版，第 50 页。

② 王康久主编：《1949—1990 北京卫生大事记》第 2 卷，北京科学技术出版社 1992 年版，第 51 页。

③ 张殿余主编：《北京卫生史料（卫生防疫篇）》，北京科学技术出版社 1993 年版，第 400—401 页。

④ 张殿余主编：《北京卫生史料（卫生防疫篇）》，北京科学技术出版社 1993 年版，第 321—322 页。

⑤ 王康久主编：《1949—1990 北京卫生大事记》第 2 卷，北京科学技术出版社 1992 年版，第 11—12 页。

他们都在区卫生防疫委员会的领导下，开展工厂企业卫生防疫工作。在这三年时间里，各区共训练了不脱产的工厂保健员1468名。到1953年，全市企业中已普遍配备了医务干部，建立和健全了基层卫生组织。

1953年以后，市、区防疫站与市劳动局、市工会联合会等部门配合，陆续建立了劳动卫生组织机构，密切配合生产共同组织了安全卫生大检查以及改善环境卫生、消灭蚊蝇孳生条件、加强食品管理等工作，初步控制了工矿企业中重要的多发病和传染病的流行。在大搞爱国卫生运动的基础上，广泛发动群众积极改善劳动条件，逐步开展了劳动卫生工作。

1955年6月，市卫生局确定，从下半年起，在全市城区普遍推行分级分工医疗制度，建立市中心医院，区中心医院和基层医疗机构三级医疗预防网。同时在缺少医疗机构的地区建立门诊部和联合诊所59处。[①] 到1958年，全市医疗机构都走出医院大门，深入工厂、农村、街道开展防病治病工作。8月，各大型综合医院分别与远郊区县的医院建立了业务联系，城区普遍开展了地段保健工作，分片包干负责本地段内工厂、机关、学校和居民的疾病防治，建立“家庭病房”，进行“家庭治疗”。[②]

1958年12月，北京郊区医疗卫生机构由新中国成立初期的3处发展到目前的1835处，基本上社社队队都有医疗机构；医务人员达

① 王康久主编:《1949—1990北京卫生大事记》第2卷，北京科学技术出版社1992年版，第27页。

② 王康久主编:《1949—1990北京卫生大事记》第2卷，北京科学技术出版社1992年版，第46页。

12522 人。[①]

1959 年 12 月，北京市厂矿医疗卫生机构增至 554 个，医疗卫生人员 5600 名，基本形成了大、中型厂矿有医院（门诊部），车间有保健站，班组有红十字卫生员的网络。[②]

第四节 劳动卫生治理的成效及其评价

一、劳动卫生治理成效

在党中央和国家政府的领导下，20 世纪 50 年代，北京市卫生治理克服人、财、物等各方面的重重困难，取得了重大成绩。

（1）填补了北京市的劳动卫生治理的空白。不仅在北京市，就全国来讲，解放前的劳动卫生治理也是一片空白。作为新中国的首都，北京市的劳动卫生治理，在党和人民政府的领导下，从无到有地建立起来，开创了新历史，充分彰显了人民政府为人民、全心全意为人民服务的特质。

（2）逐步建立了劳动卫生治理的行政机构。市总工会、市劳动局、市各工业局、市公共卫生局等系统，都在各自的责任范围内，建立主管劳动卫生的职责部门，有力地推动了北京市的劳动卫生治理。

（3）全市卫生防病网初步形成。尽管当时的北京市有几次扩界，但因为领导有力、方法得当，从 1953 年 10 月 14 日北京市卫生防疫站成立，到 1959 年 12 月，本市 17 个区县全部建立卫生防疫站，全

---

① 王康久主编：《1949—1990 北京卫生大事记》第 2 卷，北京科学技术出版社 1992 年版，第 45 页。

② 王康久主编：《1949—1990 北京卫生大事记》第 2 卷，北京科学技术出版社 1992 年版，第 53 页。

市卫生防病网初步形成，建立了以防疫站为主干的劳动卫生专业治理工作体系。

（4）彻底改变了北京市劳动卫生面貌。到20世纪50年代末，北京市在劳动卫生范围内，一是在城市规划中开始重视工业设计卫生，合理规划工业布局，注意减轻（城市）发展工业对人民生活环境的破坏。二是不仅工农业生产中的高温中暑事故逐年下降，还基本消灭了重症中暑事故。[①] 三是基本控制了铅中毒的发生，为全市早日彻底消灭铅中毒创造了极为有利的条件。[②] 四是矽尘治理成果显著，特别是大、中型企业的粉尘浓度已达到或接近国家卫生标准。五是培养（培训）了一大批劳动保护、劳动卫生的专、兼职人才，初步建立了北京市基层劳动卫生队伍。六是建立了大批医疗机构，帮助劳动者预防、医治劳动伤害。既有工人（职工）医院、门诊部和诊疗所，也有医治结核病、精神病和妇幼保健的专科院所，包括一批疗养院、休养所。七是大幅减少因工死亡。总的看来，由于市政府从新中国成立初期就重视并抓紧了对职工的劳动保护工作，而且一直抓得比较紧，使得全市职工的劳动条件，可以说是逐步大大改善了，工人因工死亡的比率，基本上是逐年下降的。[③]

二、劳动卫生治理评价

（1）20世纪50年代北京市的劳动卫生治理之所以能够取得重大进展，一个重要原因就是，制定了一系列政策法规，依靠制度的力量

---

① 北京医学院医史学、保健组织学教研组：《北京医药卫生史料》，北京出版社1964年版，第18—19页。

② 北京医学院医史学、保健组织学教研组：《北京医药卫生史料》，北京出版社1964年版，第19—20页。

③ 中国人民政治协商会议北京市委员会文史资料委员会：《文史资料选编》第36辑，北京出版社1988年版，第26页。

统一标准、推进治理实践。一方面，北京市委、市政府高度重视并及时转发、执行党中央、中央人民政府关于治理劳动卫生的各项指示、条例和规定；另一方面，注意结合本市具体实际，制定地方法规，以更好地推进工作。如 1954 年 7 月铁道部新建铁路工程总局，工人乘船过永定河上班，缺乏安全措施，发生翻船事故，淹死 27 人，伤 32 人，经济损失达 2.1 亿元。查清事故原因后，分别对工程局长等 8 人给予警告、记过、撤职等处分，有的还送司法机关惩办。同年 11 月，市公共汽车公司第三保养厂职工宿舍，因火墙烟道设计不当，工人缺乏安全使用火墙的知识，致使 7 名工人煤气中毒死亡，重伤 1 人。也对事故责任人分别给予了警告、记过和撤职等处分。[①] 北京市制定、颁行一系列地方政策法规，为劳动卫生治理提供了法律保障、制度依据。

（2）20 世纪 50 年代北京市的劳动卫生治理之所以能够取得重大进展，另一个重要原因就是充分动员各方面力量，共同推进劳动卫生治理工作，特别是在 20 世纪 50 年代初期，劳动卫生治理既缺乏专门组织领导，又缺少专业人员指导的情况下——这并不意味着之后北京市的劳动卫生组织与人员就足够充分了，事实上，相对于迅速发展的北京工业化进程、连续几次北京市扩界，北京市的劳动卫生组织与人员始终不能满足工作需要。得益于我国的行政体制优势，北京市以行政命令的方式，广泛动员了市总工会、市劳动局、市公共卫生局、市工业局、市公安局、市红十字会以及各区县政府、街道乡镇机构等诸多系统的力量，都参加到治理劳动卫生的实践中来，群策群力。

---

① 中国人民政治协商会议北京市委员会文史资料委员会:《文史资料选编》第 36 辑，北京出版社 1988 年版，第 25 页。

（3）北京市率先形成劳动卫生防病网。得益于党中央、中央人民政府和市委、市政府高度重视，北京在全国最早建立了以市、区县防疫站为主干的劳动卫生专业治理工作体系，形成全市范围的劳动卫生防病网络。

（4）利用科技的力量治理劳动卫生。虽然不是最早解放的地方，但是，北京市充分利用首都的人才优势，特别是科技人才集中的优势，联合攻关，在劳动卫生治理方面能够先行一步，为其他省市树立样板。

（5）如前所述，北京市在20世纪50年代制定、施行的一系列地方政策法规，为劳动卫生治理提供了重要制度保障，可是我们必须注意，北京市用以指导劳动卫生治理的这些政策法规，并不是最权威的、最标准的，因为当时国家还没有专门的、完备的法律、法规，[①]这最终注定北京市的一系列劳动卫生治理活动，还处于摸索、探索状态，不是因为在全国领先了，就是最规范的、最标准的。当然，我们不仅要充分肯定北京市这十年间的依法治理劳动卫生实践，为之后的更快提高积累了宝贵经验，还要看到，这种实践在北京市先试、先行，既示范了其他省市，也为国家层面更权威的劳动卫生治理法律、法规出台提供了重要参考。

（6）20世纪50年代，北京市依靠行政命令的方式，虽然可以实现最大程度的社会动员，使诸多力量都加入劳动卫生治理实践中来，但是，这与前述之依靠包括法律、法规在内的制度力量，保障劳动卫生治理推进相比，在方式上不仅是不一致的，实质上是相冲突的。其

① 我国第一部关于劳动卫生与职业病防治的法律——《中华人民共和国职业病防治法》在2002年5月1日才颁布、实施。之后，卫生部依据其要求又制定了《职业病诊断与鉴定管理办法》，两部法律法规的颁行，才使劳动卫生治理有了法律依据。

一，所谓行政的力量，实质是权力的力量。权力是否能够正确、有效使用，很大程度取决于掌权者的个人意志，具有明显的不确定性；其二，行政命令具有高度的强制性，长期使用这种方式，必然降低权力的应有效力，而劳动卫生治理实践是必须长期坚持的工作，行政动员的方式不具有持久性；其三，社会各方面力量都参加到劳动卫生治理中来固然是好事，但是，劳动卫生治理是讲求专业性、科学性的工作，像“九龙治水”那样做这件事，不仅专业性、科学性难以体现，更可能因为责任、权力的区分不明确而淹没了效率。所以，行政命令的方式只适用于特定时期、特定事情，不能长期以这种方法推进劳动卫生治理实践。要使劳动卫生治理实践长期、高效进行，必须依靠科学、完备的制度的力量。

20 世纪 50 年代北京市的劳动卫生治理，还有两个好的方法值得提倡：

一是劳动卫生治理与检查、督查同步进行，一经发现问题，立即整改处置，能马上解决的问题绝不允许拖延。如 1951 年秋季的卫生大检查中，就在石景山钢铁厂查出 10654 项事故隐患，随查随解决，当即解决了全部隐患的 78%。①

二是及时召开现场会，介绍、宣传、推广劳动卫生治理实践中的典型事迹、成功经验。如通过努力，北京市印刷一厂的预防、治理铅中毒工作取得可喜成绩，经过测定，有铅作业车间的空气含铅浓度都达到或极其接近国家标准；有铅中毒症状的工人经过及时治疗，到 1959 年，绝大部分病人都已痊愈，基本上控制了铅中毒的发生。

---

① 中国人民政治协商会议北京市委员会文史资料委员会：《文史资料选编》第 36 辑，北京出版社 1988 年版，第 24 页。

1959年5月，市公共卫生局、市劳动局联合在北京市印刷厂召开了现场会议，向全市的印刷厂介绍消灭铅中毒的经验。[①]

① 王康久主编:《1949—1990北京卫生大事记》第2卷，北京科学技术出版社1992年版，第50页。

第六章

20 世纪 50 年代北京市卫生治理的成效及经验启示

北京市的卫生治理既带有北京特色，又是全国卫生治理的重要组成部分，卫生治理的开展，不仅在当时解决了当时疫病丛生、缺医少药的问题，也构建了中国特色的卫生治理模式，取得了多重效应，并对今天的卫生治理提供了历史经验及其借鉴。

第一节 卫生治理的现实效应和长远效应

20 世纪 50 年代的卫生治理，因为国家政权的介入而实现了广泛而深入的社会动员，加上有效的规范和引导，在特定的政治和组织化的系统中成功地将健康意识、集体观念和民族精神融入人民群众改善生活环境、预防控制疾病的伟大实践之中，实现了“移风易俗、改造国家”的目的。北京市通过自上而下的运动式运行机制，围绕着“为生产服务，为劳动人民服务，为中央服务”[①] 的首都建设方针，以建构人民卫生事业为目标，开始了社会改造的伟大实践，充分体现了中国共产党人的宏大政治诉求，并取得卫生治理的显著成效，形成了首都北京的新面貌、新风尚，进而形成了具有长久影响的中国式卫生治理模式。

① 北京市卫生局:《北京市十年来卫生事业的发展（第三稿）》，北京市档案馆，档案号 135-001-00548。

一、卫生治理的现实效应

（一）建立健全了卫生治理体系，奠定了卫生事业的基础

20世纪50年代为新中国卫生事业的发展奠定了坚实的基础。十年间北京市各级卫生行政管理机构逐步建立，以医院为中心的各级医疗卫生组织快速建立，为卫生事业的发展提供了制度性和组织性的保障。

1949年10月1日，成立了中央人民政府卫生部，负责对全国范围内的卫生工作进行统一领导和管理。北平市人民政府卫生局改为北京市人民政府卫生局，1950年2月，改为北京市公共卫生局，下设医疗科、妇幼科、保健科、防疫科、人事科、总务科、北京市防痨委员会等机构。市级卫生管理机构初步建立。1952年8月，政务院对县以下卫生基层组织作出进一步规定，北京市迅速展开了卫生基层组织建设。卫生行政体系的完善，为广泛发动群众，进行各种卫生宣传，开展卫生运动，有效处理城市清洁与疾病应对问题提供了坚强的领导力量和组织保障。

为应对新中国成立初期的严重疫情和缺医少药的严峻形势，北京市普遍建立了以医院、诊所为单位的各级卫生组织，推行了分级分工的划区医疗，形成了相对健全的医疗卫生网络。

为了适应广大人民不断增长的医疗要求，北京新建和扩建了许多规模宏大的医院。其中有以眼科为中心，以旧医院扩建起来，拥有600多张床的同仁医院；有以创伤骨科为中心，拥有500多张病床的积水潭医院；有以神经外科为中心，拥有400多张病床的宣武医院。在新开辟的工业区，如东郊新建了拥有500多张病床的朝阳医院。在较大的厂矿都设有综合性医院，为本厂职工服务。为了学习苏联的先

进经验，还建立了拥有600多张病床的中苏友谊医院。[①]农村人民公社成立后，郊区医疗机构也有了进一步的发展，做到了社社有医院、队队有医疗机构。

随着卫生医疗机构的发展，1959年全市各级各类医疗卫生机构达到1992家，正规床位22545张，简易床位6338张，包括医生、护士、护理员、助产士、药剂人员、检验人员、卫生防疫及保健员、妇幼保健员、接生员在内的卫生技术人员32499人，卫生行政管理及勤杂人员11595人。[②]

各级医疗卫生机构实行了“分级分工”医疗制。按照医疗机构大小和技术设备的不同，分成市中心、中级、基层三级医疗机构，各级医疗机构间建立了逐级的转诊、会诊、技术指导、培养干部等业务领导关系，组织了包括医疗、防疫、保健、防痨等专科及防治机构的全市医疗预防网，使全市卫生医疗机构成为一个有机的整体。各医院与工厂和农村医疗机构建立了业务挂钩联系制度，截至1959年，全市13个郊区（县）和所有的工厂医疗机构都与城区医院建立了业务联系。同时，全市许多卫生医疗机构先后试行了地段保健责任制，到1958年底，城区共划为124个地段，每个地段约有17000口人，全市直接又经常做地段工作的医师（士）有1130人。[③]

以医院为中心的医疗和预防保健工作，保证了卫生医疗工作的统一性、计划性和群众性，分级分工医疗，减少了大医院病人拥挤现象，发挥了基层医疗机构的潜力，提高了基层的医疗技术水平。

---

① 北京市卫生局：《北京市十年来卫生事业的发展（第三稿）》，北京市档案馆，档案号135-001-00548。

② 《北京市卫生事业基本情况统计资料》，北京市档案馆，档案号133-010-00660。

③ 北京市卫生局：《北京市十年来卫生事业的发展（第三稿）》，北京市档案馆，档案号135-001-00548。

（二）清洁改造，打造干净整洁的人居和市政环境

北平和平解放后，在市政建设中，即着手开展了整顿市容市貌，在市政建设方面做的第一件事，就是清除城市垃圾，开展全市性清洁古城的大扫除运动，营造良好的公共卫生环境，为开国大典做准备。1949 年 3 月，发动了首次清洁运动，在北平市人民政府的统一组织下，成立了由全市党、政、军、工、农、学、商各界参加的北平市清洁运动委员会，自 3 月 24 日至 6 月 30 日，先后历时 91 天，总计使用人力 73537 人，汽车 807 辆，人力手推车 3294 辆，兽力车 32113 辆，运除垃圾 201638 吨。[①] 此后，又在全市 16 个区建立了 17000 多个基层卫生组织，普遍制定了清扫保洁制度，开展经常性的卫生保洁运动和季节性的大扫除运动。在 1952 年的爱国卫生运动中，共普遍进行了三次全市范围的清洁大扫除，广大群众积极打扫室内、院子和街道，清除了大量垃圾。“原东单区苏州胡同徐状元府积存了四十余年的尘埃蒿草、故宫非游览区包括一部分明朝就遗留下的远年垃圾，总量达十一万五千余立方米，也都在这次运动中全部清除干净。”[②] 清洁运动使北京由一个脏的“垃圾城”变为清洁的城市，改变了污浊不堪的面貌。

北京市人民政府按照为生产服务、为人民服务的市政建设方针，从 1950 年开始，加强了城区河湖和下水道管理，进行了全面恢复和重建、兴建工作。在新中国成立后的两年间新建下水道 105 公里，疏通了淤塞河道 210 公里，疏通河道 127 公里，修建污水池 1330 个，掏挖了城内 6 个海，完成了全部护岸工程，并建造了人民游泳池和劳

---

① 北京市档案馆：《北平解放》（下），中国档案出版社 2009 年版，第 757 页。

② 北京医学院医史学、保健组织学教研组：《北京医药卫生史料》，北京出版社 1964 年版，第 5 页。

动浴室。[①]经过改造，以龙须沟为代表的八大臭沟由过去的垃圾污水汇集地，变成垂柳成行、空气清新的地方。在城区还处理了二百余处严重积水地，消灭了大小脏水沟十五条和死水坑八处。[②]持续开展的爱国卫生运动，使环境卫生大为改观。

在粪便管理方面，1951年10月18日公布了《北京市城区存晒粪便办法》，取缔了在城区存晒粪便。11月3日，市公安局和卫生工程局联合颁布《关于改革粪便收运制度的规定》，粪便收运由政府统一管理，取消了城区及近郊的粪场1148处，至1953年，已接管46000多户粪场私商。在粪便收运方面，逐步改用大牲口箱车、铁罐汽车、真空抽粪汽车代替小驴车和人力车来收运。在粪便处理方面，1957年采用与有机垃圾混掺泥封堆肥、沤肥和窖存储肥等方法，基本上改变了曝晒粪干的现象。[③]这些措施，不仅改善了个人的劳动条件，也改变了粪便污染土壤、大气的情况，改善了环境卫生。

截至1958年，改建和整顿了公厕和户厕三十四万多个。在郊区处理积水坑洼1200多处，共770万平方米；修建中、小型水库694座，水柜950处，不仅消灭了蚊虫孳生的环境，也增加了灌溉面积。城区和近郊区则出现了十个风景优美的人工湖。[④]

卫生治理使市容市貌和广大城乡居民的工作、生活环境得到极大改善。广大群众人人振奋、心情舒畅，民众编写的诗歌，记录了这种

---

① 中央人民政府卫生部宣传处:《新中国人民卫生事业的成就》，卫生宣教器材制造所1951年版，第32页。

② 北京医学院医史学、保健组织学教研组:《北京医药卫生史料》，北京出版社1964年版，第5页。

③ 北京医学院医史学、保健组织学教研组:《北京医药卫生史料》，北京出版社1964年版，第12页。

④ 北京医学院医史学、保健组织学教研组:《北京医药卫生史料》，北京出版社1964年版，第9—10页。

新风貌："大街小巷扫得光，墙壁扫得白又亮，走起路来精神爽，首都卫生新气象。"① 首都清洁的面貌和蚊蝇很少的情况，不仅得到了各地人民的好评，更使每年来我国访问和参观的国际友人感到惊讶，得到他们的赞扬。据1952年9月19日《人民日报》记载，国际科学委员会调查在朝鲜和中国的细菌战事实报告书附件42中，对北京卫生工作作了这样的评价："1.街道、公园、广场和商店极为清洁整齐。2.几乎完全没有苍蝇和蚊子。北京的大部分地区仍是一个旧式的城市，有许多狭小、古老的房子和院子。所见到的院子每天都是打扫得干干净净，并且从来没有看见垃圾堆着。就是在堆栈里木料或碎铁也是堆得很整洁。六七年前曾在中国住过的委员会委员看见这些改变不禁惊讶。"②

（三）对病媒虫兽进行大规模的歼灭战，消除疾病传染源

面对新中国成立初期疾疫流行的严峻形势，北京市遵照"预防为主"的方针，积极做好群众性的疾病预防和宣传普及工作，发动群众自己动手切断疾病传染源。专业的医疗预防队伍加上群众的参与，取得了显著的治理效果。早在1949年10月察哈尔北部地区鼠疫为患威胁首都安全的时刻，北京市人民政府即动员群众开展捕鼠灭蚤运动，截至12月13日，共捕鼠67902只，同时，各机关、工厂、学校、监狱、住户等都被动员起来，用撒石灰、喷DDT、撒热灰、晒被子等方法进行灭蚤。③ 对这次鼠疫的成功应对，除了党和政府的高度重视和统一部署外，群众性的卫生运动无疑起到了非常重要的作用。在

---

① 北京市卫生局：《北京市十年来卫生事业的发展（第三稿）》，北京市档案馆，档案号135-001-00548。

② 新华社：《新中国保健事业和卫生运动之备忘录》，《人民日报》1952年9月19日。

③ 北京市防疫委员会：《北京市预防鼠疫工作初步总结报告》，《北京市政报》1949年第10期，第50—51页。

1952年开始的爱国卫生运动中，北京市充分发挥群众的积极性和创造性，克服重重困难，对病媒虫兽进行了大规模的歼灭战，取得很大成绩，全年“共捕鼠一百八十五万余只，挖蛹二亿四千多个，打捞孑孓十五万余斤，消灭蚊蝇的成虫，更难以数计”。[①] 经过广大群众的努力，蚊蝇等病媒动物大量减少，很多地方都达到了“室内无蚊蝇、厕所无蛆、院内无孑孓”的要求。

专业防疫措施配合群众运动，在很大程度上消除了疾病传染源，有效地降低了各种传染病的发生和传播。在新中国成立后一年多的时间里，长期威胁人民健康的天花、霍乱、鼠疫三大烈性传染病在北京绝迹；回归热在1954年绝迹；斑疹伤寒的患病率由1950年的1‰下降到1958年的0.11‰；白喉由1950年的15.51‰下降到1958年的0.71‰，[②] 都已接近灭绝。重点疾病麻疹、痢疾、流行性乙型脑炎也得到有效防控。传染病也由1949—1955年北京市城区居民死因的第一位退居为1956年至20世纪50年代末的第二位。1950年，北京市区人口平均期望寿命只有52.84岁，其中男性平均53.88岁，女性平均50.22岁，1959年，则男性为65.98岁，女性为66.37岁。[③] 短短十年间，男性寿命增长了12.1岁，女性寿命增长了16.15岁。在如此短的时间内，各种传染病得到有效控制，人民健康水平获得大幅度的提升，不仅在中国历史上，在人类历史上都是奇迹。

---

① 北京医学院医史学、保健组织学教研组：《北京医药卫生史料》，北京出版社1964年版，第6页。

② 北京医学院医史学、保健组织学教研组：《北京医药卫生史料》，北京出版社1964年版，第35—36页。

③ 北京卫生志编纂委员会：《北京卫生志》，北京科学技术出版社2001年版，第869页。

（四）劳动卫生、妇幼保健等方面取得稳步发展

新中国成立后，在党和政府的领导下，配合生产建设，北京市的劳动卫生工作逐步开展起来。1950年，面向工人的医疗预防机构开始建立，在崇文、前门、朝阳、西单、西四、宣武等六个区筹设工人诊疗所十三处，并在全市建立了七家工人医院，有六十六家医疗机构与满一百人的工矿企业建立了嘱托关系；有二十三个小厂建立了两处联合工人保健站；有七十六个企业自办了慢性病休养所。[①]这些医疗措施初步改善了工人缺医少药的现状。同时，群众性的卫生组织逐步建立，至1953年，全市企业中已普遍配备了医务干部，建立健全了基层卫生组织。1958年8月，北京市防疫站、中国医学科学院、北京医学院、石景山钢铁公司医院、门头沟矿务局医院等单位组成了职业病研究委员会，下设矽肺、职业中毒、防暑降温三个小组，[②]在预防高温中暑、消灭铅中毒、防治矽尘危害以及防治汞和苯中毒、汽油中毒、电光性眼炎和白内障等方面采取了一系列劳动保护措施，基本上控制了各种职业病的发生，为工业生产做出了重要贡献。

在妇幼保健方面，党和政府十分重视和关心妇女儿童的卫生保健，做出一系列相关规定。1949年9月颁布的《中国人民政治协商会议共同纲领》第四十八条明确规定："保护母亲、婴儿和儿童的健康。"1954年9月颁布的《中华人民共和国宪法》明确规定："婚姻、家庭、母亲和儿童受国家的保护。"根据上述指示，北京市的妇幼卫生工作迅速发展起来。从1950年起，北京市在全国首先成立妇幼保

---

① 北京医学院医史学、保健组织学教研组：《北京医药卫生史料》，北京出版社1964年版，第17页。

② 北京医学院医史学、保健组织学教研组：《北京医药卫生史料》，北京出版社1964年版，第18页。

健工作网；实行了分级分工医疗制；开展了妇幼地段保健工作；组织了城乡大协作，使妇幼医疗和保健机构有了迅速发展。到1959年底，全市已有儿科病床1968张，比新中国成立初期的1949年增加了近10倍，妇产科病床2502张，比1949年增加近五倍，儿科医师559人，比1949年增加7倍多，妇产科医师426人，助产士1250人，都比1949年增加很多。此外，尚有儿童护士43人，农村妇幼保健员及接生员（包括不脱产的）3934人。托儿事业也取得很大发展，1959年底有托儿所、幼儿园17222处，从事托儿事业的保教工作人员有57538名。由于措施得力，早产儿、新生儿、婴儿、产妇死亡率大幅降低，早产儿死亡率以1951年为100，1959年降为35.6；新生儿死亡率以1951年为100，1959年降为35.5；婴儿死亡率以1949年为100，1959年降为29.8，产妇死亡率以1949年为100，1958年降为1.4。①

（五）规范引导民众行为，改变落后的生活风俗和习惯

风俗习惯不仅是文化的重要组成部分，也是文化的重要载体，对于民众认同新中国具有重要作用，因而移风易俗就成为20世纪50年代社会改造的重要内容。虽然科学证明，一些传染病通过讲究卫生就可以做到有效防控，但从旧社会过来的广大民众不仅贫困，而且没有受教育的机会，因而缺乏科学的卫生知识、卫生观念和卫生习惯，更没有办法讲究卫生，“老鼠是财神”“不到腊月不扫房”“不干不净，吃了没病”等迷信落后思想在群众中普遍存在，因此造成一些传染病的发生和流传。

---

① 北京医学院医史学、保健组织学教研组：《北京医药卫生史料》，北京出版社1964年版，第82—84页。

卫生观念的形成和卫生习惯的养成，既得益于持久的大规模的卫生宣传，也得益于不断开展的卫生运动实践。卫生治理运动中，北京市开展了针对封建迷信活动、传染病防治工作、职业病防治、妇幼保健等方面的丰富多彩的卫生宣传，使广大民众了解了相关的卫生知识，并通过卫生治理实践，使民众参与到卫生运动中来，对饮食卫生、环境卫生、个人卫生都提出了具体要求，使民众在亲自动手扑打苍蝇、捕鼠、打扫卫生……中实现“室内无蚊蝇、院内无孑孓、厕所无蛆”，城区大多数居民都能做到“五洁”(市内、院内、厨房、厕所、街道清洁)，① 并由此养成好的卫生习惯，形成“讲卫生光荣，不讲卫生可耻”的社会氛围。针对行业特点，对各行各业从业人员提出卫生要求，特别是与人民健康有关的饮食行业，提出工作人员衣服要洁净，工作前、便后要洗手，指甲要剪短，不随地吐痰等要求。经过卫生治理运动的促进，“洒扫庭院”已经成为人民群众的生活习惯，“讲究个人卫生和公共卫生，在人民群众的生活实践中，已经成为社会上的一种新道德风气”。②

（六）凝聚了对党和政府的政治认同，促进了政权建设

新中国的成立，结束了长期以来的战乱动荡和民不聊生的局面，广大人民无疑是带着对共产党的向往和观望的双重态度进入新中国的。新中国成立以后，党和政府如何根据社会需要进行制度安排，如何根据民众需要进行社会治理，以确保社会秩序稳定和民众的广泛认同，这是构成新生的人民政权合法性的关键。卫生治理工作的优劣直接关系着社会稳定，也影响着民众对党和政府执政有效性的评价。

---

① 北京市卫生局：《北京市十年来卫生事业的发展（第三稿）》，北京市档案馆，档案号 135-001-00548。

② 《吴副市长关于爱国卫生运动报告的录音》，北京市档案馆，档案号 002-010-00229。

早在1949年3月，在为迎接党中央进驻北平而召开的清洁运动委员会上，叶剑英市长做的重要讲话中，就指出了卫生治理运动与政权建设的关系："清运工作，即为人民服务。人民政府除了使人民的生活有保障，并且有机会把肥运到郊外，还要保证减少人民的死亡率。假如清洁运动能够获得成绩，那么经过这一运动之后，人民群众会认识到人民政府真正是人民自己的政权，而且也能发现各街各巷中的进步的积极分子，从而联系到以后区街政权的建立更容易巩固。"① 随着群众性卫生治理运动的展开，北京市人民政府大力进行了城市卫生设施的改造和新建工作，打下了改善首都环境卫生的物质基础。广大市民从政府的各项市政建设措施中，感受到了中国共产党领导的人民政府是真心为人民服务的，他们说："只有今天才觉得自己是国家真正的主人。"② 在1952年8月份开展的爱国卫生运动突击周中，在政府组织对民居进行杀虫药物喷射后，群众十分满意。"四区枪厂大坑三十四号大杂院的群众说：'毛主席派干部来给我们喷射药剂，对我们真太关心了。'十二区丰台镇向阳西街十号军属李祥说：'太好了！我们家的臭虫、跳蚤、苍蝇、蚊子都死了，没有想到这药水有这么大的力量，政府照顾我们真周到，现在睡觉可踏实了。'"③ 对于人民政府的卫生治理措施，北京市民十分感激。如龙潭西大桥四号的一位老太太来信说："从前这些地方是蚊子、金钢（按：指苍蝇蛹）的老家，得传染病死的不知多少，除了坟坑就是乱草，连个人影也不见。现在政府把它修成风景区，真是连做梦也没想到，要不是有了毛主席领

① 柯小卫：《当代北京环境卫生史话》，当代中国出版社2010年版，第23—24页。

② 《吴副市长关于爱国卫生运动报告的录音》，北京市档案馆，档案号002-010-00229。

③ 《市爱国卫生运动委员会关于1952年爱国卫生运动的各项总结及公共卫生局办理的1952年下半年全国卫生工作纲要补查工作总结报告》，北京市档案馆，档案号002-004-00111。

导，哪有今天。”[①] 而老舍笔下的《龙须沟》，用一部话剧浓缩了普通老百姓在新旧社会的不同生活境遇，表达了广大人民的情感与期待，从而成为北京获得新生的标志。

因为广泛的社会动员，使得广大民众在积极参与卫生治理运动的过程中，提升了政治参与感。解放的中国人民，发挥了自己的勤劳勇敢和智慧，能够用自己的双手，以极高的速度，来建设和改造自己的国家，从而提升了卫生治理效果。而治理效果的提升又进一步激发了民众有更大的热情参与这项工作。从而通过卫生治理运动实现了群众与政府之间关系的良性互动，既保证了卫生治理效果，又增强了民众对政府的认同。

二、卫生治理的长远效应

20 世纪 50 年代的卫生治理是党和政府在探索发展中国特色卫生事业中的一项伟大创造，不仅在当时取得了改造环境卫生和控制疫病流行的显著效果，在政治认同、民族形象的重塑方面发挥了独特作用，有效地缓解了因卫生治理资源不足带来的困扰，更重要的是探索出具有中国特色的卫生治理模式，长久地影响着中国社会。

（一）预防为主的理念奠定了中国特色卫生治理模式的基础

20 世纪 50 年代卫生治理的精髓，是预防为主。新中国初期缺医少药的现实，逼出了预防为主的方针，其实施，在当时消灭和控制了烈性传染病和某些急性传染病的流行，控制了寄生虫病、地方病的传播，缩小了疫区，治愈了千百万病人，以较低的成本实现了较高的健康绩效。预防为主的方针虽然是在经济文化比较落后、卫生治理资源

① 《市爱国卫生运动委员会关于 1952 年爱国卫生运动的各项总结及公共卫生局办理的 1952 年下半年全国卫生工作纲要补查工作总结报告》，北京市档案馆，档案号 002-004-00111。

严重匮乏的条件下被迫实行的，但其与现代卫生理念不谋而合，在医疗卫生有了较高发展水平的今天，我们仍不得不承认，实现健康最经济的办法仍然是预防为主。目前的医疗模式，过于重视后期治疗，轻视前期预防，这种现象不仅体现在医疗卫生机制的设计和投入上，也是许多患者根深蒂固的观念，这无疑增加了医疗模式转换的难度。落实预防为主，防治结合，是破解医改难题，实现“以治病为中心”向“以健康为中心”转变的核心和关键。经过 70 多年的发展，我国的社会结构虽然已经发生了显著变化，作为政治运动的卫生治理运动已经退出了历史舞台，爱国卫生运动形式也已异于当年，但预防为主、全民共建、全民共享仍然是必须秉持的理念。2019 年 12 月开始肆虐的新型冠状病毒肺炎应对中凸显的问题更加说明了预防为主的重要性。

（二）卫生工作与群众运动相结合提供了中国特色卫生治理的基本方法

20 世纪 50 年代的卫生治理运动是在特殊政治环境下面对卫生治理资源严重匮乏而采取的非常规治理手段，面对解放初期缺医少药的卫生困境和美帝国主义发动细菌战的严峻形势，党和政府沿用战争年代的军民卫生运动方式，发起了卫生治理运动，成功地发动和组织群众以饱满的热情参与到这场运动中来，其规模之大，参加人数之多，收效之显著，都是空前的，被称为“将群众路线运用于卫生防病工作的伟大创举”。其具体运作采用政治动员方式，突出运动的政治意义，强调卫生与政治形势、国家形象的密切联系，从而将公共卫生作为政治运动的组成部分。北京市在卫生运动中采取的统一领导，分级负责，全面参与、检查评比的运作模式，确保了历次大规模卫生治理运动的顺利开展，其动员方式策略手段不仅为北京后来的卫生治理提供了成功经验，也为全国其他地方的卫生治理运动提供了典型经验。卫生工作与群众运动相结合也成为中国卫生工作四项原则之一，从而形成了中国特色的卫生治理模式，影响着后来的卫生治理工作。诚然，当今社会条件下，社会动员的难度更大，但只有人人主动参与到环境改善、疾病预防和健康维护的活动中，才能真正实现“人人共享健康”。

2017 年 5 月 12 日，“以人民健康为中心，政府主导，跨部门协作，全社会动员，预防为主，群防群控，依法科学治理，全民共建共享”的新时期爱国卫生运动 42 字方针出炉。我们仍能从中清晰地看到 20 世纪 50 年代制定的新中国四大卫生方针的影子。无论是 2003 年的“非典”，还是 16 年后 2019 年的新冠肺炎，都说明了动员民众的重要性，当然，爱国卫生运动在 20 世纪 50 年代推动人民卫生事业的发展，也必将在新时代助力健康中国的实现。

第二节
卫生治理存在的问题

20 世纪 50 年代北京市的卫生治理取得了很大成效，但是，由于历史的局限和复杂的原因，仍然存在一些缺陷或不足。出于特定历史原因采用的运动式治理模式在带来高效的同时也带来了不可避免的命令主义、教条主义和形式主义，特殊时期人定胜天的万丈豪情表达了共产党人通过自身的力量去克服一切困难的勇气，但同时也违背了自然规律，破坏了生态平衡。

一、运动式治理导致命令主义、教条主义和形式主义

无疑，在当时的历史条件下，运动式治理迅速、有效地缓解了政府资源和社会需求之间矛盾，取得了显著的治理成效，实现了对国家和群众的双重“再造”，一定程度改变了群众相对落后的卫生观念和行为方式，也增进了群众对新生政权的认同，巩固了新中国政权合法

性。但其局限性或弊端也是显而易见的，即运动中存在的命令主义、教条主义和形式主义等问题，使运动的实际效果大打折扣。

运动式卫生治理通过行政方式自上而下进行组织动员，在执行过程中往往容易失去弹性而演变为权力支配下的强制行为，常规的预防接种、传染病防治工作被强行纳入卫生运动中，影响了常规工作的经常化建设。在运动式治理中，虽然通过广泛、深入、有效的社会动员，实现了民众的广泛参与，但这种社会动员近乎政治动员，具有浓重的强制色彩，民众的这种参与是被动的。这种动员与参与方式，极容易表现为工作中的命令主义，并容易诱发教条主义和形式主义，最典型的表现就是各种摊派性指标的大量出现。例如，在开展捕鼠行动时，因为普及卫生知识、讲清道理等卫生宣传做得不够深入，很多群众不知道蚊、蝇、老鼠传染什么疾病，因为没有向群众解释清楚捕鼠的目的，致使有的群众发生误解，认为“捕5只耗子可得奖状，捕100只可得两匹布，200只可以见毛主席”，[①]因而产生了单纯追求数字，不求实效，纷纷到郊区去挖捕老鼠的现象。又如在组织市民收听卫生广播的时候，有的地方仅仅为了统计收听人数，竟强迫群众集中收听，并且完全不必要地去统计听懂的、半听懂的、听不懂的人数；在挖苍蝇蛹、捞孑孓时有的也要统计个数，这些脱离群众、浪费民力的现象时有发生。[②]在工厂中，许多严重妨碍职工健康的问题得不到解决，而去检查擦玻璃，要求表面干净。街道上，则表现为街上比院

① 《在市各界代表会议上所做“进一步开展首都的爱国卫生运动”的报告（1953年）》，北京市档案馆，档案号011-001-00100。

② 《在市各界代表会议上所做“进一步开展首都的爱国卫生运动”的报告（1953年），》北京市档案馆，档案号011-001-00100。

内干净，院内比屋内干净，不注重个人卫生。[①] 种种命令主义的做法干扰了群众的正常生活和工作，引起了群众的不满，同时，也引起了一定的负面效应，直接表现就是阳奉阴违、弄虚作假的出现。有的地方已经难以捕到老鼠了，为了完成爱卫会下达的每个市民每天捕鼠一只的任务定额，市民中竟然出现了买卖老鼠或将已埋老鼠挖出来再次上交的现象。[②] 如此种种做法，是群众以形式主义面对命令主义的一种无奈选择，严重背离了卫生运动的初衷，也影响到卫生治理效果。

二、"人定胜天"的理念违背了自然规律，破坏了生态平衡

新中国成立初期，面对疾疫，党和政府带领人民开始了"移风易俗、改造国家"的伟大实践，虽然短时期内迅速取得了显著成绩，但"人定胜天"的理念违背了自然规律，破坏了生态平衡，也给社会造成了严重损失，卫生治理领域全民剿雀运动就是这种理念的集中体现。

1955 年，中国的农业合作化运动进入高潮。12 月，毛泽东在给中共中央起草的《征询对农业的十七条意见》中提出"除四害，即在七年内基本上消灭老鼠（及其他害兽），麻雀（及其他害鸟，但乌鸦是否宜于消灭，尚待研究），苍蝇，蚊子"。一个月之后，这十七条扩充成了四十条，即 1956 年 1 月中央提出的《1956 年到 1967 年全国农业发展纲要（草案）》，其中第二十七条："除四害。从 1956 年开始，分别在 5 年、7 年或者 12 年内，在一切可能的地方，基本上消灭老鼠、麻雀、苍蝇、蚊子。"[③] 麻雀被列为四害之一，成了人民公

① 《华北、北京市爱国卫生运动委员会关于继续开展爱国卫生运动的指示》，北京市档案馆，档案号 011-002-00100。

② 《市卫生领导机构召集各区办公室主任联席会议吴晗副市长指示今后工作》，《北京日报》1952 年 11 月 16 日。

③ 《1956 年到 1967 年全国农业发展纲要（草案）》，《人民日报》1956 年 1 月 26 日。

敌。《纲要（草案）》公布后，麻雀是益鸟还是害鸟的问题引发了不少生物学家的激烈争论，不少生物学家对把麻雀列入“四害”提出不同见解，认为应当用缜密的科学态度来研究麻雀的益害问题。1957年10月中共八届三中全会通过的《1956年到1967年全国农业发展纲要（修正草案）》中，对原来的“除四害”条文做了补充，规定：“打麻雀是为了保护庄稼，在城市里和林区的麻雀，可以不要消灭。”随着1958年“大跃进”的到来，人们的头脑开始发热，有关麻雀问题的修正被人们抛在脑后，原定的目标实现时间被大大缩短。1958年2月12日，中共中央、国务院发出了“除四害”的指示，认为“从最近时期的情况看来，消灭老鼠、麻雀、苍蝇、蚊子和基本上消灭危害人民最严重的疾病的要求，不但可以在十二年内实现，而且完全可能提前实现”。指示还公布了计划提前实现“四无”（一无老鼠，二无麻雀，三无苍蝇，四无蚊子）的省市，“北京定为两年，河南定为三年，上海定为三到五年，江苏定为四年，山东、山西、浙江、福建、广东、云南、甘肃、辽宁、黑龙江定为五年，安徽定为五至八年……”①一场卫生领域的“人民战争”轰轰烈烈地开展起来。

北京作为首都，在“除四害”运动中，规模和成绩最为突出，副市长王昆仑任剿雀总指挥，工人、农民、干部、学校师生、战士等都投入剿雀运动中，中国科学院2000多名科学家和工作人员也放下了科研任务，参加剿雀大战。据1958年4月20日《人民日报》登载，仅4月19日一天，北京市300万人就累死、毒死、打死麻雀8.3万余只。全国各地不仅剿雀运动成效显著，而且还出现把老鹰、乌鸦、鹭鸶等鸟类，老虎、豹子、熊、黄羊等兽类以及黄鼠狼、蛇、癞蛤蟆

---

① 《中共中央 国务院关于除四害、讲卫生的指示》，《人民日报》1958年2月13日。

等许多野生动物都当成“害”，必欲除尽杀绝而后快的现象。[①] 大规模围剿麻雀破坏了生态平衡，致使上海等地爆发了大规模虫害，大范围树木死亡。直到 1960 年 3 月，随着“大跃进”肥皂泡的破裂，毛泽东为中共中央起草关于卫生工作的指示，不得不表示：“除仓库、秧田外，麻雀不要再打了，代之以臭虫。”同年 4 月 10 日全国人大二届二次会议正式通过文件，“除四害”中的“麻雀”改成“臭虫”。至此，全面剿雀运动才最终结束。

这场无视客观规律，过分夸大人的主观能动作用的运动，不仅浪费了大量的人力物力，造成了严重损失，而且违背了客观规律，造成了生态环境的破坏。

第三节 卫生治理的经验启示

20 世纪 50 年代北京市的卫生治理取得了显著成效，其治理方式和方法打上了鲜明的时代烙印。今天，虽然历史环境、时代特征都发生了根本性的转变，但当时的卫生治理仍是值得我们认真研究的课题，它给今天的卫生治理留下了很多经验和启示。

一、坚持以人民为中心的卫生治理理念

为什么人的问题是检验一个政党、一个政权性质的试金石。中国共产党作为马克思主义政党，必然坚持人民是历史的创造者，坚持人民的历史主体地位，全心全意为人民服务是中国共产党的根本宗旨，其在卫生健康领域里的体现，就是坚持以人民为中心的卫生治理理念。中国共产党历来重视人民群众的健康，从成立起就把保障人民健

---

① 郑光路：《一九五八年围剿麻雀的“人民战争”》，《党史文苑》2003 年第 5 期，第 31 页。

康同争取民族独立、人民解放的事业紧紧联系在一起，卫生工作就被放到重要的地位。回顾中国共产党在不同历史时期领导人民制定的卫生工作方针政策和卫生工作实践，可以看到一条坚持以人民为中心、坚持人民利益至上的主线。

20 世纪 50 年代，面对广大人民尤其是工农劳动群众几乎长期与卫生医药事业隔离、无权享受基本的医疗保障的严峻形势，北京市把改善广大人民群众的生存条件和保障生命健康问题放在极其重要的地位。1949 年 1 月 31 日，北平和平解放后，中共北平市委、市政府在市政建设方面所做的第一件事，就是清除城市垃圾，消灭和控制各类传染病，提高人民的健康水平。市委书记彭真曾说："共产党如今进了城，不能和过去那些资产阶级的老爷小姐一样，走到臭沟边上把鼻子一捂，径自过去了事。我们是共产党，是为人民服务的，我们的市政建设必须是为发展生产服务，为劳动人民服务。"① 新中国成立后，党领导卫生工作的第一步就是解决卫生工作的立场问题，确立了为人民大众服务首先是为工农兵服务的立场。1950 年 8 月召开的第一届全国卫生会议明确提出："为人民服务首先为工农兵服务，这是我们工作的唯一出发点。"② 面向工农兵就是满足最大多数人享受医疗保健、获得卫生知识、改善卫生条件、培养卫生习惯等方面的卫生需求，从而奠定了卫生工作为人民服务的发展方向。以人民为中心，为人民服务的卫生治理理念，是一切卫生工作的前提和中心，无论是各级卫生组织的建立，还是各项卫生工作的开展，都体现着人民的主体地位。

秉持着以人民为中心的理念，凭着对人民高度负责的使命和担

① 王蕾：《迎接新中国成立的北平城市卫生治理运动》，《北京档案》2009 年第 9 期，第 7—8 页。

② 《卫生部贺诚副部长第一届全国卫生会议上的总结报告》，《人民日报》1950 年 10 月 23 日。

当，20 世纪 50 年代北京市的卫生治理工作在物质条件极其匮乏的条件下，迅速扭转了旧中国卫生状况极端恶劣，传染病猖獗，人民疾病丛生的落后局面，取得了令世人瞩目的辉煌成就，充分体现出社会主义制度的优越性。也正因为如此，中国共产党才得到人民的真心拥护。

今天，中国特色社会主义进入了新时代，如何满足人民对优质健康生活的迫切需要同医疗卫生资源发展不充分不平衡之间的矛盾，是我们面临的新课题。在新形势下，秉承以人民为中心的卫生治理理念尤为重要。不可否认，一段时期以来，卫生健康领域一度出现通过大处方、大检查等手段片面追求经济利益最大化的趋利倾向，不仅造成资源浪费，激化医患矛盾，而且增加了病人痛苦和家庭负担，偏离了以人民为中心的价值理念，背离了社会主义卫生健康工作的基本属性。以习近平同志为核心的党中央高度重视人民卫生和人民健康，准确把握我国社会主要矛盾的变化，制定实施健康中国战略，在实践中发展形成了新时代以人民为中心的中国特色社会主义大卫生、大健康观，顺应了人民群众的新期待，是对中国共产党成立以来以人民为中心的卫生健康工作理念的继承和发展。习近平总书记强调“将健康融入所有政策，人民共建共享”，这就要求回归卫生健康工作基本规律，使政府各项决策都要考虑健康因素和健康影响，从制度设计上有效治理部分公立医院的逐利行为，回归公益性的“初心”。面对 2019 年底开始的新型冠状病毒肺炎疫情的肆虐，在疫情防控关键时刻，党和政府始终把人民群众生命安全和身体健康放在第一位，正是党中央一以贯之的坚持以人民为中心的民本理念的生动体现。

二、坚持从卫生国情出发选择卫生治理模式

卫生治理是系统性社会工作的重要组成部分，其工作主体不仅涉

及医药卫生系统，而且面向全体民众。实践证明，全民参与的卫生治理，是从根本上提高卫生治理效率的重要措施。因此，进行广泛的社会动员，调动广泛的社会力量积极参与卫生治理就显得十分必要。随着时代的发展，国家治理理念经历了由运动式治理、社会管理、社会治理的变迁，卫生治理模式及其社会动员模式、民众参与模式也随之改变。应该根据时代特点，从卫生国情出发，选择适合新时代特点的卫生治理模式和社会动员方式和民众参与模式。

毋庸置疑，运动式治理是当代中国政治史上浓墨重彩的一笔，是新中国成立后较长时期存在的一种社会治理方式，而卫生治理运动是20世纪50年代政治运动的主题之一，其之所以发生，绝非偶然，而是有着深刻的历史背景和现实原因。长期领导革命运动要求中国共产党具备强大的组织动员能力，多年的革命实践也提高了中国共产党的组织动员能力。在卫生领域，中国共产党通过多次发动军民卫生运动，不仅护佑了军民健康，提升了部队的战斗力，保护了劳动大军的生产力，更重要的是通过卫生运动，提高了卫生治理能力。新中国成立后，很自然地将群众运动的经验运用到国家建设中，“大会战”“突击”等字眼成为20世纪50年代的常见话语，运动式卫生治理也成为卫生治理的常态。新中国成立初期，对于有着革命时期丰富的卫生运动经验的中国共产党来说，在物质资源贫乏、专业力量不足的情况下，通过“人海战术”，以人力成本、非专业人员来弥补物质资料和专业力量的不足，在最短的时间取得最大的治理效应，就成为应对卫生问题的一种内在需要和必然选择。

毋庸置疑，在当时的历史条件下，运动式治理迅速、有效地缓解了政府资源和社会需求之间矛盾，取得了显著的治理成效，但如前所述，其局限性或弊端也是显而易见的，即运动中存在的命令主义、教条主义和形式主义等问题，使运动的实际效果大打折扣。

今天，随着时代的变迁，国家治理模式由运动式治理、社会管理而转为社会治理，2013 年，中共十八届三中全会提出全面深化改革的总目标之一即是推进国家治理体系和治理能力现代化，这意味着党和政府执政理念由社会管理转向社会治理。相对于社会管理，社会治理最具有现代性的特征即治理主体的多元化，管理主体不再是单纯的政府，而且还涵盖社会组织、营利性组织及其他第三方机构乃至相关个体。政府不再是传统的家长式的全能型政府或干预型政府，而是给予市场和社会相应的权力和空间，使其按照自己的能力和角色承担相应的事务，形成共治格局。在卫生治理领域，"以人民健康为中心，政府主导，跨部门协作，全社会动员，预防为主，群防群控，依法科学治理，全民共建共享"是新时代在卫生治理的指导性方针，国家治理的目标是打造共治共建共享的社会治理格局，促进社会协同、实现有效的公众参与以及居民自治成为治理现代化的取向。在新的社会治理和卫生治理格局下，要加强政府组织领导能力建设，健全管理体制以及工作运行机制，实现治理体系和治理能力的现代化；引导和鼓励各种社会组织和团体的成长壮大，为卫生治理注入强大的社会力量，形成多维协同治理体系；要培育公民的参与意识，调动公民参与的主动性。同时，由于公民社会尚未完全形成，政府在引导社会参与方面要承担更多更大的责任，政府行为要更加具有整体性、稳定性、科学性和民主性，为其他主体创造稳定的外部环境，以实现主体间的有效互动和协同治理。

三、注重公共卫生应急管理体系建设

公共卫生是整个社会全体成员预防疾病、促进身体健康的事业，公共卫生突发事件会造成或可能造成社会公众健康的严重损害。因

此，加强公共卫生应急管理体系建设，提升应急反应能力极为重要。新中国成立初期防治各种传染病的实践为公共卫生应急管理体系建设提供了宝贵借鉴。

新中国成立初期，北京卫生条件差，多种传染病流行，公共卫生事件时有发生，成为对党和政府执政能力和领导水平的严峻考验。党和政府沉着冷静，采取果断措施，通过强有力的政治宣传，发动全社会的力量抗击疫病，注重疫情报告、政治动员、组织保障和媒介宣传机制建设，动员全社会力量从容应对，不仅消除了疾疫威胁，而且留下了弥足珍贵的历史经验，为此后新中国卫生防疫事业和社会进步事业提供了宝贵借鉴。但在以后的一段时间内，因受到社会主义建设曲折探索的影响，公共卫生应急反应机制建设一度出现停滞甚至后退现象。改革开放后党和政府不断总结经验教训，逐渐注重对公共卫生应急管理体系的建设，但2003年蔓延流行的“SARS”疫情，充分暴露了我国公共卫生工作及其应急反应机制方面存在的缺陷。疫情过后，党和政府意识到公共卫生应急管理体系的滞后，及时提出要加强传染病与突发公共卫生事件网络系统建设，健全和完善公共卫生应急反应机制，提高疫情报告的及时性、准确性和应急反应的敏感性。[①] 对抗“SARS”的经验教训极大地促进了公共卫生应急管理体系的建设，提升了应急反应能力。

新的历史条件下，由于城乡人口流动性大，民众卫生健康意识薄弱，社会复杂程度和不确定因素增加，对健全和完善公共卫生应急管理体系提出了更高的要求。不可否认，中国公共卫生应急反应能力还

---

① 伍岳琦、林锦炎主编:《突发公共事件卫生应急管理》，中山大学出版社2008年版，第127页。

不能很好地满足人民群众的要求，特别是对于一些新发和突发的传染病，如甲型 H1N1 流感、H7N9 禽流感等，因其传播范围广、感染性强，缺少有效的治疗技术，且死亡率高，尤其是 2019 新型冠状病毒（2019-nCoV）所致肺炎更是具有极强的传染性，2020 年 1 月 30 日，世界卫生组织宣布将新型冠状病毒感染肺炎疫情列为国际关注的突发公共卫生事件，这次疫情是我国治理体系和能力的一次大考，考出了在应急管理、公共卫生、国家储备等诸多方面存在的短板和不足，在公共卫生应急管理体系建设方面有很多值得我们认真总结的经验教训。2 月 3 日，中共中央政治局常务委员会召开会议，研究下一步疫情防控工作，明确指出，要针对这次疫情应对中暴露出来的短板和不足，健全国家应急管理体系，提高处理急难险重任务能力。要对公共卫生环境进行彻底排查整治，补齐公共卫生短板。要加强市场监管，坚决取缔和严厉打击非法野生动物市场和贸易，从源头上控制重大公共卫生风险。要加强法治建设，强化公共卫生法治保障。要系统梳理国家储备体系短板，提升储备效能，优化关键物资生产能力布局。对抗新型冠状病毒的经验和教训必将极大地促进公共卫生应急反应机制的建设和国家应急管理体系的建设，提高处理急难险重任务的能力，进而开辟出社会治理的新格局。

四、在生态平衡理念下追求公共卫生目标

人类的历史无疑是一部人类与疾病斗争的历史。历史证明，疾疫与环境和社会的关系异常密切，历史上每一次瘟疫的流行都与人类生活环境的改变相关，因此，如何处理人与自然之间的关系是卫生治理必须面对的问题。远古时代，人类由于自身的局限而产生对自然的敬畏。近代以来科学和医学的发展给人类以战争疾病的巨大信心，人们相信可以凭借自己的力量征服自然。随着人类过度利用开发自然而引

发的各种危机和挑战，人类开始逐渐意识到人与自然和谐相处，保持生态平衡，才能保障人类的生命健康，实现社会的可持续发展。显然，在如何处理人与自然的关系方面，20 世纪 50 年代的卫生治理实践为我们今天的卫生治理提供了借鉴。

如前所述，卫生治理中“人定胜天”的理念违背了自然规律，破坏了生态平衡，也给社会造成了严重损失，卫生治理领域全民剿雀运动就是这种理念的集中体现。这场全民剿雀运动，发生在历史上一个特殊的年代，虽然作为发动打麻雀运动的领导者和倡导者，最初的意愿也未尝不是为了在短时间内改变社会面貌。但是，我们今天反思这件事，虽然不能用今天的认识衡量前人，但我们很容易得出结论，如果当时决策者能够广泛听取专家意见，就不至于出现这样的结局。对于任何事物，必须要尊重科学，否则，就可能会带来灾难性的后果。更值得我们反思的是如何在公共卫生治理中正确处理人与自然的关系。新中国成立初期，面对百废待兴的局面，为了建立民族自信心，动员全社会力量进行社会主义建设，超英赶美，“人定胜天”遂成为国家选择，“除四害”，围剿麻雀成为“人类征服自然、改造自然的伟大斗争的一个重要方面”从而造成了对自然生态平衡的破坏。[①]

人类对于自然环境的破坏都终将威胁到人类自身的生存，20 世纪 50 年代的剿雀运动留给我们的教训是深刻的，它警示我们，要在生态平衡的理念下追求公共卫生目标，探索人与自然的和谐共存。时至今日，我们已经认识到人和自然和谐相处的重要性，但肆意残害鸟类或动物的做法，在全国各地仍是屡见不鲜，各种野生动物被人类摆上了餐桌。2019 年底开始的这次新冠肺炎疫情，再一次给我们敲响

① 《中共中央 国务院关于除四害讲卫生的指示》，《人民日报》1958 年 2 月 13 日。

了警钟，对自然心存敬畏，就是维护我们人类的尊严。

五、涵养和培育民众健康素养

健康素养是指个人获取、理解、处理基本的健康信息和服务，并利用这些信息和服务做出有利于提高和维护自身健康决策的能力，其中，既包含健康知识、健康意识，也包含维护健康的能力。健康素养绝非与生俱来，而是需要涵养培育。因此，健康教育是人类生活永恒的主题，其目的就在于向民众传授健康知识，树立健康观念，养成健康行为。20 世纪 50 年代北京市培育民众健康素养的经验，对今天仍具有启示意义。

新中国成立初期，卫生宣传教育工作的组织和制度继承了革命战争年代人民军队和根据地卫生宣传工作的经验，卫生宣传教育工作模式长期以来成了我国健康教育的基本模式。20 世纪 50 年代，北京市为了发动群众、提高群众的卫生知识水平，广泛开展了卫生宣传教育。至 1953 年，北京市从市、区县到各居民卫生小组，从专业的卫生宣传机构到工会、妇联、红十字会、科学普及协会、文化馆等团体，都成为卫生宣传的力量，群众性卫生宣传网初步建立，1958 年“大跃进”中，卫生宣传力量更为壮大。经常做卫生宣传工作的人员，单是居民卫生基层组织的卫生委员、卫生小组长、院卫生负责人，就有 22 万余名，红十字会会员发展到 20 余万人。① 通过报纸、广播、书籍、电影、座谈会、展览会、现场会、文艺节目等形式，宣传党的卫生方针，宣传唯物主义思想，宣传卫生防病知识，取得了很大成就，不仅促进了卫生知识的大众化，也在改变民众卫生观念和培养健

---

① 北京医学院医史学、保健组织学教研组:《北京医药卫生史料》，北京出版社 1964 年版，第 198 页。

康的卫生行为方面发挥着重要作用。但毋庸置疑，卫生习惯和卫生素养的形成，并不是一朝一夕的事，当年的卫生教育很大程度上依赖卫生运动，一旦卫生运动终止，卫生清洁也随之停止，难以形成卫生习惯。1953年，北京市在做爱国卫生运动总结时指出:1万多家饮食行业，其中大部分房屋设备条件很差，职工个人卫生习惯不好，身体不清洁，衣服也很脏，指甲很长。[①]不仅是餐饮行业，普通的居民也没有真正养成良好的卫生习惯，北京市爱国卫生运动委员会在1957年3月6日和7日分别到城内7个区检查环境卫生情况时，发现有些由住户负责打扫的街道不能经常保持清洁，有些地方甚至根本不打扫，行人在街道上乱扔果皮，兽力车沿街遗落兽粪的情况仍很严重。[②]如此等等，运动式卫生教育的缺陷值得我们反思。

今天，在健康教育方面，我们有了更好的资源和条件，民众健康素养水平仍有待提高，国家层面提出了健康中国行动，旨在提高全民健康水平。2019年7月15日，国务院正式发布了《关于实施健康中国行动的意见》和《关于印发健康中国行动组织实施和考核方案的通知》，成立了健康中国行动推进委员会，同时发布了《健康中国行动（2019—2030年）》，从健康知识普及、合理膳食、全民健身、控制烟草危害、心理健康、健康环境促进等方面综合施策，全方位地干预健康的影响因素。其中，“健康知识普及行动”主要包括行动目标、个人和家庭行动、社会和政府行动三个方面的主要内容，普及健康知识，提高全民健康素养水平是提高全民健康水平最根本、最经济、

① 《北京市1953年夏秋季节爱国卫生运动总结（初稿）》，北京市档案馆，档案号002-005-00173。

② 《北京市检查环境卫生，市内七个区动手改变不卫生的状况》，《人民日报》1957年3月19日。

最有效的措施之一。数据显示，我国居民健康素养水平在稳步提升，2018 年达到 17.06%，而健康中国行动不仅规定到 2022 年和 2030 年全国居民健康素养水平要分别不低于 22% 和 30%，而且对其中的基本知识、理念素养水平、健康生活方式和行为素养水平、基本技能素养水平分别提出了更具体的要求。如何动员各方力量，共同做好公众的科普知识推广工作，提升民众健康素养，以民众的“健康梦”托起我们的“中国梦”，依然任重道远，也有待于学界进一步思考和探讨。

结　语

改造中国与世界是中国共产党人的宏大追求。新中国的成立，给了共产党人改造旧世界、建设新世界的契机。卫生治理是社会改造的重要组成部分，20 世纪 50 年代北京市的卫生治理是新中国卫生治理的典型代表，承载着中国共产党人改造中国与世界、改造国民、重塑社会风尚的政治理想。

在新中国“人民卫生”的政治理念下，北京市建立健全了卫生治理体系，奠定了卫生事业的基础，打造了干净整洁的人居和市政环境，消除了某些疾病的传染源，改变了落后的生活风俗和习惯，培育了民众的卫生意识。卫生治理的策略布局与实践探索贯穿着除旧立新的社会建设理念，通过各种制度的设计与运行，传播灌输新的意识形态观念，树立新的社会风尚，成为新中国成立初期意识形态改造的重要方式，实现了卫生治理与国民思想建设的结合，在政治认同、民族形象的重塑方面发挥了独特作用。通过自上而下的各级政府组织和卫生运动组织架构，不仅最大限度地整合了卫生治理资源，而且把每个民众纳入政府的制度框架，规范引导民众行为，注重在治理实践中培育人民群众的主体意识，让人民群众的主体意识在国家治理实践中得到提升。不仅如此，作为 20

世纪50年代卫生治理的精髓，预防为主的理念奠定了中国特色卫生治理模式的基础，卫生工作与群众运动相结合提供了中国特色卫生治理的基本方法，长久地影响着中国社会卫生治理的方式。

20世纪50年代的卫生治理打下了浓重的时代烙印，具有其特殊的时代特点：

第一，强大的国家政治力量介入卫生治理，社会力量的影响逐渐式微。20世纪50年代，北京市建立了比较完善的卫生治理体系，自上而下各级卫生组织广泛建立，卫生治理的主导权完全掌握在政府手中。这种状况的形成主要是由于卫生治理资源的匮乏，只有通过国家政治力量的介入，才能最大限度地调用和整合卫生资源。通过行政命令的方式，卫生治理成为各级政府必须完成的政治任务，由此保证了迅速和高效，充分彰显了举国体制的巨大优势。自然，这种治理方式没有很好地发挥社会力量的作用。

第二，形成了运动式治理模式。在卫生工作与群众运动相结合的方针下，群众性卫生运动始终贯穿于20世纪50年代卫生治理的始终。尽管以国家的名义和行政命令的方式整合了卫生资源，但缺医少药的现状仍无法完全改善。为此，把卫生治理与爱国主义、民族主义等因素结合起来，广泛动员群众，全民参与卫生治理，就成为必然选择。同时，卫生观念与爱国主义的政治观念和个人道德观念相联系，使卫生治理成为个人应尽的义务，每个人都成为卫生治理的责任人。当然，这种群众运动下的参与并非基于自觉自愿的主动，而只是对政府号召的被动响应，对政府布置任务的被动完成，并因此派生出教条主义和形式主义的弊端。

20世纪50年代北京市的卫生治理实践已经成为历史，但其取得的成绩及经验教训无疑为当前的卫生治理和社会建设提供了有益启示。

今天，中国特色社会主义进入了新时代，我国社会主要矛盾已经转化为人民日益增长的美好生活需要和不平衡不充分的发展之间的矛盾，这个主要矛盾在医疗卫生领域表现为人民日益增长的优质医疗卫生需求与医疗卫生不充分不平衡之间发展的之间矛盾。2019年底新冠肺炎疫情的暴发暴露了卫生治理方面的短板，凸显了主要矛盾。在新形势下，继续秉承以人民为中心的卫生治理理念，坚持中国共产党为人民谋幸福，为中华民族谋复兴的初心和使命，把人民群众生命安全和身体健康放在第一位，正是党中央一以贯之地坚持以人民为中心的民本理念的生动体现。随着时代的发展，我们需要立足更多地引入疫病和公共卫生的社会、文化等因素，多学科、多部门、全方位、协同式地来解决卫生治理问题。

参考文献

一、经典著作

1.《建国以来毛泽东文稿》第 1 册，中央文献出版社 1987 年版。

2.《建国以来毛泽东文稿》第 2 册，中央文献出版社 1987 年版。

3.《建国以来毛泽东文稿》第 4 册，中央文献出版社 1990 年版。

4.《建国以来毛泽东文稿》第 6 册，中央文献出版社 1992 年版。

5.《建国以来毛泽东文稿》第 9 册，中央文献出版社 1996 年版。

6.《毛泽东文集》第 6 卷，人民出版社 1999 年版。

7.《毛泽东选集》第 4 卷，人民出版社 1991 年版。

8.《毛泽东选集》第 3 卷，人民出版社 1991 年版。

9.《刘少奇选集》(上)，人民出版社 1981 年版。

10.《周恩来选集》下卷，人民出版社 1984 年版。

11.《周恩来年谱（1949—1976）》上卷，中央文献出版 1997 年版。

12. 中共中央文献研究室:《朱德年谱》下卷，中央文献出版社 2006 年版。

13. 中共中央文献研究室:《刘少奇年谱（1898—1969）》下卷，中央文献出版社 1998 年版。

二、档案史料

1.《本局关于成立北平市人民防疫委员会及制定组织规程的报告》，北京市档案馆，档案号135-001-00038。

2.《北京市组织联合诊所中存在的问题和今后改进意见的报告》，1956年，北京市档案馆，档案号135-001-00363。

3.《本局关于北京市卫生工作情况介绍》，北京市档案馆，档案号135-001-00364。

4. 北京市卫生局:《北京市十年来卫生事业的发展（第三稿）》，北京市档案馆，档案号135-001-00548。

5.《华北、北京市爱国卫生运动委员会关于继续开展爱国卫生运动的指示》，北京市档案馆，档案号011-002-00100。

6.《吴副市长关于爱国卫生运动报告的录音》，北京市档案馆，档案号002-010-00229。

7.《市爱国卫生运动委员会关于1952年爱国卫生运动的各项总结及公共卫生局办理的1952年下半年全国卫生工作纲要补查工作总结报告》，北京市档案馆，档案号002-004-00111。

8.《北京市1953年夏秋季节爱国卫生运动总结（初稿）》，北京市档案馆，档案号002-005-00173。

9.《北京市卫生事业基本情况统计资料》，北京市档案馆，档案号133-010-00660。

10.《在市各界代表会议上所做“进一步开展首都的爱国卫生运动”的报告（1953年）》，北京市档案馆，档案号011-001-00100。

三、资料辑录

1. 北京医学院医史学、保健组织学教研组:《北京医药卫生史料》，北京出版社1964年版。

2. 王康久主编:《1949—1990北京卫生大事记》第2卷，北京科学技术出版社1992年版。

3. 北京卫生志编纂委员会:《北京卫生志》，北京科学技术出版社2001年版。

4. 北京市地方志编纂委员会:《北京志·卫生卷·卫生志》，北京出版社2003年版。

5. 大兴县志编纂委员会:《大兴县志》，北京出版社2002年版。

6. 密云县志编纂委员会:《密云县志》，北京出版社1998年版。

7. 昌平县志编纂委员会:《昌平县志》，北京出版社2007年版。

8. 延庆县志编纂委员会:《延庆县志》，北京出版社2005年版。

9. 怀柔县志编纂委员会:《怀柔县志》，北京出版社1999年版。

10. 张殿余主编:《北京卫生史料（卫生防疫篇）》，北京科学技术出版社1993年版。

11. 徐国桓主编:《北京卫生史料（医学科研篇）》，北京科学技术出版社1996年版。

12. 王丽瑛主编:《北京卫生史料（妇幼卫生篇）》，北京科学技术出版社1993年版。

13. 王甲午主编:《北京卫生史料（医学技术篇）》，北京科学技术出版社1997年版。

14. 北京市档案馆、中共北京市委党史研究室:《北京市重要文献选编（1948.12—1949）》，中国档案出版社2001年版。

15. 北京市档案馆、中共北京市委党史研究室:《北京市重要文献选编（1950）》，中国档案出版社2001年版。

16. 北京市档案馆、中共北京市委党史研究室:《北京市重要文献选编(1951)》,中国档案出版社 2001 年版。

17. 北京市档案馆、中共北京市委党史研究室:《北京市重要文献选编(1952)》,中国档案出版社 2002 年版。

18. 中共中央文献研究室:《建国以来重要文献选编》第 1 册,中央文献出版社 1992 年版。

19. 中共中央文献研究室:《建国以来重要文献选编》第 8 册,中央文献出版社 1994 年版。

20.《当代中国》卫生卷编委会:《当代中国卫生事业大事记(1949—1990 年)》,人民卫生出版社 1993 年版。

21.《江西省卫生志》编纂委员会:《江西省卫生志》,黄山书社 1997 年版。

22. 高恩显等编:《新中国预防医学历史资料选编(一)》,人民军医出版社 1986 年版。

23. 北京市档案馆:《北京档案史料(2003.2)》,新华出版社 2003 年版。

24.《中国卫生年鉴》编辑委员会:《中国卫生年鉴(1985)》,人民卫生出版社 1985 年版。

25. 中国社会科学院语言研究所词典编辑室:《现代汉语词典》,商务印书馆 1992 年版。

26. 中国人民政治协商会议北京市委员会文史资料研究委员会:《文史资料选编》第 39 辑,北京出版社 1990 年版。

27. 中国人民政治协商会议北京市委员会文史资料研究委员会:《文史资料选编》第 23 辑,北京出版社 1985 年版。

28. 北京市人大常委会办公厅、北京市档案馆:《北京市人民代表大会文献资料汇编 1949—1993》第一编，北京出版社 1996 年版。

29. 当代北京编辑部:《当代北京大事记（1949—2003 年）》，当代中国出版社 2003 年版。

30. 北京市档案馆现行档案管理处:《1950 年北京大事记 (1950.8—12)》,《北京档案史料》1987 年第 2 期。

31. 李文海主编:《民国时期社会调查丛编（二编）医疗卫生与社会保障篇》(上)(下)，福建教育出版社 2014 年版。

32. 北京市档案馆:《北平和平解放前后》，北京出版社 1988 年版。

33. 武衡:《东北区科学技术发展史料（解放战争时期和新中国成立初期：医药卫生卷）》，中国学术出版社 1988 年版。

34. 中国红十字总会:《中国红十字会历史资料选编（1950—2004）》，民族出版社 2005 年版。

35. 中国妇女管理干部学院:《中国妇女运动文献资料汇编》第二册，中国妇女出版社 1988 年版。

36. 中国人民政治协商会议北京市委员会文史资料委员会:《文史资料选编》第 36 辑，北京出版社 1988 年版。

37. 卫生部卫生防疫司、中华医学会:《全国劳动卫生和职业病学术会议资料汇编（内部发行）》，人民卫生出版社 1960 年版。

38. 中央人民政府卫生部:《全国卫生情况参考资料（1950.7）》，中央人民政府卫生部 1950 年版。

39. 北京市政协文史资料委员会:《北京文史资料》第 51 辑，北京出版社 1995 年版。

40. 北京市防疫委员会:《北京市预防鼠疫工作初步总结报告》,《北京市政报》1949 年第 10 期。

四、其他著作

1. 李洪河:《新中国的疫病流行与社会应对（1949—1959）》，中共党史出版社 2007 年版。

2. 胡宜:《送医下乡：现代中国的疾病政治》，社会科学文献出版社 2011 年版。

3. 王小军:《疾病、社会与国家：20 世纪长江中游地区的血吸虫病灾害与应对》，江西人民出版社 2011 年版。

4. [德] 马克斯·韦伯:《经济与社会》(上)，林荣远译，商务印书馆 1997 年版。

5. 朱潮、张慰丰:《新中国医学教育史》，北京医科大学、中国协和医科大学联合出版社 1990 年版。

6. 钱信忠:《中国卫生事业发展与决策》，中国医药科技出版社 1992 年版。

7. 丁名宝、蔡孝恒:《毛泽东卫生思想研究》，湖北科学技术出版社 1993 年版。

8.《新中国预防医学历史经验》编委会:《新中国预防医学历史经验》第一卷，人民卫生出版社 1991 年版。

9.《当代中国》丛书编辑部:《当代中国的卫生事业》(上)，中国社会科学出版社 1986 年版。

10.《当代中国》丛书编辑部:《当代中国的卫生事业》(下)，中国社会科学出版社 1986 年版。

11. 黄永昌主编:《中国卫生国情》，上海医科大学出版社 1994 年版。
12. 陈志潜:《中国农村医学——我的回忆》，四川人民出版社 1998 年版。
13. 张学文编撰:《新中国的卫生事业》，生活 · 读书 · 新知三联书店 1953 年版。
14. 华钟甫、梁峻编著:《中国中医研究院院史》，中医古籍出版社 1995 年版。
15. 于道济:《中医进修组织管理选辑》，健康书店 1952 年版。
16. 柯小卫:《当代北京环境卫生史话》，当代中国出版社 2010 年版。
17. 张自力:《健康传播与社会：百年中国疫病防治话语的变迁》，北京大学医学出版社 2008 年版。
18. 北京市档案馆:《北平解放》(下)，中国档案出版社 2009 年版。
19. [美]吴章、[美]玛丽 · 布朗 · 布洛克:《中国医疗卫生事业在二十世纪的变迁》，蒋育红译，商务印书馆 2016 年版。
20. 邓铁涛主编:《中国防疫史》，广西科学技术出版社 2006 年版。
21. 张大庆:《中国近代疾病社会史(1912—1937)》，山东教育出版社 2006 年版。
22. 彭善民:《公共卫生与上海都市文明(1898—1949)》，上海人民出版社 2007 年版。
23. 北京市档案馆:《国民经济恢复时期的北京》，北京出版社 1995 年版。
24. 俞可平:《治理与善治》，社会科学文献出版社 2000 年版。
25. 中共北京市委党史研究室:《在迎接解放的日子里》，中央文献出版社 2004 年版。
26. [英]亚当 · 斯密:《道德情操论》，谢宗林译，中央编译出版社

2011年版。

27. 杨念群:《再造“病人”: 中西医冲突下的空间政治(1832—1985)》,中国人民大学出版社2006年版。

28. [美]莫里斯·罗森堡、[美]拉尔夫·H·特纳:《社会学观点的社会心理学手册》,孙非等译,南开大学出版社1992年版。

29. [英]安东尼·吉登斯:《社会的构成: 结构化理论大纲》李康、李猛译,生活·读书·新知三联书店1998年版。

30. [美]乔纳森·H·特纳:《人类情感—社会学的理论》,孙俊才、文军译,东方出版社2009年版。

31. [美]班杜拉:《思想和行动的社会基础: 社会认识论》(上),林颖等译,华东师范大学出版社2001年版。

32. [法]昂惹勒·克勒默－马里埃蒂:《实证主义》,管震湖译,商务印书馆2001年版。

33. 余新忠主编:《清以来的疾病、医疗与卫生——以社会文化史为视角的探索》,生活·读书·新知三联书店2009年版。

34. 曹子西:《北京通史》第十卷,中国书店1994年版。

35. 余新忠:《医疗、社会与文化读本》,北京大学出版社2013年版。

36. [加]马克·扎克、[加]塔尼亚·科菲著:《因病相连: 卫生治理与全球政治》,曹继勇译,浙江大学出版社2011年版。

37. 杨肖光、陈文:《全球卫生治理视角下的中国经验与策略》,复旦大学出版社2017年版。

38. 刘毅光改编、河南省文联编辑部:《两个收生婆》,河南省文联1952年版。

39. 陈海峰编著:《中国卫生保健史》，上海科学技术出版社 1993 年版。
40. 陈鸿年:《北平风物》，九州出版社 2016 年版。
41. 中华全国民主妇女联合会编:《新中国的新妇女》，中南新华书店 1949 年版。
42. 中华人民共和国卫生部主编:《庆祝建国十周年医学科学成就论文集》下卷，人民卫生出版社 1959 年版。
43. 中国青少年研究中心主编:《百年中国儿童》，新世纪出版社 2000 年版。
44. 北京市公安局:《北京封闭妓院纪实》，中国和平出版社 1988 年版。
45. 林傳家等:《新法育儿》，中华全国科学技术普及协会 1954 年版。
46. 何盛明主编:《财经大辞典》上卷，中国财政经济出版社 1990 年版。
47.《彭真传》编写组:《彭真年谱》第二卷，中央文献出版社 2012 年版。
48. 梁思成:《梁思成全集》第 5 卷，中国建筑工业出版社 2001 版。
49. 中央人民政府卫生部宣传处:《新中国人民卫生事业的成就》，卫生宣教器材制造所 1951 年版。
50. 伍岳琦、林锦炎主编:《突发公共事件卫生应急管理》，中山大学出版社 2008 年版。

五、报刊文章

1. 李洪河:《建国初期突发事件的应对机制——以 1949 年察北专区鼠疫防控为例》,《当代中国史研究》2008 年第 3 期。
2. 艾智科:《新中国成立初期的防疫网络与社会动员——以 1949 年北

京市应对察北鼠疫为例》,《党史研究与教学》2011年第3期。

3. 施亚利:《新中国成立初期中共中央对血防工作的重视与领导》,《党史文苑》2011年第8期。

4. 肖爱树:《1949—1959年爱国卫生运动述论》,《当代中国史研究》2003年第1期。

5. 艾智科:《新中国成立初期的城市清洁卫生运动研究》,《中共党史研究》2012年第9期。

6. 杨念群:《防疫行为与空间政治》,《读书》2003年第7期。

7. 戴韶华:《爱国卫生运动中小营巷的变迁——一项政治社会学的解读》,《法制与社会》2010年第16期。

8. [法]让-马克·思古德、王雪梅:《什么是政治的合法性》,《外国法译评》1997年第2期。

9.《中央人民政府卫生部李部长在第一届全国卫生会议上的报告》,《东北卫生》1950年第6期。

10.《北京中医进修学校三年工作总结》,《北京中医》1953年第2期。

11.《全国中医进修工作概况》,《北京中医》1954年第3期。

12. 贺诚:《为继续开展爱国卫生运动而斗争——在第二届全国卫生会议上的报告(摘要)》,《北京中医》1953年第2期。

13.《西医学习中医的学习班第一班开学》,《中医杂志》1955年第9期。

14. 石宏亮:《1952年北京市爱国运动考察》,《北京党史》2010年第5期。

15. 甄橙、程之范:《由SARS流行回顾20世纪50年代北京传染病防治》,《中华医史杂志》2003年第3期。

16. 郑立柱:《解放初期北京市抗击疫病史话》,《北京党史》2003 年第 5 期。

17. Campbell SM, Roland MO, Buetow SA, "Defining quality of care", Social Science & Medicine, 2000, 51 (11).

18. 鹿璐:《20 世纪 50 年代北京城市排水系统的建设和规划》,《世纪档案》2006 年第 2 期。

19. 王蕾、李自华:《迎接新中国成立的北平城市卫生治理运动》,《北京档案》2009 年第 9 期。

20. 佘湘:《1949—1978:中国群众运动成因问题研究》,中共中央党校博士学位论文 2010 年。

21. 王鹏、侯钧生:《情感社会学:研究的现状与趋势》,《社会》2005 年第 4 期。

22. 魏万磊:《情感与认同—政治心理学的孪生子》,《江西科技师范大学学报》2012 年第 6 期。

23. 王鹏:《情感社会学的社会分层模式》,《山东社会科学》2013 年第 3 期。

24. 李忠萍:《"新史学"视野中的近代中国城市公共卫生研究述评》,《史林》2009 年第 2 期。

25. 陈文珍等:《十年来北京市城区孕产妇死亡分析》,《中华妇产科杂志》1959 年第 6 期。

26. 北医病理解剖教研组:《北医 1933—1958 年临床外科 87282 例检查中肿瘤的统计》,《北京医学院学报》1959 年第 1 期。

27. 德文:《从我国产妇及婴儿死亡率谈起》,《妇婴卫生》1952 年第

1期。
28. 新中国妇女社：《有计划地开展妇婴卫生工作》，《新中国妇女》1949年第5期。
29. 俞蔼峰等整理：《十年来我国在防治子宫颈癌瘤的成就》，《中华妇产科杂志》1959年第5期。
30. 诸福棠：《北京市儿童保健工作的十年进展》，《前线》1959年第19期。
31. 郑光路：《一九五八年围剿麻雀的“人民战争”》，《党史文苑》2003年第5期。
32. 秦睿：《新中国成立初期北京市卫生防疫工作研究》，中国人民大学硕士学位论文2012年。
33. 蔡海波：《抗美援朝运动的民众动员探析》，河南大学研究生硕士学位论文2009年。
34.《中央人民政府卫生部在天津筹建劳动卫生研究所》，《药学通报》（后改为《中国药学杂志》）1953年第11期。
35. 董光器：《从北京城市性质提法的演变看首都60的发展》，《北京规划建设》2009年第5期。
36. 2016中国城市规划年会：《规划60年：成就与挑战——2016中国城市规划年会论文集》（03城市规划历史与理论）2016年9月24日。
37. 李扬：《苏联环境卫生理论的引入及其实践》，《城市发展研究》2019年第7期。
38. 邵强：《回顾历史：展望新世纪前十年劳动保护重任》，《劳动保护科学技术》1999年第5期。

39. 王蕾:《迎接新中国成立的北平城市卫生治理运动》,《北京档案》2009 年第 9 期。

40.《卫生部贺诚副部长第一届全国卫生会议上的总结报告》,《人民日报》1950 年 10 月 23 日。

41.《卫生部贺诚副部长第一届全国卫生会议上的总结报告》,《人民日报》1950 年 10 月 23 日。

42. 项英:《大家起来做防疫的卫生运动》,《红色中华》1932 年 1 月 13 日。

43. 贺诚:《中西医团结与中医的进修问题》,《人民日报》1950 年 6 月 13 日。

44.《京市中医学会成立赵树屏等当选学会执委》,《人民日报》1950 年 6 月 3 日。

45.《中央卫生部李德全部长关于全国卫生会议的报告》,《人民日报》1950 年 10 月 23 日。

46.《京市当前防疫重心封锁与宣传动员群众开展清洁捕鼠运动京市防疫委员会昨成立》,《人民日报》1949 年 10 月 30 日。

47.《京市积极组织防疫各区决定设立防疫分会北京机器厂准备注射疫苗》,《人民日报》1949 年 11 月 1 日。

48.《北京结核病患者死亡率下降》,《人民日报》1957 年 2 月 20 日。

49.《华北各地卫生部门贯彻“团结新旧医”原则几年来旧医工作获得显著成就》,《健康报》1954 年 5 月 28 日。

50.《贯彻对待中医的正确政策》,《人民日报》1954 年 10 月 20 日。

51. 桑玉成:《培育人民群众的国家治理主体意识》,《人民日报》

2018年1月15日。

52. 老舍:《龙须沟写作经过》,《人民日报》1951年2月4日。

53.《防御美国侵略者的细菌战，人人都来参加爱国的卫生防疫运动》,《人民日报》1952年3月23日。

54. 新华社:《新中国保健事业和卫生运动之备忘录》,《人民日报》1952年9月19日。

55.《市卫生领导机构召集各区办公室主任联席会议吴晗副市长指示今后工作》,《北京日报》1952年11月16日。

56.《1956年到1967年全国农业发展纲要（草案）》,《人民日报》1956年1月26日。

57.《中共中央 国务院关于除四害、讲卫生的指示》,《人民日报》1958年2月13日。

58.《北京市检查环境卫生，市内七个区动手改变不卫生的状况》《人民日报》1957年3月19日。

后记

本书出版之际，适逢中国共产党百年华诞，谨以此书向中国共产党历史上为了人民健康和疾疫防控做出重要贡献的卫生工作人员表示崇高的敬意！

本书是北京市社会科学基金项目《20世纪50年代北京市卫生治理研究》（15LSB013）的最终研究成果。从维护首都社会政治稳定、促进社会经济发展和提高民众健康水平的视角出发，本书在全面梳理新中国成立初期北京市卫生状况的基础上，展现北京市卫生治理独特的时空背景，分析卫生治理的社会需求，考察党和政府如何从具体历史情境出发，组织和领导卫生防疫、爱国卫生运动、妇幼保健、劳动卫生等领域的卫生治理实践，考察北京市卫生治理的理念、主体、机构、制度安排、治理措施，分析北京市卫生治理的社会动员机制和民众参与的动力机制，探究卫生治理的政治和文化意蕴，并在此基础上，研究20世纪50年代奠定的卫生治理模式基础，分析其存在的不足及局限性，进而分析其对当今卫生治理的启示。

本书由《20世纪50年代北京市卫生治理研究》课题组共同完成，所有成员均为首都医科大学教师。课题负责人刘春梅任主编，张旭平、李德玲、邵立波、田丽影为副主编。具体执笔人如下：第一章、第六章：刘春梅；第二章：李德玲；第三章：张旭平；第四章：田丽影；第五章：邵立波。卢景国、陈志宏、研究生徐瑞、韩杨作为本书编委，参与了资料的收集和整理工作。

在本书的写作过程中，我们力争全面、客观、准确地反映20世纪50年代北京市卫生治理工作的全貌。但是，因为水平所限，本书难免存在诸多问题及疏漏之处，请各位方家不吝赐教。

《20世纪50年代北京市卫生治理研究》课题组

2021年6月